Nischala Joy Devi

Der heilende Weg des Yoga

Zeitlose Weisheit und medizinisch erprobte Behandlungen, die Streß lindern, das Herz öffnen und unser Leben bereichern

Mit einem Vorwort von Dr. Dean Ornish

WINDPFERD

Wichtiger Hinweis
Dieses Buch ist nicht dazu bestimmt, Krankheiten zu diagnostizieren oder zu behandeln. Bitte konsultieren Sie einen Arzt, wenn Sie gesundheitliche Probleme haben.

Titel der Originalausgabe: *The Healing Path of Yoga*
Erschienen bei: *Three Rivers Press/Random House, Inc.*

Published by Arrangement with Nischala Joy Devi
Dieses Werk wurde vermittelt durch:
Literarische Agentur Thomas Schlück GmbH, 30827 Garbsen
Aus dem Amerikanischen übertragen von Martin Rometsch

1. Auflage 2001

Lektorat: Karin Brunke
Umschlaggestaltung: Kuhn Grafik, Digitales Design, Zürich
Illustrationen: Lauren Dong
Autorenfoto: John Conway, Kripalu Center
Herstellung: Schneelöwe, Aitrang

ISBN 3-89385-368-5

Printed in Germany

Für meine Mutter Belle, meinen ersten Guru,
die mir nach ihrem Abschied von dieser Erde
die Erfahrung und das Wissen hinterlassen hat,
dass bedingungslose Liebe möglich ist.

Danksagungen

DER HEILENDE WEG DES YOGA ist eine zeitlich nicht begrenzte Reise. Sie begann lange, bevor ich wusste, ob es jemals ein Buch mit diesem Titel geben würde. Die ersten, die mich ermutigten, diesen herrlichen Weg zu betreten, waren meine außergewöhnlichen Eltern, die von ganzem Herzen daran glaubten, dass ich das größte Glück ihres Lebens war. Dank ihrer Liebe und sanften Führung wurde aus mir, was ich heute bin. Jetzt sind sie allgegenwärtige Engel, die mich durchs Leben geleiten.

Mein irdischer Engel, die Liebe meines Lebens, mein bester Freund und Spielgefährte ist Bhaskar Deva, der alles in meinem Leben fröhlicher macht. Selbst wenn ich ein Kapitel zwanzigmal umschrieb, brachte seine Liebe mich zum Lächeln.

Ich hatte das Glück, mein Leben lang von liebevollen Menschen beraten zu werden. Ich weiß, sie freuen sich mit mir über dieses Buch.

Für die Jahre voller Einsicht und die Einführung in die Lehre und Praxis des Yoga werde ich meinem Guru, Sri Swami Satchidananda, ewig dankbar sein.

Großen Dank schulde ich Dr. med. Dean Ornish, der daran glaubte, dass ein Yogaprogramm Herzkrankheiten heilen kann, und der sich trotz seines übervollen Terminkalenders die Zeit nahm, das Vorwort zu schreiben.

Ich danke Dr. phil. Michael Lerner und dem Team der Commonweal-Krebshilfe für das Wissen und die Erfahrungen, die ich erwarb, als ich dieses großartige Programm entwickeln und anwenden durfte.

Ich habe viel von den Mitgliedern meines klinischen Teams im Forschungsinstitut für Präventivmedizin gelernt. Sie hörten geduldig zu, als ich mich darüber beklagte, dass ihre umfangreiche medizinische Ausbildung die subtilen Körper nicht einschließt.

Die vielen Gespräche mit Yogalehrern, die Menschen mit lebensbedrohlichen Krankheiten behandelten, haben mein Wissen ebenfalls vertieft und mich ermutigt, sehr kreativ zu sein, wenn ich andere berate.

Ich bedanke mich bei meinen Freunden Gwynn Sullivan, Swami Vidyananda, Swami Ramananda, Vajra Matasow, Kevin Cates, Lakshmi Fjord, Janet Whitman und Bill Bilawa, die mit vielen anderen sagten: „Du musst ein Buch schreiben." Julie Lusk sagte das nicht nur zu mir, sondern auch zu ihrer Agentin, die erwiderte: „Mir gefällt es. Das sollten wir veröffentlichen." Das war der Anfang meines Dream-Teams. Die Fähigkeiten, die Liebe, die Ermutigung und die Anleitung meiner Agentin Loretta Barrett und meiner Lektorin Shaye Areheart waren für mich unersetzlich. Ihnen und ihren wundervollen Teams danke ich dafür, dass sie meine Ängste mehr als einmal zerstreuten und ein schönes, inspirierendes Buch schufen.

Kacie Woodard danke ich für die Zeichnungsentwürfe und Cassi Stish für ihre anmutigen „Zeichnungen mit echten Menschen". Bei Sabina Vogt bedanke ich mich für ihre Fotos und ihre Flexibilität.

Den Samtfingern meiner Freunde und Lektoren Radihka Miller und Prakash Shakti Capen gelang es, aus unvollendeten Sätzen lesbare Gedanken zu machen. Dafür danke ich euch.

Außerdem bedanke ich mich bei meiner lieben und geduldigen Freundin Robin Gueth für ihre Werbetexte und ihre PR-Tipps; bei Debra Kesten, die 101 Fragen zur Publikation beantwortete; Jeffrey Kroeber und Richard Fairbanks für ihre endlose Hilfe, Geduld und Nachsicht mit einer technisch Unbegabten.

Dank schulde ich auch meiner Schwiegerfamilie: Ronald und Beverly Gross sowie Dayle, Ken, Emily, Jordan und Mark. Ihre Liebe und Unterstützung waren für mich der Beweis für den Nutzen des Yoga.

Ich verneige mich tief vor all den Menschen mit Herzkrankheiten und anderen lebensbedrohenden Leiden, die mir gezeigt haben, dass Liebe und Mitgefühl heilen können. Denjenigen, die in meinem Herzen „Erzähle meine Geschichte" geflüstert haben, danke ich für ihre Inspiration.

Ich danke allen Menschen, die den Mut hatten, fast alles auszuprobieren, um gesund zu werden. Was sie mir beigebracht haben, hilft heute nicht nur wenigen, sondern vielen.

Mein Dank gilt allen, die mich angespornt haben und an mich glaubten. Verzeiht mir, wenn ich euren Namen nicht genannt habe. Ihr seid immer in meinem Herzen.

Inhaltsverzeichnis

Vorwort

In den letzten vierundzwanzig Jahren haben meine Kollegen und ich mit einer Reihe von Studien zum ersten Mal nachgewiesen, dass selbst schwere Krankheiten der Herzkranzgefäße durch eine tiefgreifende Änderung der Lebensweise gelindert oder sogar geheilt werden können – ohne Bypass, Ballonkatheter oder lebenslange Einnahme von Medikamenten, die den Cholesterinspiegel senken. Diese Änderung der Lebensweise schließt eine sehr fettarme, vollwertige vegetarische Ernährung, Stressabbau, moderate körperliche Bewegung, den Verzicht auf das Rauchen und psychologische Unterstützung ein. Als ich mit meiner ersten Studie begann, war das eine radikale Idee. Heute gehört sie zum medizinischen Allgemeingut und wird von den meisten Kardiologen und Wissenschaftlern akzeptiert.

Ich studiere Yoga seit 1972 bei Sri Swami Satchidananda, einem bedeutenden und ökumenischen spirituellen Lehrer und Yogameister. Die Methoden des Stressabbaus, die ein wichtiger Bestandteil des Programms sind, stützen sich zu einem großen Teil auf die Yoga- und Meditationstechniken, die ich von ihm gelernt habe.

Nischala Devi ist eine meiner Kolleginnen. 1986 begann ich mit ihr im Rahmen der Studie über Lebensweise und Herzgesundheit zu arbeiten. Damals bildete sie im Satchidananda-Aschram Lehrer aus. Zusammen mit Dr. med. Sandra McLanahan wurde sie eine der ersten und wichtigsten Beraterinnen für die Teilnehmer an unserer Studie und unserer Wochenendseminare.

Eine der wichtigsten Lektionen, die ich bei Swami Satchidananda gelernt habe, lautet: Frage immer nach der Ursache und nach deren Ursache und so weiter. Das Thema unserer Arbeit ist einfach: Wenn wir die eigentliche Ursache eines Problems nicht beseitigen, tritt das Problem wieder auf, es kommt zu neuen Problemen, und wir müssen schmerzliche Entscheidungen treffen. Das ist vergleichbar mit dem Aufwischen des Bodens unter einem überlaufenden Spültisch, ohne den Hahn abzudrehen.

Innerhalb weniger Wochen nach den umfassenden Änderungen ihrer Lebensweise berichteten die Patienten, die an unserer Studie teilnahmen, dass sie durchschnittlich um 91 Prozent seltener an Angina litten als zuvor. Die meisten hatten keine Schmerzen mehr, und das galt selbst für jene Patienten, die zunächst wegen starker Brustschmerzen nicht mehr arbeiten oder am täglichen Leben teilnehmen konnten. Innerhalb eines Monats verbesserten sich die Durchblutung und die Pumpleistung des Herzens, und innerhalb eines Jahres wurden bei 82 Prozent der Patienten stark verstopfte Herzkranzgefäße allmählich frei.

Diese Befunde haben wir in angesehenen Fachzeitschriften veröffentlicht; darunter waren das *Journal of the American Medical Association*, *The Lancet*, *Circulation*, *The New England Journal of Medicine*, *The American Journal of Cardiology* und andere.

In unserem letzten Bericht, abgedruckt im *Journal of the American Medical Association* vom 16. Dezember 1998, wiesen wir darauf hin, dass es den meisten Teilnehmern der Studie gelungen war, ihre neue Lebensweise fünf Jahre lang durchzuhalten. Nach fünf Jahren hatte sich der Zustand der Herzkranken noch stärker gebessert als nach einem Jahr. Den Patienten der Kontrollgruppe, die sich mit moderaten Umstellungen begnügten, wie die meisten Ärzte sie empfehlen (z. B. eine Diät mit einem Fettanteil von 30 Prozent der Gesamtkalorien), ging es dagegen nach einem Jahr schlechter, und ihre Herzkranzgefäße waren nach fünf Jahren noch stärker blockiert. Außerdem kamen Herzinfarkte, Schlaganfälle, Bypass-Operationen und Angioplastie bei den Patienten, die sich fünf Jahre lang strikt an unsere Anweisungen hielten, zweieinhalbmal seltener vor.

Die nächste Frage lautete: Wie praktikabel und wie teuer ist dieses Programm?

Es liegt im allgemeinen Interesse, die Krankheitskosten zu senken, ohne dass die Qualität der Versorgung darunter leidet. Viele Menschen befürchten, dass kürzere Aufenthalte in Krankenhäusern, ambulante Chirurgie und die Überlastung der Ärzte den Patienten schaden, weil solche „Sparmaßnahmen" die eigentlichen Ursachen (oft handelt es sich um falsche Lebensweise) der koronaren Herzkrankheiten und anderer Leiden nicht beseitigen.

Vor fünf Jahren gründeten meine Kollegen und ich das Multicenter Lifestyle Demonstration Project. Damit wollten wir herausfinden, ob wir andere Ärzteteams in verschiedenen Teilen des Landes dazu bewegen können, ihren Patienten unser Programm nahe zu bringen; ob das Programm bei Patienten mit schweren, aber stabilen koronaren Herzkrankheiten eine unbedenkliche und wirksame Alternative zu Bypässen und Ballonkathetern ist und ob man dadurch die Kosten senken kann. Anders gefragt: Können manche Patienten auf Bypass oder Ballonkatheter verzichten, wenn sie ihre Lebensweise tiefgreifend umstellen, und zwar bei niedrigeren Kosten und ohne dass die Beschwerden und die Sterbequote zunehmen?

Früher galt die Umstellung der Lebensweise nur als vorbeugende Maßnahme, welche die Kosten kurzfristig erhöhte und langfristig möglicherweise senkte. Heute ist dieses Programm eine wissenschaftlich geprüfte alternative Behandlung für viele Patienten, die andernfalls einen Bypass oder Ballonkatheter bräuchten. Dadurch sind also auch erhebliche kurzfristige Einsparungen möglich.

Jeder Patient, der sich für dieses Programm entscheidet und auf Bypass oder Ballonkatheter verzichtet, erspart der Gemeinschaft sofort einige tausend Dollar, und wenn man die möglichen Komplikationen berücksichtigt, ist die Einsparung noch höher. Hinzu kommt natürlich, dass diesem Patienten das Trauma einer Herzoperation erspart bleibt. Die langfristigen Einsparungen sind ebenfalls beträchtlich. Bypässe und Ballonkatheter sind sehr teuer, und bis zu 50 Prozent der Bypass-Transplantate schließen sich schon nach fünf bis sieben Jahren erneut, und 30 bis 50 Prozent der geweiteten Arterien verengen sich bereits nach vier bis sechs Monaten. Dann wird die Operation oft wiederholt, sodass zusätzliche Kosten entstehen.

Unser gemeinnütziges Forschungsinstitut, das Forschungsinstitut für Präventivmedizin, hat überall in den USA Ärzte ausgebildet. Dabei haben wir festgestellt, dass 77 Prozent der Patienten, die für einen Bypass oder Ballonkatheter in Frage kamen, auf die Operation verzichten konnten, ohne sich zu gefährden, sofern sie ihre Lebensweise von Grund auf änderten. Eine Krankenkasse schätzte die sofortigen Einsparungen auf 29 529 Dollar je Patient. Die Patienten berichten von einem Rückgang der Angina, der mit dem Rückgang vergleichbar ist, den man durch Operationen erzielen kann. Diese Befunde haben wir im *American Journal of Cardiology* (November 1998) veröffentlicht. Außerdem stellten wir fest, dass Patienten, die einen Bypass oder Ballonkatheter brauchten, sich seltener einer weiteren Operation unterziehen mussten, wenn sie nach dem Eingriff ihre Lebensweise umstellten.

Die Methoden, die Nischala Devi hier beschreibt, sind viel mehr als Strategien der Stressbewältigung. Yoga ist ein dynamisches System, das Ganzheit und Heilung anstrebt. Wir müssen eins werden mit uns selbst, mit anderen und mit einer höheren Macht. Yoga ist eine sehr wirksame und weise Methode, die das Herz im tiefsten Sinne öffnet.

DR. MED. DEAN ORNISH
Gründer und Leiter des Forschungsinstituts für Präventivmedizin. Klinischer Professor für Medizin im Fachbereich Medizin der Universität von Kalifornien in San Francisco. Autor von *Dr. Dean Ornish's Program for Reversing Heart Disease* und *Love & Survival.*
www.Ornish.com

Der heilende Weg des Yoga

EINFÜHRUNG

Wie alles begann

Stress gilt heute als Hauptursache der chronischen Zivilisationskrankheiten. Neuere Studien bekannter Kliniker belegen, dass Stress eine wichtige Ursache für Herzkrankheiten, Krebs und zahlreiche andere chronische und akute Beschwerden unserer Zeit ist.

Körperlicher und seelischer Stress sammelt sich an. Die Folgen sind Erschöpfung, Leistungsschwäche und Angst. Wenn wir nichts dagegen unternehmen, kann es zu schweren Störungen und Krankheiten kommen.

Dieses Buch zeigt Ihnen, dass einfache und angenehme Methoden dazu beitragen können, den Stress des täglichen Lebens in Freude am täglichen Leben zu verwandeln. Selbst wenn unsere Umwelt sich nicht ändert, können wir lernen, vernünftig auf sie zu reagieren, sodass wir unser inneres Gleichgewicht bewahren und uns wohl fühlen.

> „Nur ein ganz außergewöhnlicher Geist ist bereit, das Offensichtliche zu analysieren."
>
> Alfred North Whitehead

Weil ich das weiß, möchte ich meine praktische und experimentelle Erfahrung mit Yoga, einer uralten Kunst und Wissenschaft, mit Ihnen teilen, damit Sie körperlich, seelisch und geistig gesund werden.

Zwar bin ich mit der westlichen Medizin aufgewachsen und wurde zunächst darin ausgebildet; aber da ich spirituell sehr aufgeschlossen bin, fiel es mir leichter als den meisten anderen, die Welt der Fakten mit der Welt des höheren Wissens zu verbinden. Es war ein allmählicher Prozess, aber ein Ereignis ist in meinem Herz und in meinen Gedanken haften geblieben.

Im Jahr 1968 arbeitete ich als medizinische Assistentin für einen Kardiologen und erledigte alles, was es in einer traditionellen Arztpraxis zu tun gab. Ich begrüßte die Patienten, fragte nach ihren Beschwerden und machte mir Notizen. Ich wog sie, maß den Blutdruck, führte EKGs und andere Tests durch.

So wurden die Patienten und ich gute Bekannte. Wir plauderten und erzählten uns Geschichten. Ein Mann, der regelmäßig kam, hatte schweren Bluthochdruck. Als ich seinen Blutdruck eines Tages maß, war er sogar gefährlich hoch. Ich bat ihn, sich hinzulegen und sich ein paar Minuten zu entspannen. Während er dalag, fragte ich ihn nach seinem Sommerurlaub. Was hatte ihm Spaß gemacht? Er berichtete, was er mit seiner Familie unternommen hatte – Segeln, Schwimmen und Faulenzen. Er hatte die Augen geschlossen, und ich bemerkte ein Lächeln auf seinen Lippen.

Einige Minuten später maß ich den Blutdruck erneut. Er war stark gefallen. Was für eine Überraschung.

Voller Freude lief ich ins Büro meines Chefs und informierte ihn über das wundersame Ereignis. Er schaute kaum vom EEG eines anderen Patienten auf und sagte: „Erhöhen Sie die Dosis der Medikamente."

„Aber sein Blutdruck ist doch gefallen, als er sich entspannte!", protestierte ich.

„Wirklich?", sagte er.

„Können wir nicht mehr für ihn tun, als ihm Medikamente zu geben?"

„Was zum Beispiel?", fragte er.

Ich schwieg hoffnungslos, denn ich kannte keine brauchbare Alternative.

Die letzten dreißig Jahre habe ich damit verbracht, die Antwort auf meine Frage zu finden: „Können wir nicht mehr tun?"

Dieses Buch ist ein Teil der Antwort.

Im Jahr 1969 verließ ich die Schulmedizin und begann mit meiner spirituellen Suche. Ich prüfte viele spirituelle Wege, aber das vollständige System des Yoga harmonierte am besten mit meiner Seele. Nach langer Suche sehnte mein Herz sich nach einem Lehrer.

1973 nahm es die spirituellen Schwingungen von Sri Swami Satchidananda wahr. Er war ein großer und heiliger Yogameister, und sein Funke entzündete mich und ermöglichte es mir, ein altes Gelübde zu erneuern. Er führte mich auf meiner inneren Reise, deren Ziel das Lied meiner Seele war. Dank dieser Reise konnte ich spirituelles Wissen mit alten Heilverfahren und mit der modernen Medizin verbinden.

In den Jahren 1975 und 1977 legte ich ein ewiges Gelübde ab und widmete mein Leben dem Dienst an der Menschheit: Ich wurde Nonne im heiligen Orden von Sannyas. Im Jahr 1991 beschloss ich aus persönlichen Gründen, nicht mehr im Kloster zu leben; aber das änderte nichts an meinem Versprechen, mich selbst kennen zu lernen und allen Wesen liebevoll zu dienen.

Im Jahr 1979, als ich noch Nonne war, verspürte ich das Bedürfnis, in einem Zentrum für ganzheitliches Heilen zu arbeiten, das zu meinem Aschram gehörte (ein Aschram ist eine spirituelle Gemeinschaft).

Dort konnte ich Yoga als Therapie anwenden. Dabei lernte ich, dass es unendlich viele Möglichkeiten gibt, den Körper und den Geist zu reinigen und zu stärken, sodass er sich heilen kann.

Im Sommer 1982 bildete ich Yogaschüler zu Lehrern aus. Einer meiner Schüler erzählte mir von seinem großen Traum: Er hatte ein Heilzentrum an der kalifornischen Küste gegründet und wollte dort Krebskranke behandeln.

Wie aufregend, dachte ich.

„Würden Sie mir helfen, den Yogateil des Programms zusammenzustellen?“, fragte er.

Ich hätte gar nicht schneller „ja“ sagen können! Auch mein Traum wurde wahr. Der Schüler war Dr. phil. Michael Lerner, der Begründers des Krebshilfeprogramms „Commonweal“, und dies war die Geburt des heute berühmten und preisgekrönten Krebshilfeprogramms in Bolinas, Kalifornien.

In der *selben* Woche besuchte mich ein junger Mann, ein Arzt im allgemeinen Krankenhaus von Boston, im Aschram. Wir kannten uns nur flüchtig, und ich wusste, dass er mit Herzkranken arbeitete und dabei auch Yogaübungen benutzte, um Schmerzen und Symptome zu lindern.

Wir unterhielten uns eines Nachmittags im Garten, und er erzählte mir von einer großen Studie, die er plante. Es ging um Patienten, die wegen der Schwere ihrer Krankheit oder ernster Komplikationen nicht für eine Bypass-Operation in Frage kamen. Yogaübungen sollten ein wichtiger Bestandteil des Programms sein. Er suchte jemanden, der ihm half, das Programm zu entwickeln und die Patienten anzuleiten.

Bin ich interessiert?, fragte meine innere Stimme. Mir war, als hätten alle meine Studien und praktischen Erfahrungen in dieser einen Woche ihr Ziel erreicht. Aber ich hatte ja bereits versprochen, beim Comonweal-Programm mitzumachen.

Warum nicht beides?, fragte ein anderer Teil meines Herzens oder meines Geistes (mir war nicht ganz klar, woher diese Stimme kam), und ich brauchte nur einen Augenblick, um zu sagen: „Ja, ich mache beides.“

Der Rest ist eine erstaunliche Geschichte. Der Arzt war Dr. Dean Ornish, der Direktor des Forschungsinstituts für Präventivmedizin in Sausalito, Kalifornien, und Initiator der Studie über Lebensweise und Herzgesundheit, die nachgewiesen hatte, dass Herzkrankheiten heilbar sind – mit Hilfe eines Programms, das Yoga, fettarme Ernährung, Bewegung und Gruppentherapie umfasst.

Ich war glücklich, an diesen beiden bahnbrechenden Programmen mitwirken zu dürfen. Drei Jahre lang war ich in Sausalito für den Yogateil der Studie zuständig. Gleichzeitig arbeitete ich immer häufiger auf anderen Gebieten, und darum beschloss ich, mich zeitweilig von der Studie zurückzuziehen und als Lehrerin um die Welt zu reisen.

Im Jahr 1992 zog ich wieder nach Kalifornien, besuchte Dr. Ornish und fragte ihn, ob ich mich im Rahmen seiner Studie nützlich machen konnte. Die erste Studie war so erfolgreich gewesen, dass Dr. Ornish und seine Kollegen inzwischen mit einer zweiten Studie in acht Krankenhäusern der USA begonnen hatten. Sie brauchten jemanden, der half, das Programm zu entwickeln, die Handbücher zu schreiben und die Yogalehrer auszuwählen und zu schulen. „Würden Sie die Abteilung Stressbewältigung übernehmen?", fragte Dr. Ornish. Wieder rief mein Herz laut: „Ja!"

Jetzt ist es an der Zeit, Ihnen zu berichten, was ich gelernt habe.

Yoga ist ein vollständiges System, das uns zu einer völlig neuen Lebensweise führt. Yoga ist keine Religion, aber man kann es mit einer Religion und ihrem reichen Erbe verbinden. Als System wurde Yoga vor 5000 Jahren entwickelt. Die alten *Yogasutras* des Patanjali waren das erste Buch, das die mündliche Überlieferung des Yoga samt seiner Ideen und Praktiken schriftlich festhielt, sodass die großen Lehren leichter zugänglich waren und in die Tat umgesetzt werden konnten. Damals entstand eine bunte Vielfalt von Methoden, die uns auf der Reise durchs Leben helfen – und der Mensch lernte, dass er sich selbst heilen kann. Wenn wir die Verantwortung für unsere Gesundheit übernehmen, enthüllen Körper und Geist die Geheimnisse der Ausgewogenheit und der heilenden Energie. Wir sind also nicht immer darauf angewiesen, dass andere uns helfen. Niemand kennt unseren Körper und unseren Geist so gut wie wir selbst. Darum sind Ärzte unsere *Partner* im Heilprozess.

Sogar die moderne Medizin hat einiges vom Yoga übernommen. Als eine Freundin neulich wegen ihrer Rückenschmerzen einen Arzt aufsuchte, zeigte man ihr „so etwas wie Yogaübungen". Viele Methoden, die bei der natürlichen Geburt angewandt werden, beruhen auf uralten Entspannungstechniken. Dabei spannt man eine Muskelgruppe an und entspannt alle anderen. In Krankenhäusern werden Patienten nach einer Operation angewiesen, tief „mit dem Bauch" zu atmen. Yoga macht uns zu Heilern.

Im Laufe der Jahre habe ich mit Hunderten von Menschen gearbeitet, die sehr unterschiedliche Beschwerden hatten. Manche kamen zu mir, weil sie an Stress litten, der größten Plage unserer Zeit. Sie baten um „ein Heilmittel" gegen Rückenbeschwerden, Kopfschmerzen und sogar Krebs. Aber wir sind keine einfachen Wesen. Wir sind sehr komplex. Und banale Rückenbeschwerden sind nicht immer banal, denn sie werden davon beeinflusst, wie wir Muskeln gebrauchen oder missbrauchen, wie wir denken, fühlen, essen, schlafen und ruhen. Sind wir bereit, den Kern unseres Wesens anzuerkennen und sogar zu berühren?

Wer die alten Yogatechniken anwenden will, sollte sie als vollständiges System betrachten. Als Yoga vor etwa vierzig Jahren im Westen populär wurde, hat man es seziert. Wer eher körperlich veranlagt war und sich gern bewegte und streckte, übte die *Asanas*, ausgeklügelte Yogapositionen. Wer Probleme mit den Atemorganen hatte, freute sich über die *Atemtechniken* des Yoga. Viele wollten ihren Intellekt schulen und innere Kraft gewinnen; also entwickelten sie *Meditationstechniken.* Und die *vegetarische Ernährung* war genau das Richtige für die Umwelt- und Friedensbewegung.

Ich mache mir Sorgen, wenn ich von einem „ganzheitlich orientierten" Arzt oder Heilpraktiker höre, der die uralten Heilweisen in Stücke schneidet und wie Medikamente verordnet: „Machen Sie drei Minuten lang den Schulterstand, kreisen Sie zweimal mit dem Kopf, holen Sie dreimal tief Luft, trinken Sie täglich sieben Gläser gefiltertes Wasser, und kommen Sie in einer Woche wieder." Wer diesen Rat befolgt und sich *nicht* besser fühlt, verliert den Glauben an natürliche Heilweisen. Wie lange haben Sie gebraucht, um krank zu werden? Wie viele Jahre haben Sie an Stress und seelischen Problemen gelitten? Das alles können Sie nicht über Nacht wegwischen. Selbst bei einer komplexen Therapie kehren die Beschwerden zurück, wenn Sie Ihre Lebensweise nicht umstellen. Yoga ist keine Therapie, sondern ein *Bewusstseinszustand,* der Ihnen auf der Reise durchs Leben angenehme Gefährten vermittelt: Gesundheit, Harmonie und Freude.

Es ist Zeit, dass wir dieses uralte System als umfassende Lebensweise begreifen, die uns neue Freude am Leben schenkt. Yoga kann Ihr Leben und die ganze Welt verändern!

Verwenden und erfahren Sie die in diesem Buch empfohlenen Änderungen der Lebensweise und des Bewusstseins *als Ganzes.* Die scheinbar ungewöhnlichen Ideen und Übungen werden Ihnen schnell vertraut, wenn Sie sie in Ihr Leben integrieren. Dieses Buch will Ihnen helfen, *sich mit sich selbst wohler zu fühlen.* Den gleichen Rat gebe ich meinen Schülern und Patienten – und mir selbst.

Wenn Sie eher wissenschaftlich orientiert sind, fragen Sie vielleicht: „Wo sind die Beweise?" Die Beweise sind die Ergebnisse, die Sie erzielen werden, und diese Ergebnisse sind meist erstaunlich. Viele Herz- und Krebspatienten haben mir gestanden, dass der Stressabbau durch Yoga für sie der wichtigste Teil des Programms ist. Nach einiger Zeit fragen sie alle: „Wie kann eine so einfache Methode derart viel bewirken?" Das Einfachste ist oft genau das, was wir brauchen. Verlassen Sie sich nicht auf die Forschungen anderer Leute, sondern machen Sie Ihren eigenen Körper und Ihren eigenen Geist zum Labor. Die Resultate werden Sie überraschen.

Viele Menschen halten ihr Leben für eine mathematische Gleichung: Sie beginnen am Punkt A und gehen geradlinig zu Punkt B. Wir werden bei A geboren und sterben bei B. Dazwischen liegen nur ein paar Ereignisse – Schule, Heirat, Kinder, Ruhestand –, und bevor wir es richtig merken, sind wir am Punkt B angelangt. Wenn wir von der Geraden abweichen, halten wir uns für Versager. „Was soll aus mir werden, wenn ich mit 35 keine Kinder habe? Dann ist es zu spät!" „Nach so vielen Jahren arbeite ich immer noch in der selben Abteilung – was habe ich falsch gemacht?" Aber das Leben ist keine gerade Linie, sondern eine kreisförmige Reise, und der Kreis selbst ist das Ziel. Viele *kleine* Erlebnisse und Erfolge machen unser Leben reich und erfüllend: ein herrlicher Sonnenuntergang, das erste Wort unseres Kindes, der Geruch des Brotes, das frisch aus dem Ofen kommt. Manchmal wählen wir einen malerischen Weg, ein andermal die gerade Straße. Die äußeren Verhältnisse können wir nicht immer ändern, aber wir brauchen uns nicht als Opfer unseres Lebensweges zu fühlen. Betrachten wir jeden Schritt als aufregendes neues Abenteuer!

Ein Flugzeugpilot im Ruhestand klagte über den Verlauf seines Heilungsprozesses – er fand ihn nicht „geradlinig". Mein Mann Bhaskar Deva, der ebenfalls Pilot ist, gab ihm einige Ratschläge und benutzte dabei Navigationsmethoden als Analogie: „Wenn du von San Francisco nach New York fliegen willst, ziehst du auf der Karte eine gerade Linie. Aber ein Flugzeug muss die Seitenwinde berücksichtigen. Selbst wenn dein Ziel im Osten liegt, musst du gelegentlich nach Norden oder Süden fliegen. Das sieht aus, als wärst du vom Kurs abgekommen; aber in Wirklichkeit fliegst du genau richtig. Ständige Korrekturen sind die beste Methode, um das Ziel zu erreichen. Es macht Spaß, unterwegs die Aussicht *und* die Reise selbst zu genießen. So gesehen warst du also in den letzten Jahren auf dem richtigen Weg."

Einerlei, wie alt oder gesund wir sind, irgendwann im Leben ziehen wir uns nach innen zurück. In diesem Buch geht es um die Reise zum wahren Selbst, um den Weg unseres Herzens durch das Labyrinth des Lebens.

Ein Labyrinth ist ein System aus vielen Wegen und Straßen ohne bestimmte Richtung. Wir finden den Weg in unsere eigene Mitte und von dort wieder nach außen, und dabei lernen wir. Diese Pfade symbolisieren die verschiedenen Aspekte unseres Lebens. Bei manchen Menschen ändert sich das Leben schnell, bei anderen langsam. Viele Schwerkranke wenden sich schneller nach innen. Yoga führt uns sanft zum Wissen und zur Bewusstheit: zu den Lektionen unseres Lebens. Bisweilen hilft es uns, einen neuen Blickwinkel zu finden und die Lehren des Lebens schneller zu verstehen, sodass wir Leid und Schmerzen lindern können.

Die Transformationen, die ich bei Menschen beobachtet habe, wurden oft durch eine neue Einstellung ausgelöst. Je härter Menschen scheinbar sind und je heftiger sie sich dagegen sträuben, in sich selbst hineinzuschauen, desto tiefer dringen sie letztlich.

Ich erinnere mich an einen Mann, der im Rahmen der ersten Ornish-Studie an einem Seminar teilnahm. Am ersten Tag sprachen wir darüber, wie die Teilnehmer zu uns gestoßen waren, und dieser Mann knurrte: „Mein Frau hat mich dazu überredet." Aber allen im Raum war klar, dass dieser Mann nicht einfach tat, was seine Frau von ihm verlangte. Später gab er zu, dass er allmählich nicht mehr in der Lage war, ein nach seinem Verständnis normales und aktives Leben zu führen. Sein Herz war von zwei Infarkten und drei Bypass-Operationen geschwächt und konnte seinen Körper nicht mehr mit der Blutmenge versorgen, die er brauchte. Für ihn war dieses Programm die letzte Hoffnung.

Jeden Morgen, wenn er den Yoga-Übungsraum betrat, begrüßte er mich mit dem Friedenszeichen, das in den Sechzigerjahren so beliebt war, und mit den Worten „Frieden, Schwester." Der spöttische Ton überwog die Schwingungen des Friedens bei weitem.

So ging es zwei Tage weiter. Am Nachmittag des dritten Tages, nach der Tiefenentspannung, setzte dieser Mann sich im Gegensatz zu den anderen nicht auf. Ich ging zu ihm, um mich davon zu überzeugen, dass alles in Ordnung war. Es war nicht ungewöhnlich, dass jemand während des Übens einschlief.

Er öffnete die Augen halb. „Geht es dir gut?", fragte ich. Das leichte Zucken seiner oberen Lider beruhigte mich. Ich blieb bis zum Ende des Kurses in seiner Nähe. Inzwischen hatte er die Augen geöffnet, und seine Energie war in den physischen Körper zurückgekehrt.

Ich wartete schweigend, um ihn nicht zu stören. Dann begann er zu reden. „Ich weiß nicht, was geschehen ist. Ich war ich selbst, aber irgendwie war ich ... ich weiß nicht, wie ich es beschreiben soll ... Alles schien so zu sein, wie es sein soll."

Ich wollte ihm keine Worte in den Mund legen und sagte leise: „Friedlich."

„Ja, vielleicht war es friedlich", sagte er.

Nach einiger Zeit verließ er langsam den Raum. Am nächsten Morgen erwartete ich den üblichen Gruß. Die Geste war die gleiche, doch der Tonfall war ganz anders. Jetzt betonte er *Frieden* und das Wort *Schwester* klang freundlich. Sein Blickwinkel hatte sich geändert.

Wenn ein Raumschiff aufsteigt, gewinnt es an Höhe. Trotzdem sehen die Astronauten den Mond vielleicht nicht. Erst wenn das Raumschiff sich dreht, also seinen „Standpunkt" ändert, wird der Mond sichtbar.

Der Standpunkt dieses Mannes hatte sich geändert und somit auch seine Einstellung zu sich selbst und zur Welt. Dadurch trug er dazu bei, dass eine große Krankenversicherung das Programm von Dr. Ornish unterstützte, was andere Versicherungen zum gleichen Schritt bewog. Wenn ein Mensch sich ändert, kann sich die ganze Welt ändern.

Mit unserer Reise durch das Labyrinth beginnen wir am äußeren Rand und folgen dann langsam den gewundenen Pfaden nach innen, bis wir den stillen Platz in der Mitte unseres Wesens erreichen. Dort rasten wir eine Weile und wandern dann hinüber zum anderen Rand. Jetzt verstehen wir uns und die Welt besser. Später wenden wir uns wieder nach innen, um tiefere Einsichten zu erlangen. Dieser Prozess hat kein Ende und kein Ziel. Aber jedes Mal, wenn wir unsere Mitte berühren, ändern wir uns.

Auch dieses Buch gleicht einem Labyrinth. Es fängt mit Kapitel 1 – „Von Herz zu Herz" – am äußeren Rand an. Das ist ein vertrauter Bereich unseres Lebens. Wir lernen, uns selbst zu lieben, während wir zu Hause, bei der Arbeit und beim Spiel mit anderen Menschen zusammen sind und sogar während unserer vielen täglichen Pflichten. Welche Gefühle haben wir dabei, und wie gehen wir mit den anderen um? Das ist unser Prüfstein. Es ist sehr wichtig zu wissen, wie unsere Handlungen, Worte und Gedanken andere und uns selbst beeinflussen. Wir müssen beobachten, wer wir in dieser Welt sind, und unsere Stärken und Schwächen einschätzen lernen. Sind wir der Mensch, der wir sein wollen? Gütig und liebevoll? Stark und mächtig? Oder beides zugleich?

In Kapitel 2 geht es um die „Macht des Denkens – Visualisieren". Wenn wir visualisieren, können wir nach und nach entdecken, wie unser Tun und unser Denken unser Leben formt. Wir bewerten unser Leben und beobachten, wie die innere Welt uns gesund und glücklich macht. Durch Visualisieren können wir unser Leben so gestalten, wie wir es uns wünschen. Wenn wir mit dieser hochwirksamen Methode vertraut sind, können wir sogar in schwierigen und schmerzlichen Situationen wachsen und uns entspannen. Durch Visualisieren können wir unser ganzes Leben ändern.

Weiter geht es zu Kapitel 3 – „Tiefe Ruhe, tiefe Entspannung". Ein großer Teil unserer Energie fließt nach außen. Darum müssen wir uns neu aufladen, indem wir uns tief entspannen. Wir entdecken das Energienetz, das uns einhüllt und durchdringt. Die stille Quelle des inneren Wissens tut sich auf und ermutigt uns, einmal am Tag alle Verspannungen gründlich zu lösen. Entspannungspausen lösen Kaffeepausen ab. Körper und Geist werden vitaler. Das Leben kommt uns leichter vor.

Wenn der Körper sich entspannt, gehen wir weiter nach innen zu Kapitel 4: „Die Bekräftigung des Lebens – der Atem". Mit dem Atem trinken wir aus dem großen Brunnen der Lebenskraft und stellen fest, dass der Atem mehr ist als die Luft, die wir aufnehmen. Wir bekräftigen unsere Einheit mit der Erde und allen lebenden Wesen, öffnen uns dem Wissen um diese Energie und nutzen sie, um zu heilen, unsere Beziehungen zu fördern, im Beruf erfolgreicher zu sein und unser Wohlbefinden zu stärken.

Wir folgen der Lebenskraft und gelangen ins Zentrum des Labyrinths, um unser wahres Selbst zu erfahren. In Kapitel 5 – „Dynamische Stille – Meditation" – lernen und üben wir meditieren. Offenbar waren all die Schritte, die uns in die Mitte führten, notwendig, damit der Körper und der Geist still wurden. Wenn wir unsere Mitte auch nur einen Augenblick berührt haben, ist nichts mehr so, wie es vorher war. Wir haben den Kurs unseres Lebens geändert, und die Reise führt uns nun wieder nach außen.

In Kapitel 6 – „Bewegen und heilen – die Asanas" – erfahren wir den physischen Körper als komplexes Instrument, der von vielen Faktoren beeinflusst wird. Er ist nicht mehr die Ansammlung von Knochen und Muskeln, die uns Schmerzen bereitet. Wenn wir ihn respektvoll behandeln, durchströmt ihn die Energie ungehindert. Wir lassen den Stress los, den wir im Namen der Effizienz und Produktivität angesammelt haben. Behutsam nehmen wir verschiedene Stellungen ein, sodass der Körper sich auf seine eigene natürliche Energie einstimmen kann, und dabei verspüren wir eine tröstende Einheit zwischen Körper, Seele und Geist. So werden wir heil und gesund. Ein gesunder, starker Körper wird Wirklichkeit.

Auf unserer Reise nach außen erhalten wir in Kapitel 7 – „Essen, um ganz zu werden" – Ratschläge zur Pflege und Ernährung des Körpers und des Geistes. Dieses Wissen wurde uns schon bei unserer Ankunft auf der Erde gegeben; aber wir haben es bewusst vernachlässigt. Jetzt nehmen wir uns die Zeit, den Körper und den Geist zu fragen, welche Nahrung am besten ist. Wir sind hochentwickelte Wesen, die nur die allerbesten Nahrungsmittel essen sollten. Unsere Nahrung wirkt auf mehreren Ebenen, und wenn wir unsere Essgewohnheiten ändern, werden Körper und Geist fit fürs Leben.

Diese Fitness zeigt sich auch darin, dass wir „erholsam schlafen" können (Kapitel 8). Während des Schlafes werden Körper und Geist gründlich gereinigt. Es ist herrlich, morgens mit der Vitalität eines Kindes aufzustehen und in einen aufregenden, vielversprechenden Tag hinauszugehen! Das wünschen sich viele Menschen, und dieser Wunsch kann schnell und auf einfache Weise erfüllt werden.

Erneut befinden wir uns am äußeren Rand des Labyrinths, jedoch nicht am Ausgangspunkt, sondern an einem anderen Ort. Wieder betrachten wir uns selbst und unser Leben. Von hier aus sind wir in der Lage, den Nutzen der yogischen Lebensweise zu beurteilen; aber vielleicht zweifeln wir noch daran, dass uns die erforderlichen Umstellungen gelingen. Wir suchen nach Ausreden und werden ängstlich. In Kapitel 9 – „Gute Ausreden, gute Lösungen" – lernen wir, unseren überfüllten Terminkalender so zu ändern, dass uns Zeit für unsere Übungen bleibt, und wir bekommen einfache Tipps, die unser Leben transformieren können, sodass daraus ein vergnügliches Abenteuer wird.

Ich wünsche Ihnen eine wunderschöne und friedliche Reise.

„(Ein jeder) frage
vor der Todesstund:
Wo komm ich her,
wo geh ich hin,
was ist der Grund?"

James Thurber

KAPITEL 1

Von Herz zu Herz

Dem Herzen eines Menschen wurde eine einzige Zelle entnommen – sie schlug weiter, als wolle sie das ganze Herz vertreten. Sie erzeugte auch ein Geräusch: *bliiip blop*. Man entnahm einem anderen Menschen ebenfalls eine Zelle. Sie sagte *blip bluuup*.

Im Labor wurden diese Zellen in eine Petrischale gelegt. Dort schlugen sie weiter wie zuvor: *Bliiip blop, blip bluuup*. Dann stellte man die Schalen nebeneinander, holte eine Zelle behutsam aus ihrer Schale und legte sie in die andere Schale. Kaum hatten die beiden Zellen – die einander ja fremd waren – sich berührt, hörten sie auf zu schlagen. Aber einen Augenblick später begannen sie im Duett zu schlagen, jedoch in einem ganz neuen Rhythmus: *Bliiip bluuup, bliiip, bluuup*. Jetzt tanzten die beiden Zellen also im gleichen Takt. Unsere Herzzellen bilden ein eingespieltes Orchester.

> „Nie kommen (die Menschen) den Göttern näher, als wenn sie Gutes an ihrem Nächsten tun."
>
> CICERO

Wir sind ein Teil des Körpers, den wir Menschheit nennen, und leben in unserer eigenen Welt, umgeben von den Träumen und Dramen des Lebens. Doch wenn wir einander berühren und umarmen, spüren wir den Rhythmus unseres Herzens.

Ein abstrakter Künstler aus einem kommunistischen Land in Osteuropa und eine afroamerikanische Vorschullehrerin aus einer Großstadt durften erleben, wie ihre Herzen heil wurden und wie ein Herz schlugen. Er hatte Vorurteile gegen alle, die nicht weiß waren; sie wollte Freunde gewinnen und alle trösten, die sie trösten konnte. Eine Woche lang wich er ihren Blicken und ihrem Lächeln aus und setzte sich so weit von ihr weg, wie der kleine Raum es zuließ. Ihr gemeinsamer Feind war der Krebs.

Er war der Invasion seines Landes knapp entronnen, indem er in die Freiheit geschwommen war. Konnte er jetzt der Invasion fremder Zellen entkommen?

Ihre Gene speicherten die Erinnerung an Sklaverei, Unterdrückung und Ungerechtigkeit. Diese beiden Menschen hatten in Wahrheit mehr gemeinsam als den Krebs.

Als wir Paare für den *Healing Touch* bildeten, wollte es das Schicksal, dass dieses seltsame Paar zusammenkam. Er hatte sich anscheinend schaudernd und verspannt in seinen Körper zurückgezogen. Sie öffnete sich ihm voller Freude, denn jetzt hatte sie die Chance, ihm näher zu kommen.

Jeweils einer der Partner legte sich hin, um heilende Energie zu empfangen, während der oder die andere sich als Sender neben ihn setzte. Der Mann, der sein Unbehagen nicht verbergen konnte, legte sich zuerst auf den Boden. Mit offenem Herzen faltete die Frau ihre Hände wie im Gebet, bat ihn um Erlaubnis und legte die Hände auf seine kranke Bauchspeicheldrüse.

Alle im Raum spürten die Magie. Liebe und Mitgefühl schienen jede Zelle und jeden Gedanken zu durchdringen. Die heilende Energie übersprang Kontinente und Rassenschranken, Religionen und Vorurteile. Sie brachte den erstarrten Hass zum Schmelzen. Als sie sich umarmten, hatten beide Tränen in den Augen. Wir alle bildeten einen Kreis um ihre neue Offenheit. Die Heilung, die sie bewirkt hatten, war größer als sie selbst.

Das menschliche Herz arbeitet auf mehreren Ebenen. Am bekanntesten ist seine harte und selbstlose Arbeit als Pumpe, die den ganzen Körper mit Blut versorgt. Heute begreifen die Wissenschaftler allmählich, was Mystiker und Dichter schon immer gewusst haben: Das Herz ist mehr als eine mechanische Pumpe.

Was Herzkrankheiten, Krebs und andere lebensbedrohende chronische Krankheiten betrifft, ist die scheinbare Isolation, die wir in unserer westlichen Kultur empfinden, einer der neusten Risikofaktoren. Im Interesse unserer Ausbildung oder Karriere, einer Klimaveränderung oder neuer Erfahrungen trennen wir uns von allem Vertrauten. Dadurch ändert sich unser Beziehungsgeflecht, und unser Herz wird zumindest vorübergehend härter. Wir tauschen das Heim, die Familie und die Freunde für Abenteuer und Herausforderungen ein.

Wenn wir mit unserer Umwelt nicht mehr vertraut sind, bereitet uns ein offenes Herz immer größere Schmerzen. Bis vor kurzem lebten die meisten Menschen ihr Leben lang am selben Ort. Ihre Leiden verteilten sich meist in kleinen Dosen über einen längeren Zeitraum, und sie kannten so viele Menschen, dass ihr Herz häufiger getröstet wurde. Wenn sie erfuhren, dass ein Einwohner ihrer Stadt einen schlimmen Unfall gehabt hatte, verspürten sie vielleicht eine kurze Traurigkeit, und erst nachdem sie Gott dafür gedankt hatten, dass keiner ihrer Angehörigen oder Freunde betroffen war, fuhren sie mit ihrer Arbeit fort.

Selbst den widrigsten Umständen können wir uns anpassen, und nach einer Weile überwindet unser Herz den Kummer. Dass es jetzt etwas weniger offen ist, merken wir vielleicht gar nicht.

Vor langer Zeit konnten wir nur so weit reisen, wie unsere Füße uns trugen. Dann richteten wir Tiere dazu ab, uns zu tragen, und unsere Welt wurde größer. Seit es Autos, Flugzeuge und Raumschiffe gibt, scheint es für uns keine Grenzen mehr zu geben.

Ein Telefongespräch um die ganze Welt ist heute so einfach wie ein Gespräch mit dem Nachbarn. Viele von uns kennen die Nachbarn, ihre Sorgen, Hoffnungen und Träume nicht einmal. Im Zeitalter des Computers fühlen wir uns sicherer, wenn wir Intimitäten mit Fremden austauschen, denen wir nie begegnen werden und deren wahrer Name uns nicht bekannt ist.

Erinnern Sie sich an Ihre erste Reise? Vielleicht litten Sie damals an Heimweh. Dieses Heimweh lässt jedoch mit jeder weiteren Reise nach. Wenn wir in ein neues „Heim" umziehen, brauchen wir einige Zeit, bis wir uns darin wohl fühlen und bis es sich mit Freunden füllt. Nach und nach wird uns das „neue" Heim so vertraut, dass es uns leichter fällt, das „alte" zu verlassen. Dennoch wird in den Vereinigten Staaten am Thanksgiving Day (einem Feiertag für die ganze Familie) mehr gereist als an jedem anderen Tag – *nach Hause*.

Die schrecklichen Bilder im Fernsehen verhärten und verschließen unser Herz. In den Nachrichten und Magazinen beobachten wir wie Voyeure intimste Augenblicke: Tod, Zerstörung und sogar Geburten auf der ganzen Welt. Wie sehen und hören Details, die einst nur den engsten Angehörigen bekannt waren. Wir versuchen, uns davon zu lösen und uns vor der Erkenntnis zu schützen, dass wir alle eine Familie sind und dass die Schmerzen der anderen auch unsere Schmerzen sind. Um die Schmerzen nicht zu spüren, zieht unser Herz sich wie die Iris des Auges zusammen. Es ist bemerkenswert, dass unsere Trauer weniger tief ist, wenn sehr viele Menschen verletzt oder getötet werden. Da die Massenmedien dies wissen, führen sie uns in Berichten über große Katastrophen oft ein oder zwei Individuen vor. Wenn wir für diese Menschen Mitgefühl empfinden, können wir es allmählich auf die ganze Menschheit ausdehnen.

Eines Nachmittags telefonierte ich gerade mit meinem Reisebüro, als ich plötzlich ein seltsames Gefühl hatte. Es waren keine Schmerzen, aber ich spürte, dass „etwas nicht in Ordnung war". Ich hängte ein und legte mich hin. Sofort fiel ich in tiefen Schlaf, aus dem ich erschöpft erwachte. Mühsam schleppte ich mich in die Küche und trank ein wenig Wasser. Der Fernseher lief, und es gab eine Sondermeldung: Ein Flugzeug mit mehr als zweihundert Passagieren war abgestürzt. Es gab keine Überlebenden. Ich fand heraus, dass das Unglück genau zu der Zeit geschah, als ich mich plötzlich kraftlos fühlte. Zufall? Vielleicht. Vielleicht auch nicht.

Verbindet uns etwa alle derselbe Lebensfaden? Wird das gesamte Energiefeld erschüttert, wenn viele Menschen sterben?

Je höher unsere Lebenserwartung steigt, desto schwächer wird unser Vertrauen. Liebeserklärungen und Heiraten gleichen heute einem Geschäft: „Ich liebe dich jetzt. Falls wir uns in drei Jahren scheiden lassen, möchte ich das Geld zurück, das ich dir gegeben habe. Unterschreibe erst diesen Vertrag, dann sag ja."

Wenn die Gemeinschaft, in der wir leben, klein und das Vertrauen groß ist, wird das Leben einfacher. In einigen europäischen Ländern beherrschen orthodoxe Juden die Diamantenindustrie. Es ist erstaunlich, wie einfach sie ihre Geschäfte abwickeln – weil sie einander vertrauen. Sie kaufen und verkaufen Diamanten, die Tausende von Dollar kosten (und die sie in der Tasche tragen) mit einem simplen Händedruck und den hebräischen Worten *Masel Tow* (viel Glück).

Diese Leute schreiben nichts auf; bindend ist allein das Wort. Was geschieht, wenn jemand ein schlechtes Geschäft abschließt oder einen Diamanten verwechselt oder gar eine Fälschung gekauft hat? Was kann das unschuldige Opfer unternehmen? Wie ist die Beweislage? Wenn es Streit gibt oder wenn jemand versucht, einen anderen zu betrügen, kommt der Fall vor das rabbinische Gericht. Wer schuldig gesprochen wird, muss mit schweren Strafen rechnen: Er kann aus dem Freundeskreis, der Großfamilie und der Gemeinde ausgeschlossen werden, sodass es ihm und seinen engsten Angehörigen am wichtigsten Aspekt des Lebens fehlt: Liebe. Schon die Drohung mit dieser Strafe schreckt vor Unehrlichkeit ab.

Unsere Gesellschaft kennt eine ähnliche Strafe. Wer im Gefängnis sitzt, ist für eine bestimmte Zeit einsam. Eine lange Freiheitsstrafe gilt als grausam und ungewöhnlich. Es ist bemerkenswert, dass wir es grausam finden, mit uns selbst allein zu sein – für viele Mönche wäre das die Erfüllung eines Traumes, aber für die meisten Verbrecher ist es der schlimmste Alptraum. Der ruhige Geist sehnt sich nach Einsamkeit, der unruhige fürchtet sie.

Wir alle wollen gestreichelt werden

Forscher untersuchten, wie Kaninchen (also Pflanzenfresser) auf eine cholesterinreiche Ernährung reagieren. Sie wurden einzeln in Käfigen gehalten und einmal am Tag gefüttert. Am Ende der Studie stellte man fest, dass die Tiere in den oberen Käfigen einen höheren Cholesterinspiegel hatten als die in den unteren.

Die Wissenschaftler vergewisserten sich, dass alle Kaninchen das gleiche Futter in gleicher Menge bekommen hatten. Doch als sie die Fütterung beobachteten, sahen sie, dass die fürsorgliche und sehr kleine Assistentin sich auf die Zehenspitzen stellen musste, um die Tiere in den oberen Käfigen zu füttern. Die unteren Käfige konnte sie dagegen mühelos erreichen. Aber sie fütterte die Kaninchen in diesen Käfigen nicht nur, sondern nahm sie heraus, streichelte sie und murmelte dabei zärtliche Worte. Das war ein fester Bestandteil des Fütterungsrituals. Die Forscher konnten kaum glauben, dass die tägliche Kommunikation mit der Laborassistentin den Cholesterinspiegel der Kaninchen gesenkt hatte – aber das war der einzige Unterschied zwischen der oberen und der unteren Käfigreihe.

Es ist nachgewiesen, dass der Blutdruck eines Menschen sinkt, wenn er ein Haustier oder sogar ein niedliches Stofftier streichelt. Wir alle profitieren davon, wenn wir lieben und geliebt werden, wenn wir streicheln und gestreichelt werden.

Es gibt auch einige Studien mit frühgeborenen Kindern im Brutkasten. Diese Babys müssen ihre ersten Lebenstage in einem Plastikkasten verbringen. Wenn man sie berührt und streichelt, nehmen sie schneller zu, werden seltener krank und können den Brutkasten früher verlassen. Wenn der Körper weder wächst noch heilt, so ist das eine echte Krankheit, selbst wenn keine organische Ursache erkennbar ist. Babys – auch erwachsene Babys – gedeihen nicht ohne Liebe und Zärtlichkeit.

Yoga ist mehr als Stretching

Manchmal höre ich von Herzkranken, die Stress durch Yoga abbauen und eine Diät machen, jedoch ohne großen Erfolg. Cholesterinspiegel und Blutdruck bleiben zu hoch, und sie haben weiter Schmerzen in der Brust. Woran liegt das? Er genügt nicht, ein Yogaprogramm zu „absolvieren". Die Asanas, die Atemübungen und die Meditation führen uns nach innen und verlangen nach Harmonie mit dem Äußeren. Wie behandeln oder misshandeln wir unseren Körper? Wie gehen wir mit anderen Menschen um? Wie leben wir? Hören wir auf unser Herz, oder schieben wir beiseite, was es uns sagen will?

Wenn wir andere verurteilen, verschließen wir unser Herz. Selbst wenn ein Mensch eines Mordes überführt wurde, dürfen wir nur ablehnen, was er getan hat, nicht aber ihn selbst. Wenn wir ihm unsere Liebe entziehen und unser Herz verhärten, bestrafen wir auch uns selbst.

Als junger Fürstensohn lebte Siddharta in einem Palast und wurde vor dem alltäglichen Leiden der Menschen abgeschirmt. Eines Tages schlich er sich hinaus, und sein Herz tat weh, als er sah, was man ihm verborgen hatte. Er verließ sein sicheres Heim, um die Wahrheit zu suchen. Als Erwachter oder Buddha erklärte er, alles Leben sei mit Leiden verbunden. Diese Aussage beruhte auf seinen Beobachtungen. Er erkannte und lehrte, dass wir nur tief in unserem Selbst Zuflucht finden.

Diesen Zufluchtsort finden wir, indem wir lieben und geliebt werden. Dienen Sie anderen, und lernen Sie, sich zu öffnen und Fürsorge zu empfangen.

Ich, mich, mein

Als Babys stehen wir der Welt liebevoll und aufgeschlossen gegenüber, und wir sind glücklich, wenn wir satt, warm und trocken sind. Bereitwillig geben und empfangen wir Liebe. Unser Herz ist weit geöffnet. Darum macht es uns soviel Freude, mit Babys zusammen zu sein.

Etwa im Alter von zwei Jahren fangen wir an, uns mit unserem äußeren Selbst und mit unserer Umwelt zu identifizieren: Wir werden egozentrisch. Gleichzeitig spiegelt die sich entwickelnde Sprachfertigkeit unseren inneren Zustand wider. „Nein, nein, das will ich nicht tun!“ Wir beginnen, Dinge als „mein“ zu bezeichnen.

Unsere Eltern versuchen, uns zum Teilen und Geben zu bewegen. Manchmal hat das, was sie tun, eine größere Wirkung als ihre Worte. Bis zum Ende unseres Lebens bleiben wir in dieser Denkweise – „ich, mich, mein“ – gefangen. Aber wenn wir doch einmal „du“ sagen, merken wir, dass wir zufriedener oder sogar glücklicher sind. Solange wir nur besitzen wollen und uns vor dem Besitzverlust fürchten, ist unser Herz verhärtet.

Ich habe gehört, dass es im Ungarischen kein allgemeines Wort für „ich“ gibt. Man erkennt am Satzbau und an der Endung der Verben, um wen es geht. Wenn Kinder zu oft „ich“ schreien, schimpfen wir sie aus und ermahnen sie, nicht so selbstsüchtig zu sein. Wer eine unserer westlichen Sprachen erlernt, wird um so egoistischer, je häufiger und länger er sie spricht. Das hat offenbar etwas mit dem Fürwort *ich* zu tun. Ich habe einmal versucht, englisch zu sprechen und zu schreiben, ohne die Worte *ich*, *mich* und *mir* zu verwenden. Es ist sehr schwierig. Sind die westlichen Sprachen ihrer Natur nach egoistisch?

In einer Studie, die in den Siebziger- und Achtzigerjahren durchgeführt wurde, entdeckten Larry Schwerwitz (er ist heute Direktor eines Forschungsinstituts für ergänzende Medizin) und seine Mitarbeiter einen Aspekt des „Typ-A-Verhaltens", der das Risiko, herzkrank zu werden, erhöhte. Sie stellten fest, dass Typ-A-Studenten, welche die Worte *ich*, *mich* und *mein* am häufigsten benutzten, einen viel höheren Blutdruck hatten als andere Leute ihres Typs. Sri Swami Satchidananda hat dafür eine schöne Erklärung: „Sei vorsichtig, wenn du dich mit vielen Minen umgibst – sie können explodieren" (Wortspiel mit *mine*, „mein", und *mines*, „Minen").

Die dienende Hand

Alle großen Religionen und spirituellen Denkrichtungen erklären, dass wir unser Herz läutern, wenn wir Menschen helfen, die weniger Glück im Leben haben als wir. Wenn unser Herz rein ist, erkennen wir, wer wir sind. Die Bibel sagt: „Gesegnet sind, die reinen Herzens sind, denn sie werden Gott schauen."

Im Westen ist der Yoga vor allem als Hatha-Yoga bekannt, der den körperlichen Aspekt betont. In anderen Teilen der Welt werden Karma-Yoga (Dienen) und Bhakti-Yoga (Hingabe) am häufigsten praktiziert. Wenn wir alle diese Formen praktizieren, bilden sie ein Team aus Kopf, Hand und Herz.

Karma ist „die Tat" und das Gesetz von Ursache und Wirkung: „Wie du säst, so wirst du ernten", oder in den Worten der Bibel: „Auge um Auge, Zahn um Zahn." Aber Martin Luther King warnte uns mit beredten Worten: „Wenn wir darauf bestehen, sind wir bald alle blind und zahnlos."

Wir alle sind dem Karma unterworfen, ob wir daran glauben oder nicht. Manchmal sind die Folgen offenkundig, bisweilen sind sie nicht erkennbar. Viele Menschen nehmen für sich „gutes Karma" in Anspruch und machen für ihr „schlechtes Karma" andere oder den Zufall verantwortlich. Manche halten eine höhere Macht für die Quelle ihres Glücks und Unglücks.

Wenn uns ein gutes Geschäft gelingt, sagen wir: „Tja, ich habe eben hart und gut gearbeitet." Nachdenklichere Leute denken vielleicht: „Das war mein Glückstag. Gott war mir gnädig." Wenn wir nicht befördert worden sind, neigen wir zu Selbstmitleid: „Der Chef hat eben einen Narren an Inge gefressen, obwohl ich für diese Position besser geeignet bin" oder „Ich habe immer nur Pech".

Wir können uns aus dem Kreislauf der Ursachen und Wirkungen nur befreien, wenn wir auf die Gefühle und das Handeln anderer Menschen größere Rücksicht nehmen als auf unsere Gefühle und unser Tun. Wenn wir mit anderen konkurrieren oder böse Worte sagen, müssen wir in traurige Gesichter blicken und den Schmerz der anderen fühlen. Wir freuen uns über einen Sieg; aber ein Teil unseres Herzens trauert, wenn andere verlieren.

Karma-Yoga mildert das Gesetz des Karma (Aktion und Reaktion) durch Selbstlosigkeit. Wenn wir ernten müssen, was wir säen, sollten wir die Samen einer süßen, wohlschmeckenden Frucht säen.

Es gibt viele Möglichkeiten, der Menschheit zu dienen. Die Anhänger des traditionellen Karma-Yoga tun einfach ihr Bestes, ohne Lob oder Dank zu erwarten. Wenn wir gelernt haben, selbstlos zu handeln, fühlen wir uns belohnt, wenn wir andere glücklich machen.

Doch bevor wir selbstlos geben können, muss unser Herz sich für die Bedürfnisse anderer öffnen. Dann hören wir ihnen zu, damit wir erfahren, was sie brauchen, und es ihnen geben können. Wir drängen ihnen nicht auf, was sie unserer Meinung nach haben *sollten*. Wenn unser Herz sich weiter öffnet, können wir anderen helfen, ohne ein Urteil über sie zu fällen. Wir schenken ihnen unser Mitgefühl, ohne ihre Würde zu verletzen. Diese Art des Gebens macht sowohl den Empfänger als auch den Gebenden reicher.

„Gib einem Mann einen Fisch, und er wird einen Tag lang satt. Zeige ihm, wie man fischt, und er wird sein leben lang satt." Aber bevor wir jemandem etwas beibringen können, müssen wir ihm zuerst zu essen geben. „Es ist schwer, einen Hungernden Fischen zu lehren. Erst gibt ihm zu essen, dann lehre ihn", sagte Jesus.

Als Kind hatte ich das Glück, in einer Familie der Mittelschicht aufzuwachsen. Wir waren nicht reich, aber wir hatten genug. An Weihnachten gingen wir immer in ein feines Restaurant in der Stadtmitte. Ich war glücklich, wenn ich meine besten Kleider tragen durfte, den Plüschteppich und die bequemen Stühle spürte und die weichen, dampfenden Brötchen aß. Dieser Tag war etwas ganz Besonderes für mich.

Mein Vater war sehr großzügig und scheute an diesem Tag keine Kosten. Aber unterwegs machte er jedes Mal einen Umweg durch das Armenviertel der Stadt. Er fuhr ganz langsam und sagte: „Siehst du die Menschen, die dort in der Kälte Schlange stehen?", fragte er.

„Ja, Papa."

„Ihnen geht es nicht so gut wie uns. Sie müssen in einer Schlange stehen und auf einen Teller Suppe warten. Vergiss nie, dass es Menschen gibt, die nicht so glücklich sind wie du. Sei dankbar für das, was du hast, und hilf anderen nach besten Kräften."

Diese weihnachtlichen „Abstecher" veranlassten mich viele Jahre später, an Feiertagen den Menschen im Obdachlosenasyl Mahlzeiten zu servieren. Das gehört zu meinen schönsten Weihnachtserinnerungen.

Die Gabe des Gebens

In vielen Ländern und Kulturen ist es Brauch, den ersten Teil der Ernte oder sogar den ersten Teil des Wochenlohnes der Kirche, dem Tempel oder den Armen zu geben. Auf diese Weise opfern wir die Früchte unserer Arbeit einem höheren Zweck.

Wenn wir zuerst an andere denken und einen Teil unserer Ernte den Bedürftigen geben, haben wir das Wesen des Karma-Yoga verstanden. Selbst wenn wir nur ein Dankgebet sprechen, leben wir im Geist des Karma-Yoga.

Haben Sie einen Obstbaum, der viele wohlschmeckende Früchte trägt? Verspüren Sie den Wunsch, allen Ihren Freunden etwas abzugeben? Wir fühlen uns wohl, wenn wir anderen geben, auch wenn wir nur wenig geben können. Wenn wir geben, obwohl wir selbst wenig haben, bekommen wir meist mehr zurück, als wir geopfert haben. Der Lohn kann auch das Glücksgefühl sein, das sich einstellt, wenn wir die Grenzen unserer Bequemlichkeit überschreiten.

Wenn Sie den Weg des Dienens gehen wollen, können Sie bei vielen großen, angesehenen Organisationen mitmachen oder ihnen Zeit oder Geld opfern. Sie brauchen nicht sofort Hand anzulegen, wenn das nicht Ihrer Mentalität entspricht. Auch Geldsammlungen, die Bedürftigen zugute kommen, sind eine Form des Dienens.

Als unser Aschram ins ländliche Virginia umzog, lebten wir Stadtmenschen plötzlich auf dem flachen Land. Die Menschen um uns herum waren einfach, und manche von ihnen waren sehr arm. In den ersten paar Jahren mussten wir um unser Überleben kämpfen und konnten nur „wir, uns, unser" denken.

Nachdem wir mehrere Male an Weihnachten Geschenke ausgetauscht hatten, erkannten wir, dass wir uns zwar darüber freuten, aber viele Geschenke nicht brauchten oder nicht benutzten. Jedes Jahr nahmen wir uns vor, im nächsten Jahr auf Geschenke zu verzichten, und jedes Mal vergaßen wir unseren Vorsatz im November.

Eines Tages im November kam unser Lehrer Sri Swami Satchidananda zu uns, um mit uns über Weihnachten zu reden. In diesem Jahr ging es uns allen sehr gut, und wir brauchten nichts mehr. Also beschlossen wir im Geiste des Weihnachtsfestes, hinaus in die Dörfer zu gehen. Was für eine Freude!

Wir alle zahlten das Geld, mit dem wir Geschenke hatten kaufen wollen, in einen Fonds ein. Mit einem Teil des Geldes kauften wir Käse, Kekse und Leckerbissen, die viele Familien in dieser Gegend sich nicht leisten konnten. Natürlich vergaßen wir auch nicht Spielsachen für die Kinder und besondere Geschenke für die Eltern.

Unsere Gruppe traf sich zu einer „Packparty" mit Weihnachtsliedern und viel Fröhlichkeit. Dann begann der eigentliche Spaß. Wir verkleideten uns als Nikolaus und seine Elfen, und ich kann mit Stolz behaupten, dass ich fast eine echte Elfe mit dicken roten Bäckchen, einem roten Kostüm und einem breiten Lächeln war.

Nikolaus und seine Elfen werden meist in einem Schlitten abgebildet, aber bei uns reisten sie in einem Kastenwagen. Ich sehe heute noch die Gesichter der Kinder vor mir, als Nikolaus samt Gefolge an den kleinen Häusern und Hütten vorfuhren. Ich weiß nicht, wer entzückter war – wir oder sie. Geben öffnet unser Herz schneller als der Weihnachtsmann am Heiligen Abend.

Als nächsten Schritt können Sie zum Beispiel mehr von sich selbst geben. Selbst wenn Sie kein Mutter-Teresa-Typ sind, gibt es viele Möglichkeiten, den Menschen zu dienen. Ich kenne einige sehr erfolgreiche Geschäftsleute, die in eine arme Gegend gehen und dort junge, vielversprechende Menschen an ihrer reichen Erfahrung teilhaben lassen. Mehrere Organisationen suchen ständig Mitarbeiter, die in armen Ländern Entwicklungshilfe leisten. Wenn wir mit anderen teilen, profitieren wir zugleich von dem, was sie haben. Wir fühlen uns reicher, und vielleicht nimmt unser ganzes Leben einen anderen Verlauf.

Einer meiner Patienten klagte, er mache alles „richtig", aber seine Herzkrankheit und sein Diabetes bessere sich nicht. Ich bat ihn, mehr über sein Leben zu erzählen. Er hatte es fest im Griff, und es drehte sich vor allem um sein erfolgreiches Geschäft. Seine Familie und er kamen erst an zweiter Stelle. Um andere Dinge konnte er sich gar nicht kümmern.

Er sehnte sich danach, gesünder zu werden. Ich fragte ihn, ob er anderen Menschen helfe, und er berichtete stolz, dass er mehrere wohltätige Gruppen unterstütze. „Geben Sie auch etwas von sich selbst?", fragte ich ihn.

„Ja, durch mein Geld", antwortete er.

„Machen wir ein Experiment", schlug ich vor. „Gehen Sie einen Monat lang mindestens einmal in der Woche in ein Krankenhaus, und verbringen Sie eine oder zwei Stunden auf der Kinderstation." Er sah ein wenig verdutzt aus. Aber ich wusste aus Erfahrung, dass kranke Kinder unser Herz am schnellsten öffnen.

Schon nach zwei Wochen rief er mich an und sagte, ein Wunder sei geschehen. Sein Insulinbedarf war gesunken, und seine Schmerzen in der Brust waren selten geworden. Die Depression, an denen er monatelang gelitten hatte, waren verschwunden. „Die Kinder, die Kinder ... so süße, liebevolle Gesichter. Am liebsten würde ich sie jeden Tag besuchen. Ich fühle mich so wohl bei ihnen."

Wenn unser Herz ein anderes Herz berührt, schlagen beide im Takt.

Das Herz und die Liebe

Wenn wir verstehen, was Karma-Yoga und Dienen wirklich bedeuten, wird uns auch klar, dass beide die Liebe einschließen müssen.

Viele Leute glauben, Bhakti-Yoga, das Yoga der Liebe und Hingabe, sei nur für sehr emotionale Menschen geeignet. Sie denken dabei an Gläubige, die vor einem Altar oder Götterbild weinen oder verzückt Mantras murmeln. Das *kann* ein Aspekt der Hingabe sein; aber wir dürfen *Hingabe* nicht mit *Emotion* verwechseln. Wahre Hingabe und Liebe bringen wir nicht nur dem unsichtbaren Göttlichen entgegen, sondern auch dem Göttlichen in jedem lebenden Wesen.

Wenn wir das Wunder der Heilung erlebt haben, beginnen wir an die kosmische Energie zu glauben. Das Programm der Anonymen Alkoholiker erkennt eine höhere Macht an und bittet sie um Hilfe. Wir alle brauchen die Hilfe dieser höheren Macht und unserer Mitmenschen.

Die meisten Menschen, die den Weg der Hingabe gehen, bekräftigen zunächst, dass es etwas gibt, was größer ist als unser kleines Ich. Wenn wir für einen kranken Freund beten oder „Gesundheit" sagen, wenn jemand niest, warum können wir dann nicht alle Menschen segnen? Es hat sich inzwischen herumgesprochen, dass Fernheilungen möglich sind. Selbst wenn wir nicht im buchstäblichen Sinne Heiler sein wollen, können wir doch gute Wünsche übermitteln.

Das Segnen durch Berühren ist eine der ältesten bekannten Heilweisen. In der alten Zeit glaubte man, die Energie fließe vom Herzen in die Hände. Jede Mutter kennt die Macht der Berührung, wenn sie ein kleines Kind tröstet. Schon wenn Sie jemandem die Hand auf den Arm legen, drücken Sie Ruhe, Sympathie oder Fürsorge aus. Eine Umarmung kann stärker sein als viele Worte. Wir können damit „Tut mir Leid", „Ich freue mich, dich zu sehen" oder „Ich liebe dich" sagen.

Aber wir berühren nicht nur mit den Händen. Auch ein Blick kann heilen und Liebe ausdrücken, ebenso ein leises Wort, ein Lächeln und sogar ein Gedanke.

Der Nachtzug nach Moskau

Ein schönes russisches Sprichwort sagt: „Wer mit dem Herzen denkt, fühlt mit dem Verstand." Lassen Sie Ihre Energie in beide Richtungen strömen.

Unsere Gruppe befand sich in einem Konferenzzentrum in Nordfinnland, um eine Reise ins damals noch kommunistische Russland zu besprechen. Wir waren Heiler und Geistliche aus den Vereinigten Staaten und wollten uns auf verbotenes Gelände wagen und Kollegen treffen, die für das Wohl von Mütterchen Russland arbeiteten. Die Aufregung und die Vorfreude hatten ihren Höhepunkt erreicht. Am nächsten Tag würden wir zurück nach Helsinki fahren und den Nachtzug nach Moskau besteigen. Wir unterhielten uns über unsere Hoffnungen, Ängste und Erwartungen. Einige Angehörige zu Hause machten sich Sorgen über unseren Vorstoß ins Unbekannte.

Jedes Land hat seine eigenen Vorschriften, was den Grenzübertritt anbelangt. In manchen Ländern suchen die Zollbeamten nur nach Drogen, in anderen auch nach Waffen und Sprengstoff. In Russland waren religiöse Objekte und politische Schriften verboten. Geschenke waren erwünscht, aber man hatte uns ausdrücklich gebeten, nichts mitzubringen, was der Staat als religiöse und politische Propaganda auslegen konnte.

Ein Mann hatte 1500 Buttons drucken lassen, auf denen MIR (Frieden) oder ICH LIEBE DICH auf englisch und russisch geschrieben stand. Für den Fall, dass diese Buttons als politische oder spirituelle Objekte gelten sollten, hatte er uns einige Exemplare gegeben, damit wir sie auf unsere Koffer verteilen konnten.

Ich hatte keine Lust, diese Buttons bei mir zu tragen, weil ich sie für albern hielt. Und ich hatte erst recht nicht die Absicht, einen Button anzustecken. Das war unter meiner Würde.

Das Schicksal wollte es, dass der „Button-Mann" im Hotel neben mir wohnte. Ich versuchte, mich an ihm vorbei zu schleichen, als ich am Tag der Abreise zum Frühstück ging; aber er tauchte an seiner Tür auf und trug Plastikbeutel mit den Buttons bei sich. „Bitte helfen Sie mir, sie über die Grenze zu bringen", bat er mich. Mein Herz öffnete sich, obwohl mein Kopf störrisch war. Zögernd nahm ich einen Beutel, ging in mein Zimmer zurück und stopfte ihn ganz unten in meine Reisetasche.

Es war Zeit, unsere Reise fortzusetzen, und ich warf die Tasche über die Schulter. Die Buttons hatte ich fast vergessen.

Als unser Zug an der Grenze hielt, war es stockdunkel. Die finnische Lokomotive musste gegen eine russische ausgetauscht werden. Wir wussten, dass russische Soldaten einsteigen und unsere Pässe, Visa und Koffer genau kontrollieren würden.

Ich schaute kurz aus dem Fenster und warf einen Blick auf die Menschen, die ich schon als Kind fürchten gelernt hatte. In der Schule hatte man uns beigebracht, wie man unter den Tischen kauern musste, wenn die Russen unsere Stadt bombardieren sollten. Was waren das für Menschen, die sogar unschuldigen kleinen Kindern Angst einjagten?

In ihren Uniformen sahen sie unheilverkündend aus. Sie trugen Maschinengewehre und führten Schäferhunde an der Leine. Mein Herz schlug schneller, und meine Handflächen wurden feucht, als die Schritte sich näherten.

Die Tür zu meinem Abteil öffnete sich, und ich stand dem Feind von Angesicht zu Angesicht gegenüber. Allerdings sah er nicht wie ein Feind aus, eher wie ein netter junger Mann mit tiefblauen Augen. Ich dachte an die Redensart aus dem amerikanischen Unabhängigkeitskampf: „Schieß erst, wenn du das Weiße in ihren Augen siehst." Jetzt wusste ich, was an diesem Ausspruch so bemerkenswert war: Wenn man jemandem so nahe ist, dass man ihm in die Augen sehen kann, ist es schwieriger, in ihm einen Feind zu sehen. Er wird zu einem Menschen mit Gedanken, Hoffnungen und Ängsten.

Der Soldat kam herein, prüfte meinen Pass und mein Visum und begann, mein Gepäck zu durchsuchen. Ich war immer noch ein wenig nervös und achtete kaum darauf, was der „Feind" tat. Dann fielen mir die Buttons ein. Was würde geschehen, wenn er sie fand? Die Dinger waren nicht meine Idee gewesen. Langsam steigerte ich mich in einen unangenehmen Zustand hinein.

Jetzt wühlte er in der Reisetasche. Sein Kopf steckte halb darin. Dann hörte ich drei kleine Worte, die mein Herz vor Freude hüpfen ließen und mein ganzes Leben änderten. „Ich liebe dich", sagte er.

Ich konnte es nicht glauben. In einer sternenklaren Nacht im kommunistischen Russland sagte ein Soldat zu mir „Ich liebe dich". Mein Herz war so offen, dass dir Antwort einfach hinausströmte: „Ich liebe dich auch."

Er hob den Kopf, und einen Augenblick lang schmolzen die Grenzen zwischen uns. Wir standen einander Auge in Auge, Herz an Herz, Seele an Seele gegenüber.

Als er seine Pflicht erfüllt hatte, verließ er das Abteil. Sofort griff ich in die Tasche und fand zwei Buttons mit der russischen Aufschrift „Ich liebe dich“. Ich steckte einen an meinen Pullover und den anderen an meinen Mantel. Diese Buttons trug ich während meines Aufenthalts in Russland Tag und Nacht. Ich wollte allen sagen: „Ich liebe dich.“

Hand und Herz

Es ist sehr schwierig, die dienende Hand vom liebenden Herzen zu trennen. Sie ergänzen einander vollkommen. Wenn wir anderen helfen, obwohl wir nicht sehr geschickt sind, können wir diesen Mangel mit viel Liebe ausgleichen. Und wenn wir voller Hingabe dienen, können wir einen Mangel an totaler Liebe wettmachen.

Das ist die große Herausforderung unserer Zeit. Manche Leute meinen, ein guter Arzt brauche seine Patienten nicht zu lieben. Aber wir wissen heute, dass Fachkunde *und* Liebe wichtig sind. Wenn jemand mit Ihnen fühlt und wirklich will, dass Sie gesund werden, sind Ihre Aussichten auf Genesung besser.

Hippokrates, der Vater der modernen Medizin, glaubte das offenbar auch. Junge Ärzte müssen am Ende ihrer Ausbildung den hippokratischen Eid leisten, der im Wesentlichen verlangt, dass sie niemals dem Körper, der Seele und dem Geist ihrer Patienten schaden. Meiner Meinung nach sollten alle Angehörigen der Heilberufe *jeden* Tag mit diesem Eid beginnen, damit er sie immer daran erinnert, dass sie niemandem schaden dürfen.

Einmal besuchte ich ein Krankenhaus in Südindien. Es war früh am Morgen beim Schichtwechsel. Bevor die Ärzte und Pflegenden zu den Patienten gingen, versammelten sie sich und sprachen ein Gebet für das Wohl aller. Danach sprachen alle im Chor: „Bitte, Herr, erlaube mir, heute Leiden zu lindern. Und wenn ich dazu nicht imstande bin, lass mich nicht die Ursache des Leidens sein.“

Wenn wir mit Bhakti (Hingabe und Liebe) dienen, können Wunder geschehen.

Wachstum fördern

Wenn wir ganz gewöhnliches Saatgut ausstreuen, können wir dann außergewöhnliche Früchte erwarten? Unser Aschram in Connecticut hatte nicht den besten Boden für den Gemüsegarten. Eines Tages gruben unsere Kindergartenkinder Löcher, um Rettiche zu pflanzen. Bevor sie die Körner in die Erde legten, stellten sie sich im Kreis auf und hielten die Körner in ihren kleinen Fäusten. Mit geschlossenen Augen sangen und beteten sie zu Mutter Natur und baten sie, der Saat Kraft zu geben und aus ihr köstliches Gemüse zu machen. Dann drückten sie die Körner in den Boden, bedeckten sie sanft mit Erde und gossen sie. Jeden Tag gingen die Kinder in den Garten, bildeten einen Kreis und beteten. Als es Zeit für die Ernte war, waren die Rettiche zu unserer Überraschung dreimal so groß wir üblich. Hingabe und Liebe hatten das gewöhnliche Saatgut und den schlechten Boden ausgeglichen.

Wenn das mit Rettichen klappt, was wird dann erst mit uns geschehen, wenn wir anderen Menschen liebevoll helfen?

Barmherzigkeit beginnt mit Liebe

Viele Leute mögen den Ausdruck „Barmherzigkeit“ nicht. In den neueren (englischen) Ausgaben des Neuen Testaments wurde das Wort *Barmherzigkeit* (das man auch als „Almosen“ lesen kann) in den Briefen des Paulus an die Korinther durch *Liebe* ersetzt. Bis vor kurzem hieß es noch „Glaube, Hoffnung und Barmherzigkeit. Und das größte von ihnen ist die Barmherzigkeit.“ Jetzt steht da: „Glaube, Hoffnung und Liebe. Und das größte von ihnen ist die Liebe.“ Heutzutage scheinen Barmherzigkeit und Liebe die gleiche Bedeutung zu haben.

Manchmal ist es am besten, wenn wir gar nicht wissen, wem wir helfen. Dann werden wir der Sonne gleich und scheinen überallhin, ohne Unterschiede zu machen. Der Regen labt die Bäume und Feldfrüchte, und er tropft durch die Löcher im Dach. Manche loben uns, andere kritisieren uns; dennoch bleiben wir derselbe Mensch. Das ist die schwierigste Form der Nächstenliebe. Es sagt sich leicht, dass wir nicht an Lob oder Tadel interessiert sind; aber weiter zu lieben und zu dienen, wenn etwas nicht nach unserem Kopf geht, ist eine harte Prüfung für unsere Hingabe.

Die yogische Tugend *ahimsa* (Nicht-Verletzen) ist auf vielen Ebenen eine große Hilfe. Wenn wir unseren *Verstand* im Griff haben, schaden wir vielleicht niemandem mehr durch unser *Tun* – aber womöglich durch unsere Worte oder Gedanken. Es ist leicht, nett zu sein, wenn andere nett sind. Schwieriger wird es, wenn wir Menschen begegnen, die uns unbewusst oder gar bewusst weh tun wollen. Wenn wir unsere Worte und Gedanken ebenfalls im Griff haben, wird unser Herz wahrhaft friedlich. Wahres Ahimsa bedeutet, dass wir auch dann niemandem schaden, wenn wir die Macht dazu haben, und wenn wir alle Wesen, die schwächer oder verletzlicher sind als wir, gütig und liebevoll behandeln. Die höchste Stufe des Ahimsa haben wir erreicht, wenn wir zwar nicht darüber hinwegsehen, dass andere uns weh tun, sie aber deswegen nicht hassen, sondern sie stattdessen lieben und ihnen helfen.

Für Mahatma Gandhi war Ahimsa eines der größten Prinzipien seines Lebens. Er zwang das britische Empire auf die Knie, weil er nicht einmal denen weh tat, die ihm weh taten.

Etwa ein Jahr vor meiner Reise nach Russland besuchte ich Mitte der Achtzigerjahre Ungarn. Eine Freundin hatte mich überredet, in diesem kommunistischen Land Yoga zu unterrichten, obwohl das damals verboten war. Alles, was sich nach Religion oder Spiritualität anhörte, war verboten. Wir wurden von dem siebeneinhalb Meter hohen Stahlzaun aufgehalten, den man „eisernen Vorhang" nannte. Die Sonne ging gerade unter, und die über uns kreisenden Vögel verspotteten uns, während wir in einer Reihe vor dieser willkürlichen Grenze standen.

Die nächsten Tage waren mit kleinen Versammlungen und Gesprächen in Privatwohnungen angefüllt. Für das große Finale meines Besuchs hatte meine Gastgeberin eine „wissenschaftliche Konferenz" im Justizpalast arrangiert. Mir wäre es lieber gewesen, sie hätte das Schicksal nicht mit dieser öffentlichen Veranstaltung herausgefordert, aber sie sagte: „Ich möchte, dass alle kommen und dir zuhören können."

Am großen Tag berichtete sie, ein „Journalist" habe sie angerufen und um ein Exklusivinterview nach meinem Vortrag gebeten. Ich freute mich darüber – bis ich ihren besorgten Gesichtsausdruck sah. Dann erfuhr ich, dass ein Interview im damaligen Ungarn etwas ganz anderes bedeutete als in den USA. Es bedeutete nämlich, dass jemand mich allein (mit einem Dolmetscher) ausfragen wollte und dass ich die Fragen „richtig" beantworten musste, um mir keinen Ärger einzuhandeln. Viele glaubten, dass es sich um Verhöre des KGB handelte. Meine Freundin wollte dieses „Interview" unbedingt verhindern.

Wir kamen so frühzeitig im Justizpalast an, dass wir beobachten konnten, wie die zahlreichen Gäste in einen viel größeren und eindrucksvolleren Raum umzogen. Da der Saal so groß und ich so klein war, wurde ich gebeten, mich auf einen großen Konferenztisch zu setzen, damit alle mich sehen konnten. An beiden Seiten des Tisches standen Vasen mit frischen Rosen, und zufällig stand der Tisch vor einem riesigen Bild von Karl Marx. Ich hüpfte auf den Tisch und begann zu sprechen, ohne mich um den Genossen Marx hinter mir zu kümmern.

Mein Vortrag war keineswegs wissenschaftlich, aber ich bemühte mich nach Kräften, „nichtspirituell" zu sein. Ich fühlte mich großartig. Die Leute waren sehr aufgeschlossen und lasen mir jedes Wort von den Lippen.

Nach einer kurzen Pause bat ich um Fragen aus dem Publikum. Ein kleiner Mann in der ersten Reihe stand auf. Er stellte sich als Journalist (*der* Journalist) vor und sagte, er habe seine Meinung geändert und wolle anstatt des Exklusivinterviews gern ein öffentliches Interview mit mir führen. Später erfuhr ich, dass damit eine öffentliche Demütigung gemeint war.

Die Menge gab Buhrufe von sich. Ich bat um Ruhe, und nach einer Weile kehrte wieder Stille ein. Ich dankte dem Mann und bat ihn, bis ans Ende der Veranstaltung zu warten, weil auch andere Leute Fragen hätten. Er nickte, und wir machten weiter.

Zum Schluss bat ich alle, die sich für das „Interview" interessierten, sitzen zu bleiben. Niemand rührte sich. Auf einmal wurde mir klar, dass sie blieben, um mich zu schützen – aber ich hatte keine Ahnung, wovor.

„Bitte stellen Sie Ihre Fragen", forderte ich den Journalisten auf.

Er erhob sich zu seiner vollen Größe und begann würdevoll, mich zu beleidigen. Ich hätte sein Land und den Justizpalast entweiht, behauptete er.

Diesmal waren die Buhrufe so laut, dass ich meinen Dolmetscher nicht mehr hören konnte. Es dauerte eine Weile, bis ich alles kapiert hatte.

„Womit habe ich Sie und Ihr Land beleidigt?", fragte ich.

„Sie sitzen auf unserem Altar, auf dem Altar der Gerechtigkeit", sagte er. „Hier sitzen große Männer, um Entscheidungen für unser Land zu treffen. Sie führen sich auf wie ein Gott. Ein derartiges Verhalten ist unentschuldbar." Er hatte sich ganz schön in Rage geredet.

Ich entschuldigte mich bescheiden. „Es tut mir leid, wenn ich Sie beleidigt habe. Ich sitze nicht hier, um einen Altar zu entweihen, sondern damit alle mich sehen. Ich bin ein Gast in Ihrem Land und mit den Sitten nicht vertraut." Dann hatte ich eine Eingebung, und um meine Furcht zu vertreiben, erzählte ich eine Geschichte.

„Ministerpräsident Chruschtschow und seine Frau machten vor einigen Jahren einen Staatsbesuch in den USA. Sie waren zu einem Galadiner im weißen Haus eingeladen. Frau Chruschtschow, eine einfache Frau, war dabei ziemlich fehl am Platze. Am Ende des sehr feinen Essens reichte man ihr eine kleine Schale mit warmem Wasser, in dem eine Zitronenscheibe schwamm. Da sie noch nie eine Fingerschale gehabt hatte, aber daran gewöhnt war, heißes Wasser mit Zitrone zu trinken, nahm sie die Schale und trank. Einige Gäste schnappten hörbar nach Luft. Wie konnte sie nur so tölpelhaft sein? Aber unsere First Lady griff ohne Zögern ebenfalls nach ihrer Schale und trank sie anmutig aus."

Als ich fertig war, herrschte völlige Stille im Saal. Damals wusste ich nicht, dass die Russen bei den Ungarn nicht gut angesehen waren. Politische Naivität kann ein Vorteil, aber auch ein Nachteil sein. Nach einer langen Pause sprangen die Leute auf und applaudierten (jetzt erst fiel mir ein, dass sie auf die Übersetzung gewartet hatten).

Alle hatten verstanden, dass ich dem „Journalisten" hatte sagen wollen, wie man Gäste im Land behandelt: Man demütigt sie nicht öffentlich, wenn sie die Sitten des Landes nicht kennen.

Die Menschen im Saal eilten zu mir, dankten mir und schüttelten mir freundschaftlich und liebevoll die Hände. Jemand gab mir sogar eine rote Rose mit langem Stiel.

Weiter hinten wartete der Journalist geduldig auf eine Gelegenheit, mit mir zu reden. Als es soweit war, stellte er mir eine weitere Frage, die zwar etwas weniger feindselig, aber nicht gerade freundlich war.

Viele beobachteten uns, und ohne dass ich mir dessen bewusst war, entfernte ich eine Dorne nach der anderen vom Stiel der Rose. Als der Mann keine Fragen mehr hatte, lag ein Häufchen Dornen neben mir.

Der Journalist dankte mir für meine Offenheit. Mit beiden Händen – als Geste des Respekts – überreichte ich ihm die Rose ohne Dornen.

Er war offensichtlich überrascht und wich zurück. Dann ging er zu einer der großen Vasen und holte eine andere Rose heraus. Ich unterhielt mich weiter mit den Umstehenden, während er sich durch die Leute zurück zum „Altar" zwängte. Als ich ihn mit der Rose sah, verstummte ich und drehte mich nach ihm um. Er überrechte mir die Rose.

Lächelnd nahm ich das Geschenk an. Obwohl die Rose noch Dornen hatte, war sie eine Gabe der Liebe. Der Zorn war transformiert und durch Liebe ersetzt worden.

Am nächsten Tag bereitete ich mich gerade auf die Abreise vor, als der „Journalist" meine Freundin anrief. Sicherheitshalber erklärte meine Freundin, ich habe das Land bereits verlassen.

„Oh, das tut mir aber leid", sagte er. „Ich hatte gehofft, sie noch einmal sehen zu dürfen. Sie mag mich, wissen Sie – sie hat mir sogar eine Rose gegeben."

Der Weg der Liebe macht uns immer zu Siegern. Vielleicht übersetzt Sri Swami Vivekananda das Wort Ahimsa deshalb mit „Liebe".

Wie dich selbst

Yoga ist der Weg der Ausgewogenheit und des Gleichmuts. Manchmal, wenn wir merken, wie sehr wir vom Geben profitieren, wollen wir immer mehr tun. Das Dienen wird zu einer Art Wettkampf.

Die Bibel sagt: „Liebe deinen Nächsten wie dich selbst." Also müssen Sie zuerst lernen, sich selbst zu lieben und zu dienen.

Das Herz ist eine große Pumpe, von der wir etwas Wichtiges lernen können. Das frische, sauerstoffreiche Blut fließt ins Herz und ernährt auch dessen Zellen. Das Herz sagt nicht: „Geh zuerst zum Magen, er braucht Blut für die Verdauungsarbeit", denn es weiß, dass es zuerst sich selbst versorgen muss. Erst dann pumpt es das Blut in den restlichen Körper. Bevor wir anderen helfen, müssen wir zuerst uns selbst helfen. Nur dann sind wir inspiriert, für das Wohl aller zu arbeiten.

Die Teilnehmer an unserem Krebshilfeprogramm befanden sich in verschiedenen Krankheitsstadien und hatten eine unterschiedliche Prognose. Shelly war eine sehr fit aussehende, aufgeschlossene Frau. Sie hätte sich wahrscheinlich in einem Urwald wohler gefühlt als auf der Fähre, mit der man die Bucht von San Francisco überquerte.

Vor mehr als vier Jahren hatte man bei ihr eine seltene Art von Brustkrebs festgestellt. An diesem Krebs war kurz zuvor ihre Mutter gestorben, und Shelly hatte dabei sechs Monate lang hilflos zusehen müssen. Die übliche Therapie war erfolglos geblieben. Es war eine schmerzliche Erfahrung, die sie kein zweites Mal durchmachen wollte. Als der Arzt ihr die gleiche Behandlung vorschlug, fragte sie ihn, ob er ihr größere Chancen als ihrer Mutter einräumen könne. Er schüttelte den Kopf, und sie bedankte sich und stand auf, um zu gehen. „Wann wollen Sie mit der Therapie anfangen?", fragte er.

„Ich werde mich selbst behandeln", erwiderte sie. Dann ging sie nach Hause und rief ihr Reisebüro an.

„Ich habe eben gehört, dass ich nur noch sechs Monate zu leben habe. Anstatt unter der Behandlung zu leiden, möchte ich mir einen Traum erfüllen, den ich schon immer hatte. Buchen Sie für mich eine Reise nach Afrika – ich möchte dort die Wildschweine studieren. Dann brauche ich nichts zu bereuen, wenn meine Zeit kommt."

Als ich sie *vier Jahre später* sah, stand sie kurz vor ihrer zweiten Reise nach Afrika, wo sie ihre Studien vertiefen wollte. Sie hatte sich einen großen Traum erfüllt, und das war die „Therapie" gewesen, die sie geheilt hatte.

Denken wir daran, dass das Herz zuerst sich selbst versorgen muss. Auch wir müssen unseren Körper gut versorgen, damit der Geist leuchten und anderen dienen kann.

Sogar die Fluggesellschaften scheinen dieser Ansicht zu sein. Wenn Sie wieder einmal fliegen, lesen Sie die Anweisungen in der Tasche, die am Sitz vor Ihnen angebracht ist. Dort erfahren Sie, dass eine Sauerstoffmaske von der Decke fällt, wenn der Luftdruck in der Kabine zu stark sinkt. Diese Maske ziehen Sie über die Nase und den Mund. Wenn Sie mit Kindern reisen, setzen Sie die Maske *zuerst* auf. Diese Anweisung widerspricht dem, was wir normalerweise tun. Müssen wir nicht zuerst an unsere Kinder denken? Nein – denn wenn Sie die Maske zuerst aufsetzen, bleiben Sie bei Bewusstsein. Würden Sie das Bewusstsein verlieren, könnten Sie weder anderen noch sich selbst helfen.

Als Mutter Teresa gefragt wurde, wie sie es schaffe, von morgens bis abends für andere zu arbeiten, sagte sie: „Ich schöpfe Energie aus der Morgenmesse und aus der Abendmesse. Während der übrigen Zeit sehe ich in allen Menschen Jesus."

Wie viel wir geben können, wissen wir erst, wenn wir mehr über uns selbst wissen. Das ist jedoch ein inneres Wissen, nicht die Meinung anderer Leute und auch nicht unser Wunschdenken.

Wenn wir anderen dienen, ohne Lohn zu erwarten, wächst unsere Fähigkeit zu dienen.

Gern nahm ich an den zehntägigen stillen Yogakursen teil, und später leitete ich sie. Wir meditierten, übten Asanas, machten Atemübungen – und alles förderte unsere Selbsterkenntnis. Während des Tages gab es immer etwas für die Gemeinschaft zu tun: Küchendienst, Putzen und so weiter. Damit wir den wahren Geist des Dienens begriffen, mussten wir oft eine Arbeit verrichten, die uns sinnlos vorkam. Wir trugen zum Beispiel Holzscheite von einer Seite des Feldes zur anderen. Das war frustrierend, und dennoch mussten wir es tun. Erst nach einiger Zeit konnte der Geist loslassen.

Vollkommenheit bedeutet nicht langsames Tempo. Wir müssen vielmehr das Richtige zur rechten Zeit tun, ohne Stress und ohne eine Belohnung zu erwarten.

Am Ende dieser Kurse, als die Stille gebrochen wurde, unterhielten wir uns. Die Teilnehmer und die Lehrer berichteten von ihren Erfahrungen während der zehn Tage der Arbeit und der Stille. Die meisten Leute erzählten, was ihnen gefallen oder missfallen hatte. Manche waren lustig, einige herzerfrischend.

Auch eine Frau meldete sich, ging ans Mikrofon und sprach zur ganzen Gruppe. Sie schaute mich an und begann:

„Jedes Mal, wenn der Karma-Yoga beginnen sollte, versteckte ich mich unter dem Bett. „Ich kam hierher, um mich selbst zu belohnen. Es sollte eine besondere Zeit in meinem Leben sein, eine Zeit nur für mich selbst."

Dann fuhr sie fort und lehrte *mich* etwas über Karma-Yoga.

„Vor achtzehn Jahren brachte ich mein erstes Kind zur Welt. Es hatte zerebrale Kinderlähmung und musste vierundzwanzig Stunden am Tag versorgt werden. Zwei Jahre später kam mein zweites Kind zur Welt – mit der gleichen Krankheit. Ich musste mich in jeder freien Minute um meine Kinder kümmern. Mir blieb keine Zeit, etwas für mich selbst zu tun oder auch nur an mich selbst zu denken. Aber das Leben geht weiter, wir entwickeln eine gewisse Routine und schaffen es irgendwie. Vor zehn Jahren hatte mein Mann einen schweren Schlaganfall und blieb einseitig gelähmt. Jetzt hatte ich noch mehr zu tun und noch weniger Zeit. Vor fünf Jahren zog meine alte Mutter zu uns. Ich pflegte sie, als ihre Gesundheit sich verschlechterte. Sie starb vor zwei Monaten, und dieser Kurs war ihr Geschenk für mich."

Es war so still im Raum, dass man eine Nadel hätte zu Boden fallen hören.

„Wie ihr seht", fuhr sie fort, „verstehe ich, was Karma-Yoga, der Dienst am Nächsten, bedeutet. Ich bin hierher gekommen, um zu lernen, wie ich *mir selbst* dienen kann. Ich habe mich versteckt, weil ich fürchtete, dass ihr mich arbeiten lasst, obwohl ich mich ausruhen und erholen wollte."

Tränen liefen ihr über die Wangen, und als ich mich umschaute, sah ich viele andere feuchte Augen. Das Leid dieser Frau hatte unsere Herzen verschmolzen. Es war ein heilendes Erlebnis.

„Bitte verzeiht mir, dass ich mich nicht an den Kursplan gehalten habe", sagte die Frau.

Alle standen auf und klatschten und umarmten einander. Ich ging durch die Reihen der Teilnehmer und nahm die Frau in die Arme. Dann küsste ich sie auf die Wange und sagte: „Ich danke dir für diese großartige Lektion über das Dienen."

Missbrauch

„Was ist, wenn ich jemandem etwas gebe und er es missbraucht oder meine Gutmütigkeit ausnutzt?"

Wenn wir geben, sollten wir nicht „Was ist wenn ...?" denken. Überlegen Sie gut, wem Sie dienen wollen, und tun Sie es, sobald Sie sich bei Ihrer Entscheidung wohl fühlen. Wenn jemand Ihre Gabe missbraucht, ist das nicht Ihr Problem.

Es war früh am Morgen, und ich wollte aus Belgrad abreisen. Der drohende Bürgerkrieg hatte alle meine Gespräche belastet. Mein Gastgeber, der sich nach Frieden und Gerechtigkeit sehnte, hatte mir angeboten, mich in seinem Volkswagen zum Flughafen zu bringen. Wir packten mein Gepäck in den Käfer und fuhren mit einigem Tuckern und Stottern los.

Das Auto war sehr alt, und als ich mich vorsichtig nach seiner Zuverlässigkeit erkundigte, versicherte der Mann mir, der alte Wagen sei immer noch gut in Schuss.

Auf einer Autobahn, etwa fünfundvierzig Minuten vom Flughafen entfernt, gab die gute alte Kiste ihren Geist auf. Wir schafften es, sie an den Straßenrand zu schieben. „Was tun wir jetzt?", fragte ich und bemühte mich, meine Nervosität zu verbergen. Nirgendwo war ein Telefon zu sehen. Gab es in Jugoslawien überhaupt einen Automobilclub?

Mein Begleiter steckte den Kopf unter die Motorhaube und schüttelte ihn ... kein gutes Zeichen. „Wir müssen per Anhalter weiterfahren", sagte er und holte meine zwei schweren Koffer aus dem Wagen.

„Ist das nicht gefährlich?", fragte ich. Wurden hier womöglich schon *vor* dem Krieg politische Gefangene gemacht?

Zehn Minuten standen wir mit dem Daumen nach oben da. Dann hielt ein Taxi an. Wir stiegen ein und fuhren zum Flughafen. Als wir dort waren, wollte ich für das Taxi bezahlen.

„Nein, nein, Sie sind mein Gast", sagte mein Begleiter.

„Hat der Taxifahrer nicht zuviel verlangt?", wollte ich wissen. „Wir waren ja in einer sehr ungünstigen Lage dort am Rand der Autobahn."

„Er hat nicht zuviel verlangt. Wenn er es getan hätte, wäre das sein Problem gewesen. Nur ein Narr belastet sein Gewissen und nutzt Hilflose aus. Er hat doch viel mehr davon, wenn er ihnen beisteht."

Ich verließ dieses Land in der Gewissheit, dass der Krieg vermieden werden konnte, wenn viele Menschen so dachten wie mein Gastgeber.

Manchmal fürchten wir so sehr, ausgenutzt zu werden, dass wir nicht einmal zu kleinen Gesten bereit sind. Dann suchen wir nach Ausreden: „Warum brauchen diese Leute Sozialhilfe? Gebt ihnen doch Arbeit!"

Wenn wir so denken, verschließen wir unser Herz. Stellen wir uns vor, alle Menschen seien Schauspieler, die uns eine Gelegenheit geben, Gutes zu tun. „Die Welt ist nur eine Bühne, und wir alle müssen unsere Rolle spielen", sagte Shakespeare. Spielen Sie diese Rolle gut!

Einmal verließ ich an Weihnachten zusammen mit einer Freundin ein Kaufhaus im Zentrum von San Francisco. In den Armen hielten wir eine Menge Päckchen. Ein Bettler kam auf uns zu, und ich gab ihm etwas Geld.

„Warum hast du das getan?", fragte meine Freundin.

„Weil er offensichtlich in Not ist", sagte ich in der Meinung, damit sei das Thema erledigt.

„Weißt du nicht, dass die meisten Bettler dir nur etwas vorspielen? In Wahrheit haben sie viel Geld. Manche werden dabei sogar reich."

Ich konnte ein Lächeln nicht unterdrücken. „Würdest du mit ihnen tauschen und auf der Straße betteln? Wenn sie uns nur etwas vorspielen, dann habe ich eben für eine gute Show bezahlt."

In ähnlichen Situationen pflegte meine Mutter zu sagen: „Nimm, und Gott vergelte es mir." Wenn wir uns mit allen Menschen eins fühlen, verzichten wir auf den Lohn. Wir geben bedingungslos, und unser Herz ist rein.

Menschliches Leid

Wenn wir großen Kummer haben, neigen wir dazu, unser Herz zu verschließen und uns zurückzuziehen. Das kann die Schmerzen verschlimmern. Wir müssen den Kummer transformieren und uns für andere Menschen öffnen, damit wir heil werden. Manche Menschen können sogar auf dem Gipfel ihres Kummers geben und werden dadurch geheilt.

Die folgende Geschichte hörte ich in der *Oprah-Show*. Die Namen und Orte habe ich vergessen, nicht aber die Ereignisse.

Joe wurde am Arbeitsplatz angerufen, weil seine junge Frau bewusstlos ins Krankenhaus gebracht worden war. Ihm brach schier das Herz.

Wochenlang lag die Frau mit einer seltenen Gehirnkrankheit im Bett, ohne auf ihre Umwelt zu reagieren. Ihre Kinder und Eltern besuchten sie, aber ihr physischer Körper war unfähig, sie zu begrüßen. Sie kamen immer wieder, doch ihre Liebe stieß immer auf ein unsichtbares Hindernis.

Joe blieb Tag und Nacht an ihrem Bett und legte nur kurze Pausen ein, um zu essen und im Warteraum ein wenig zu schlafen.

Dort fand er eine Leidensgefährtin, mit der ihn gemeinsamer Kummer verband. Mandys Mutter lag auf der Intensivstation, und ihr Herz wurde nur noch von der Hoffnung auf eine rechtzeitige Transplantation in Gang gehalten. Die beiden erzählten einander ihre Geschichte und weinten zusammen. Beide wussten, dass die Ärzte sehr pessimistisch waren. So reihte sich Tag an Tag, und je trüber die Aussichten für die Frau und die Mutter wurden, desto mehr wuchs der Kummer der Wartenden.

Der Arzt wollte mit Joes Frau noch eine bestimmte Therapie versuchen. Es war die letzte Hoffnung. An diesem Tag schien die Zeit noch langsamer zu vergehen. Mandys Händedruck half ihm, das endlose warten zu ertragen.

Dann kam der Arzt mit sorgenvoller Miene und sagte: „Es tut mir leid. Die Therapie hat nichts genutzt. Sie wird den heutigen Tag nicht überleben."

Joe konnte seinen Schmerz nicht mehr ertragen – er war zu groß für das Herz eines einzigen Menschen. Vor dem geistigen Auge sah er seine verstorbene Frau in voller Lebensblüte, und er wusste, dass sie von nun an nur noch in seiner Erinnerung für ihn da sein würde.

In diesem Augenblick, als die Zeit stillstand, erhielt er eine Botschaft: Lass dieses junge Herz weiterschlagen – gib es Mandys Mutter!

Joe war immer gegen Organspenden gewesen und hatte mit seiner Frau, die dafür gewesen war, stundenlang über dieses Thema diskutiert. Aber jetzt hatte er das Gefühl, das Richtige zu tun. Er wollte das Herz seiner Frau einem anderen Menschen schenken, damit dieser weiterleben konnte.

Mandys Mutter erholte sich rasch von der Operation. Wenn Joe sie besucht, spürt er die Liebe, die von dem Herzen ausgeht, das jetzt in der Brust einer anderen Frau schlägt. Er hat Frieden gefunden und ist dankbar dafür, dass er dieses Geschenk machen durfte. Es tröstet ihn und seine Familie ein wenig.

Inwieweit lebt der Mensch, der ein solches Geschenk macht, im anderen Menschen weiter? Wissenschaftler haben dazu einige interessante Beobachtungen gemacht.

Menschen, denen ein neues Herz eingepflanzt wurde, berichten von seltsamen Träumen und Gefühlen, bei denen es um das neue Herz und dessen Spender geht. Die Identität des Spenders wird gegenüber dem Empfänger streng geheim gehalten, und die meisten Organe werden aus weit entfernten Orten gebracht, sodass man über den Spender ohnehin wenig oder gar nichts weiß.

Doch manchmal erscheint der Spender in einem Traum des Empfängers und bittet ihn, in eine andere Stadt zu fahren, dort eine Familie zu besuchen und ihr eine Botschaft des Spenders zu übermitteln: „Mir geht es gut, und ich liebe euch." Manche Empfänger berichten von Visionen, in denen sie den Spender sahen, und von Fotos, die diese Bilder später bestätigten.

Ist das wirklich unglaubhaft, wenn wir daran denken, dass das Herz nicht nur eine physische Pumpe, sondern auch das Herz des emotionalen Körpers ist? Stirbt das emotionale Herz, wenn der materielle Körper stirbt? Könnte es nicht sein, dass das emotionale Herz irgendwie mit einem Menschen, den es liebt, verbunden bleibt? Wenn ja, bleibt die Liebe lebendig und die Erinnerung heilig. Dann können unsere Herzen im Takt schlagen.

Sara war ein außergewöhnlicher Mensch, ein fröhlicher Sonnenstrahl in Gestalt einer Frau. Alles, was sie tat, und jeder, den sie berührte, nahm ein wenig von ihrem Licht auf. Als ich ihr zum ersten Mal begegnete, hatte sie seit zwanzig Jahren Yogaschüler unterrichtet und inspiriert. Gleichzeitig war sie eine hingebungsvolle Ehefrau und Mutter.

Unsere Freundschaft vertiefte sich, obwohl wir einander nur einmal im Jahr sahen. Eines Tages erzählte sie mir, der Arzt habe während einer Routineuntersuchung bei ihr Leukämie diagnostiziert – Blutkrebs.

Sara war ein Mensch, der alles richtig zu machen schien. Warum sollte *sie* Krebs bekommen? Sie übte Yoga, ernährte sich gesund und war glücklich mit ihrer Familie. Ja, wir können „alles richtig machen" und dennoch krank werden. Wenn wir Yoga praktizieren, streben wir nach wahrer Heilung für den Körper, die Seele und den Geist, nicht nur nach einer „Arznei" für den materiellen Körper. Wir lernen, uns und das Leben bewusst zu heilen. Niemand von uns weiß, wie lange diese kostbare Zeit dauert. Wir lernen, den Herausforderungen des Lebens bewusst gegenüberzutreten.

Yoga ist keine Magie, die den Tod überwindet. Aber er hilft uns, jeden Augenblick zu genießen und freudig mit dem Unendlichen zu verschmelzen, wenn unsere Zeit gekommen ist. Der Tod ist keine Niederlage, sondern die endgültige Heilung. Wir alle sind Lehrer und Schüler, bis der letzte Atemzug zur Erde zurückkehrt. Und viele von uns lehren und lieben noch, nachdem sie den physischen Körper verlassen haben.

Saras Krankheit schritt sehr langsam fort. Da ihre Angehörigen sie anflehten, ließ sie sich medizinisch behandeln. Obwohl die Therapie schrecklich war, blieb sie liebenswürdig und hörte nie auf zu lächeln. Wir waren durch unsere Herzen und über das Telefon immer miteinander verbunden. Sie gab mir genaue Informationen, und ich beriet und unterstützte sie, wenn ich es konnte. Meist aber hörte ich nur zu.

Die Jahre vergingen. Immer noch unterrichtete und inspirierte sie andere, unabhängig davon, wie ihr Körper auf die fortschreitende Krankheit reagierte. Als sie mich in einem meiner Workshops besuchte, erkannte ich sie fast nicht mehr. Ihr Gesicht war gelb und geschwollen; nur ihre Augen – ebenfalls gelblich – strahlten immer noch.

Sie bestand darauf, bis zum Schluss zu bleiben, und legte sich aufs Sofa. Am letzten Abend ging ich mit einigen Teilnehmern essen. Wir luden auch Sara ein, obwohl wir nicht glaubten, dass sie uns begleiten würde. Doch zu unterer Überraschung sagte sie: „Ja, ich komme gern mit, und ich möchte euch meinen Mann vorstellen."

Sie versuchte, ein wenig Suppe zu essen und die schweren Augenlider offen zu halten. Ihr Mann und ich schlossen eine Freundschaft, die heute noch besteht. Bevor wir gingen, zog sie mich zu sich heran und fragte: „Ich bin sehr müde. Ich habe alles getan, was ich konnte. Meinst du, es ist in Ordnung, wenn ich jetzt ‚verschwinde'?"

Ich spürte, dass sie Fieber hatte. „Natürlich", sagte ich. „Tu einfach, was du tun musst."

Am nächsten Morgen erfuhr ich, dass sie im Koma lag. Als das Ende nahte, fragte mich ihr Mann, ob ich den Trauergottesdienst leiten würde. „Es wäre mir eine Ehre", sagte ich. „Ich habe noch einen Workshop auf einer Insel in der Nähe, aber sobald du mich rufst, komme ich."

Jedes Mal, wenn ich in den nächsten Tagen anrief, war Sara bei Bewusstsein, und wir unterhielten uns eine Weile. Ihre Eltern und Kinder waren aus allen Teilen des Landes gekommen. Alles war geregelt; aber sie hielt immer noch durch.

Als mein letzter Workshop zu Ende war, wollte ich nach Hause reisen, etwa tausend Meilen entfernt. Natürlich wäre es dann schwieriger geworden, rechtzeitig zur Beerdigung zu kommen.

„Sara, gibt es noch etwas, was du tun willst?", fragte ich. Aber sie war wieder bewusstlos.

Ihr Mann übernahm den Telfonhörer. „Ich wollte mit dir über einen Yogakurs reden. Willst du meine Lehrerin sein? Als Sara Yoga unterrichtete, habe ich mich dagegen gesträubt, aber jetzt spüre ich, dass es mir helfen würde."

Als er das gesagt hatte, hörte ich einen Schrei. War das Sara?

„Darauf habe ich gewartet. Jetzt bin ich bereit zu gehen. Bitte versprich mir, ihn zu unterrichten!"

„J-j-ja." Ich konnte die Tränen kaum zurückhalten.

„Aber ich weiß nicht genau, wie ich sterben soll", flüsterte sie. „Kannst du mir helfen, diesen kaputten Körper zu verlassen?"

Ich sagte: „Geh zum Licht, Sara. Geh zum Licht." Und das tat sie.

Viele Menschen kamen zur Begräbnisfeier und erzählten, wie dieser schlichte Lichtstrahl ihnen geholfen hatte, den richtigen Weg zu finden. Es war eine bittersüße Feier.

Im selben Jahr kamen Saras Mann und seine Tochter zu mir, um an einem einmonatigen Yogakurs teilzunehmen. Obwohl Sara nicht gemeldet war, spürte ich ihre Gegenwart.

Liebe und tätige Hilfe sind Geschenke, die nie ihren Wert verlieren. Wenn zwei Herzen, die einander fremd sind, sich berühren, hören sie einen Augenblick auf zu schlagen. Schon im nächsten Moment schlagen sie im Takt. Wenn wir andere Menschen berühren und umarmen, spüren wir den Rhythmus unseres Herzens.

„Und diese menschlichere Liebe … wird jener ähneln … die darin besteht, dass zwei Einsamkeiten einander schützen, grenzen und grüßen."

Rainer Maria Rilke

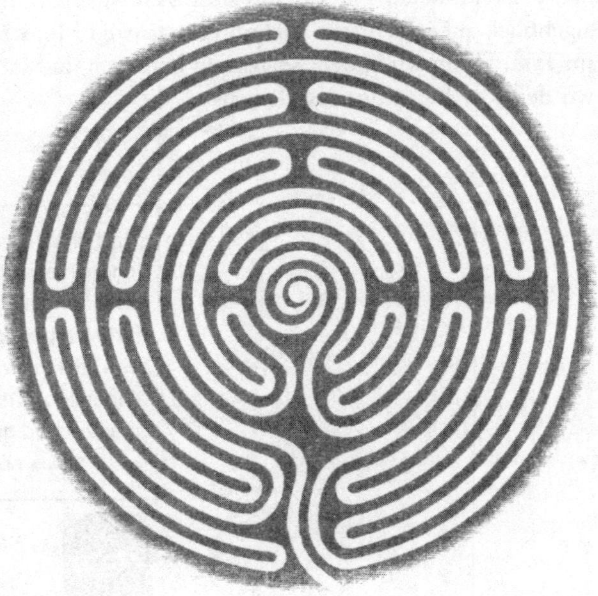

KAPITEL 2

Die Macht des Denkens – Visualisieren

Die bloße Beobachtung, dass andere Gutes tun, beeinflusst uns. Für viele Menschen war Mutter Teresa die personifizierte Liebe. Dank ihrer Hingabe wissen wir, dass es nie zu spät ist, an andere zu denken, selbst wenn wir nur noch Minuten zu leben haben. Können wir davon profitieren, wenn wir von ihrem Werk nur durch die Medien erfahren? Diese Frage wurde einer Gruppe von Wissenschaftlern gestellt, und sie machten daraus eine Studie. Eine Gruppe von Menschen – manche schätzten Mutter Teresas Arbeit, andere nicht – schaute sich einen Dokumentarfilm über das Leben dieser Frau an. Vor dem Video entnahm man ihnen eine Blutprobe und analysierte die Immunfunktion.

> „Nichts ist gut oder schlecht. Nur unser Denken macht es so."
> WILLIAM SHAKESPEARE

Viele Szenen des Films waren herzerweichend. Mutter Teresa hielt Frühgeborene im Arm und liebkoste sie, und einige der Kinder waren winzig und missgebildet. Sie befreite einen Sterbenden, der an seinem eigenen Blut an der Straße klebte. Zahlreiche andere lagen auf hölzernen Pritschen, die in langen Reihen nur wenige Zentimeter auseinander standen. Aber sie starben in Würde, weil sie Respekt und Liebe empfingen. Das Herz vieler Zuschauer wurde weich, und einige Leute weinten. Andere hatten wenig Interesse an diesen Bildern. Die Zyniker verschränkten die Arme und verschlossen ihr Herz.

Nach dem Film wurden die Teilnehmer gefragt, was sie über Mutter Teresa und ihr Werk dachten und was sie fühlten. Einige wischten sich die Tränen aus den Augen und sagten: „Sie war eine Heilige." Andere sagten: „Sie war ein guter Mensch, aber nicht außergewöhnlich." Die mit den verschränkten Armen behaupteten: „Sie hat die Armen doch nur ausgenutzt."

Die Bluttests waren sehr aufschlussreich. Selbst wenn der Verstand versuchte, alles abzuwerten, was Mutter Teresa geleistet hatte, beeinflussten die Bilder dieser großen Seele jeden einzelnen Teilnehmer. Die Immunfunktion verbesserte sich *bei allen*!

Das Vorstellungsvermögen, unser innerer Führer, ermöglicht es uns, schöpferisch zu wirken. Es ist die Sprache des Geistes. Der Geist spricht in Bildern und übersetzt diese in Worte. Wenn wir Worte oder Ideen hören, deuten wir sie auf vertraute Weise.

Positive geistige Bilder wenden wir gezielt an, um alle verfügbaren Kräfte des Körpers und des Geistes zu mobilisieren und die Heilung zu fördern. Dieses Visualisieren, auch Imagination genannt, hat vorteilhafte körperliche und seelische Wirkungen: Der Blutdruck sinkt, das Immunsystem arbeitet besser, der Verstand wird klarer, die Gehirnwellen beruhigen sich, das Herz schlägt ruhiger, und wir fühlen uns wohl.

Durch Visualisieren senden wir Signale an den Körper und bewegen ihn dazu, sich selbst zu heilen.

Wenn ich eine Gruppe von Menschen frage, ob sie visualisieren, hebt meist etwa ein Drittel die Hand. Wenn ich dann frage, wie viele sich Sorgen machen, lachen sie, und alle Hände fliegen in die Luft. Vielen von uns ist nicht klar, dass wir ständig visualisieren.

Sorgen und Angst sind Beispiele für mächtige negative Bilder, die große Probleme auslösen können. Wenn wir uns Sorgen machen, stellen wir uns etwas vor, was geschehen *könnte*. Leider tun wir das zu oft und zu gut, und bisweilen tritt genau das ein, was wir befürchtet haben.

Selbst wenn es nicht dazu kommt, reagiert der Körper auf die inneren Bilder: Der Blutdruck steigt, die Gehirnwellen werden unruhig, Adrenalin, Blutplättchen und Galle werden abgesondert, der Puls beschleunigt sich, und die Immunfunktion wird geschwächt. Der Körper unterscheidet also nicht zwischen der Wirklichkeit und dem innerem Bild.

Wenn wir uns mit jemandem verabredet haben, der Betreffende aber nicht zur vereinbarten Zeit kommt, fangen wir an zu zweifeln, ob Ort und Termin wirklich stimmen. Wir warten und werden immer nervöser. Es wird dunkel, und Regen fällt. (Sie können dieses Bild weiter ausmalen, je nachdem, was Sie ängstigt und wie lebhaft Ihre Phantasie ist.) Natürlich reagiert jeder von uns anders. Manche malen sich sofort das Schlimmste aus, andere warten damit zehn Minuten, und einige nehmen selbst nach einer halben Stunde noch an, dass der Freund in einem Verkehrsstau steckt. Aber nach einer gewissen Wartezeit machen wir uns alle Sorgen, und negative Gedanken überwältigen die positiven. Die Vorstellungskraft ist sehr mächtig. Wenn wir sie für positives Visualisieren nutzen, können wir unser Leben ändern.

Kinder sind Experten, was das Visualisieren anbelangt. Sie schauen, lauschen, berühren und riechen vieles. Sie haben imaginäre Spielkameraden und basteln Kleider aus Zeitungspapier und Schwerter aus Karton. Magie und Geheimnisse faszinieren sie. Und wenn sie heranwachsen und geschickter werden, können sie viele ihrer Beobachtungen nutzen.

Selbst das Gehen, das uns heute leicht fällt, mussten wir mit Hilfe unserer Vorstellungskraft lernen. Als Babys waren wir unfähig zu tun, was die meisten von uns heute für selbstverständlich halten. Zuerst haben wir andere genau beobachtet, und als unsere Beine und Muskeln stärker wurden, wussten wir, dass sie uns tragen konnten. Noch waren wir nicht imstande, wirklich zu gehen; doch allmählich sickerte die Phantasie in den Körper. Wir beobachteten weiter, bis wir eines Tages, unterstützt von hilfreichen Händen, aufstehen konnten. Was für ein herrliches Gefühl! Wir hatten die größte bewusste Herausforderung unseres jungen Lebens auf Erden bewältigt. Und im Augenblick des Triumphes fielen wir um – um noch entschlossener wieder aufzustehen. Irgendwann wurde unsere Beharrlichkeit belohnt, und wir konnten allein aufstehen. Wir machten einen Schritt und dann den nächsten, erinnerten uns an unsere inneren Bilder. Wie sieht das aus? Wie fühlt man sich dabei? Konzentriert beobachteten wir andere beim Gehen.

Wenn wir unsere ersten Schritte machen, projizieren wir tatsächlich ein Bild, das uns beim Gehen darstellt. Dann erst bewegen wir den materiellen Körper nach diesem Bild.

Ein kleines Kind können wir zur anderen Seite des Zimmers locken, indem wir ihm sein Lieblingsspielzeug zeigen. Alle sind erstaunt darüber, dass das Kind jetzt viel weiter gehen und sogar das Spielzeug erreichen kann. Die Phantasie des Kindes hat seine eigenen Erwartungen übertroffen – zuerst machte es nur einen oder zwei Schritte, dann ging es durch das ganze Zimmer und schließlich hinaus in die Welt.

Wir alle haben von Menschen gehört, die angesichts großer Gefahren unvorstellbare Heldentaten vollbrachten. Wie kann jemand in ein brennendes Haus gehen, ohne selbst zu verbrennen? Diese Helden sehen vor dem inneren Auge, wie sie hineingehen und jemanden unverletzt herausholen. An die Gefahren des Feuers denken sie nicht. Positives Visualisieren ermöglicht auch das „Feuergehen". Wie kann jemand über glühend heiße Kohlen gehen, ohne sich zu verbrennen?

Eine der wichtigsten Grundregeln lautet: Konzentriere dich auf das Ziel, auf das Verlassen des brennenden Hauses oder auf die Ankunft an der anderen Seite der Kohlengrube, heil und unversehrt. Der Geist darf sich nicht einmal eine Sekunde lang die Gefahren des Feuers vorstellen. Es klingt unmöglich, aber viele Menschen sind dazu imstande und bleiben unverletzt. Das ist ein Beweis für die Macht der Phantasie. Wenn der Geist soviel Macht hat, kann er auch heilen.

Positives Visualisieren ermöglicht es uns, Ziele zu erreichen, die unser Leben sinnvoller und produktiver machen. Wenn wir beharrlich üben, haben wir davon großen Nutzen. Was würden wir erwachsenen Babys tun, wenn wir als kleine Kinder nach den ersten misslungenen Schritten enttäuscht aufgegeben hätten? Wenn wir uns positive Ziele setzen, stolpern wir vielleicht manchmal über ein Hindernis – aber das sollte uns nur kurz aufhalten. Stehen wir auf wie ein Baby, und versuchen wir es mit noch größerer Entschlossenheit erneut!

Wenn wir einen Entschluss fassen, laden wir jeden Gedanken und jede Tat mit positiver oder negativer Energie auf. Ein inneres Bild kann ein Plan, eine Aufgabenliste oder irgendein Ziel sein. Selbst im Schlaf träumen wir. Das alles kann positiv oder negativ sein.

Auch Worte erzeugen mächtige innere Bilder. Affirmationen sind eine bekannte Methode, um positive Bilder hervorzurufen. Eine alte Yogatechnik heißt *pratipaksha bhavana* – „das Gegenteil pflegen". Pflegen Sie Mut, wenn Sie ängstlich sind, und Verständnis, wenn Sie zu kritisch sind. Wählen Sie mit Bedacht Worte und Sätze, die das positive Bild verstärken; dann verblasst das negative von selbst.

„Ich bin stark und freue mich auf die Besprechung heute Abend." Vielleicht zittern Ihnen die Knie; aber wenn Ihre Überzeugung stark ist, setzen sich die positiven Worte und Gedanken allmählich durch.

Affirmationen müssen immer positiv formuliert sein. Angenommen, Sie sagen: „Heute esse ich nichts Ungesundes." Dann kann der Geist diesen Satz leicht verändern und daraus „Heute esse ich Ungesundes" machen. Darum ist es besser, den Entschluss positiv auszudrücken: „Heute esse ich nur gesunde, nahrhafte Kost."

Sanfte und harte Worte beeinflussen andere Menschen und uns selbst. Nicht nur *was* wir sagen, sondern auch *wie* wir es sagen, ist wichtig. Die *Bhagavadgita*, eine sehr alte yogische Schrift, erklärt, dass der Geist ruhig bleibt, wenn unsere Worte vier Qualitäten haben:

FRIEDLICH: Wir reden ohne Drängen oder Panik in der Stimme, wohltuend und besänftigend, mit „samtener Zunge".

WAHR: Das Herz wird nicht von verwirrenden Widersprüchen blockiert, weil wir sagen, was wir meinen, also nicht mit „gespaltener Zunge" reden.

ANGENEHM: Unsere Worte sind erhebend und optimistisch. Manche Leute können fast alles sagen, ohne dass es ihnen jemand übel nimmt.

HILFREICH: Unsere Worte sollten eine positive Wirkung haben. Das ist schon bei einem freundlichen Gruß der Fall.

Verbale Aggression ist eine negative Affirmation. Wenn wir jemandem vorwerfen, er sei dumm oder hässlich oder werde es nie zu etwas bringen, formen diese Worte ein Bild in seinem Geist, das schwer auszulöschen ist, selbst wenn die Behauptung längst widerlegt ist. Denken Sie daran, auch wenn Sie mit sich selbst reden.

Als eine meiner Freundinnen dreizehn war, besuchte ihre Tante die Familie. In diesem Alter sind viele Kinder, vor allem Mädchen, nur Haut und Knochen. Meine Freundin war ziemlich groß für ihr Alter und sah daher noch dürrer und unbeholfener aus. Sie stieß mit den Möbeln zusammen und ließ Tassen und Gläser fallen. An den Knien und Schienbeinen hatte sie immer Wunden. Die Tante schimpfte sie ständig aus. Nun, der Besuch ging vorbei, und bald verwandelte sich Unbeholfenheit in Anmut. Meine Freundin sah ihre Tante erst nach mehreren Jahren wieder – und zu ihrer Überraschung wurde sie wieder ungeschickt. In Gegenwart der Tante zerbrach sie Tassen, schlug sich das Schienbein an und verschüttete Fruchtsaft. Die Tante hatte das Bild der unbeholfenen Nichte im Geist festgehalten. Diese peinlichen Szenen wiederholten sich bei jedem Besuch. Manchmal fällt es uns nicht nur schwer, uns selbst zu ändern, sondern wir wollen auch nicht begreifen, dass andere sich ändern!

Oft entmutigen wir uns durch unsere eigenen Worte. Hören Sie einmal zu, wenn Sie mit sich reden. Vielleicht möchten Sie etwas gegen den Stress in Ihrem Leben tun. Dann sollten Sie Sätze der folgenden Art vermeiden: „Ich laufe schnell runter und hole meine Jacke", „Ich esse rasch einen Happen" oder „Ich gehe noch schnell in den Supermarkt". Bestimmt fallen Ihnen noch viele derartige Sätze ein.

Wenn Sie arbeiten, etwas Neues lernen oder Ihr Leben verändern, machen Sätze wie diese es Ihnen schwer: „Ich bin so dumm", „Das schaffe ich nicht", „Damit werde ich nie Geld verdienen" oder „Wer will schon mit *mir* ausgehen?"

Alle diese Worte formen Bilder, aber keine positiven. Negatives Visualisieren führt zu Stagnation in unserem Leben und macht uns sogar krank. Ich weise meine Patienten oft darauf hin, was sie sagen. Manche negativen Affirmationen höre ich immer wieder: „Die Arbeit frisst mich auf", „Mein Herz ist gebrochen", „Mein Mann/meine Frau macht mir Kummer", „Er geht mir auf die Nerven", „Sie macht mich noch kaputt". Wenn den Leuten klar wird, was sie gesagt haben, sind sie überrascht, vor allem wenn es etwas mit ihrer Krankheit zu tun hat. Die Sprache erzeugt mächtige Bilder.

Seit über dreißig Jahren arbeite ich mit Menschen, die lebensbedrohlich erkrankt sind, und es war mir immer wichtig, in ihnen *ganze* Wesen zu sehen. In unseren modernen medizinischen Einrichtungen werden Männer und Frauen nach ihren körperlichen Gebrechen eingeteilt, und es kommt immer noch vor, dass Ärzte oder Pflegende vom „Tumor in Zimmer 25“ reden.

Es ist schwer, gesund zu werden, wenn wir uns selbst ständig als Patienten betrachten: „Ich bin krebskrank“ oder „Ich bin ein Herzpatient“. Wer gesund werden will, muss sich mit Gesundheit identifizieren.

Auch das Bild, das andere sich von uns machen, beeinflusst unsere Genesung. „Such dir einen Arzt, der dich liebt und daran glaubt, dass du gesund wirst“ – diesen Rat gebe ich meinen Patienten oft. Ich habe schlimme Geschichten von Ärzten gehört, die „Gott spielen“ und Todesurteile über ihre Patienten fällen. Aber es gibt eine Menge Leute, die vom Standpunkt der Schulmedizin aus längst tot sein müssten und dennoch gesund und munter sind. Viele bekommen zu hören, dass sie bis ans Ende ihres Lebens diese oder jene Arznei schlucken müssen. Aber wenn sie ihr Leben ändern, können sie die Dosis verringern oder ganz auf das Medikament verzichten. Hoffnung ist die stärkste Affirmation. Selbst in einer aussichtslosen Lage ist noch ein Wunder möglich.

Manchmal ist die Religionsgemeinschaft mit Schuld am negativen inneren Bild. Elisabeth suchte mich auf, weil ihr Brustkrebs Metastasen gebildet hatte, die in die Lungen gewandert waren. Sie war eine liebevolle, fromme Frau, die immer einen Hut und Handschuhe trug und eine Bibel bei sich hatte. Ihre Hingabe an das heilige Herz Jesu gab ihr Kraft. Angesichts ihres Gesundheitszustandes und ihrer Religiosität hielt ich Visualisieren für eine gute Idee. Ich machte mit ihr Entspannungsübungen, und sie war eine eifrige Schülerin. Doch als wir positive innere Bilder mit der Entspannung verbanden, war es ihr unangenehm, sich selbst zu sehen. Also wählten wir ein anderes heilendes Bild aus: ihre Lieblingsvorstellung von Jesus in einem langen, fließenden Gewand, sein heiliges Herz haltend. Das schien mir ein hervorragendes Bild für sie zu sein. Da wir uns nur einmal in der Woche trafen, übte Elisabeth fleißig zu Hause, und bald spürte sie größeren inneren Frieden.

Eines Tages, einige Wochen nach Beginn der Therapie, begegnete ich ihr im Warteraum. Sie griff nach meinem Arm, zog mich in mein Büro und schloss die Tür. Kichernd und mit leuchtenden Augen bat sie mich, Platz zu nehmen. „Was ist los, Elisabeth?“, frage ich, inzwischen ebenso aufgeregt wir sie.

„Tja ...“ begann sie und spannte mich auf die Folter. „Ich visualisiere jeden Tag, wie du es mir gezeigt hast. Es ist meist schön; aber gestern Abend ist etwas passiert. Ich habe mir Jesus nicht nur vorgestellt, sondern er erschien wirklich und verwandelte sich dann in reines weißes Licht. Ich spürte, wie das Licht hier in mich eindrang.“ Sie zeigte auf ihr drittes Auge zwischen den Brauen. „Und dann spürte ich, wie das Licht durch meinen Körper strömte und überall Frieden, Liebe und Freude zurückließ. Ich fühle es immer noch.“ Sie schaute mich forschend an und fragte: „Was hältst du davon?“

Meine Augen waren von Tränen getrübt, von jenen Tränen, deren Quelle eine tiefe Inspiration ist. Ich brauchte eine Weile, um mich zu sammeln, und stellte eine (nicht sehr geistreiche) Gegenfrage: „Was bedeutet es deiner Meinung nach?“

„Nun“, sagte sie, „könnte es nicht sein, dass Jesus zu mir gekommen ist?“

Ich konnte nur mit dem Kopf nicken. Es war ein faszinierender Augenblick, den ich nie vergessen werde. Es war wirklich nur ein Augenblick; dann hatte die Wirklichkeit mich wieder.

„Elisabeth, hast du mit jemandem außer mir darüber gesprochen?“

„Nein“, sagte sie, „ich bin gleich zu dir gekommen.“

Ich war also der erste Mensch, der mit ihr dieses tiefe, positive Erlebnis teilen durfte. Was mich in die Realität zurückgerufen hatte, war das Bild eines konservativen Geistlichen, der ihre Vision womöglich für ein Werk des Bösen hielt.

„Elisabeth“, sagte ich eindringlich, „es ist sehr wichtig, dass du niemandem davon erzählst. Das ist eine heilige und heilende Erfahrung, die nur dich angeht.“ „Ja“, flüsterte sie, „ich weiß.“ Dann fügte sie hinzu: „Mir ist, als sei der Krebs weg.“ Mit dieser neuen Hoffnung verabschiedete sie sich und versprach, in einer Woche wiederzukommen.

Der nächste Termin kam und ging. Von Elisabeth sah und hörte ich nichts. Nach zwei Tagen rief ich bei ihr an. Ihr Mann war am Telefon und sagte, seine Frau benötige meine Hilfe nicht mehr; das solle er mir ausrichten.

Ich machte mir Sorgen und rief später noch einmal an. Diesmal hörte ich erleichtert Elisabeths sanfte Stimme. „Was ist passiert?“, fragte ich sie.

„Ach“, sagte sie, „ich musste es einfach tun. Ich wollte damit keinen Schaden anrichten.“

„Was ist passiert, Elisabeth?“, wiederholte ich noch leiser und fürchtete, dass ich die Antwort schon kannte.

„Ich habe es meinem Pfarrer erzählt. Er hat mich angeschrieen und gesagt, das sei das Werk des Teufels. Ich hätte nicht nur Krebs im Körper, sondern auch in der Seele. Er hat mir verboten, so etwas jemals wieder zu tun, weil ich sonst bestimmt in die Hölle komme! Darum habe ich Angst.“

Tief betrübt bat ich sie, mich wenigstens noch einmal zu treffen. Nach langem Zögern sagte sie leise: „Also gut.“

„Und vergiss deine Bibel nicht“, sagte ich.

Am nächsten Tag erschien eine traurige, gebrochene Frau anstelle der Elisabeth, die ich kannte. Immer noch mit Hut und Handschuhen und mit der Bibel in der Hand, betrat sie scheu und ängstlich meine Praxis.

„Elisabeth“, sagte ich behutsam, „wie gut kennst du die Bibel?“

„Vorwärts und rückwärts!“, erklärte sie stolz.

Ich wusste, dass ich mich auf dünnem Eis bewegte. „Erinnerst du dich an die Stelle, wo es heißt: ‚Wenn dein Auge lauter ist …?‘“

„Ja“, erwiderte sie. „… so wird dein ganzer Leib licht sein.“

„Das hier“, ich deutete auf die Mitte meiner Stirn, „nennt man das dritte Auge. Wenn die zwei Augen sich vom Weltlichen abwenden und nach innen schauen, bildet sich ein drittes Auge. Dieses Auge öffnet sich dem himmlischen Licht, sodass es einströmen und den ganzen Körper erfüllen kann. Das Licht war ein Geschenk Jesu.“

Verständnis keimte in ihr auf und durchbrach die kaum verhüllte Traurigkeit. „Oh, dann kommt das heilende Licht vielleicht doch vom Herrn Jesus.“ Ihr Gesicht hellte sich zusehends auf. „Dann bin ich ja wirklich mit heilendem Licht erfüllt!“

Visualisieren und Meditieren

Meditation und Visualisieren haben eine unterschiedliche Wirkung. Wenn wir visualisieren, erschaffen wir aktiv eine Situation oder Idee. Wenn wir meditieren, *tun* wir nichts – wir *sind*. Die Meditationstechniken sind meist sehr einfach: Wir wiederholen ein Wort oder beobachten die Atmung. Beide Methoden sind zwei verschiedene Heilverfahren, und oft führt die eine zur anderen. Ich empfehle Ihnen, beide anzuwenden, um eine optimale Wirkung zu erzielen.

Visualisieren ohne Bilder

Je nachdem, wie der Geist arbeitet, gibt es unterschiedliche Arten des Visualisierens. Fällt es Ihnen schwer, Dinge vor dem geistigen Auge so zu sehen, wie sie sind? Wenn ich beispielsweise sage: „Schließt die Augen und stellt euch einen Apfel vor“, dann sind viele meiner Patienten dazu imstande, weil sie schon viele Äpfel gesehen haben. Wenn ich sie dagegen bitte, sich eine Szene vorzustellen, mit der sie nicht vertraut sind, haben sie möglicherweise Schwierigkeiten. Dann springen oft die anderen Sinne ein. Etwa drei Viertel aller Menschen sind visuell veranlagt. Der Rest kann Bilder hören oder fühlen.

Wir dürfen den Begriff Visualisieren also nicht zu wörtlich nehmen. Alle Arten von inneren Eindrücken sind gleich viel wert. Es gibt keinen falschen Weg. Wichtig ist nur, dass Sie tun, was Sie am besten können, damit Sie den größten Erfolg haben. Nur Sie wissen, was Ihr Körper und Ihr Geist brauchen. Wenn Sie entspannt und aufgeschlossen sind, kann die natürliche Intelligenz Ihres Körpers Sie heilen.

Das folgende einfache Beispiel hilft Ihnen herauszufinden, mit welchen Sinnen Sie am besten arbeiten. Sie können diese Worte auf Band sprechen oder sie sich vorlesen lassen.

Setzen oder legen Sie sich bequem hin, und entspannen Sie sich vollständig. Wenn der Körper entspannt ist, kann der Geist sich besser konzentrieren.

Schließen Sie die Augen. Holen Sie tief Luft, und atmen Sie langsam aus. Lassen Sie Ihren Körper entspannt liegen, und stellen Sie sich vor, dass Sie aufstehen.

Sie HÖREN Ihre Schritte auf dem Fußboden, während Sie langsam aus dem Zimmer gehen. Sie legen die Hände an den Türgriff und fühlen seine Form und Temperatur. Nun öffnen Sie sacht die Tür.

Sie SEHEN helles Sonnenlicht.

Sie SPÜREN die Wärme der Sonne im Gesicht.

Sie gehen hinaus ins Sonnenlicht und SPÜREN die frische, kühle Luft auf den Wangen.

Sie HÖREN Laub im sanften Wind rascheln und Vögel singen.

Sie RIECHEN die Düfte des Herbstes. Verbinden Sie den Duft mit dem Rascheln der Blätter.

Sie SEHEN Lichtstrahlen, die durch die Bäume dringen.

Sie SPÜREN den kühlen, sanften Wind an der Nase.

Sie SEHEN die schönen grünen, gelben und roten Blätter an den Bäumen und darüber den klaren blauen Himmel.

Weiter vorn SEHEN Sie eine hellgrüne Wiese, in der goldene Blumen wachsen.

Können Sie den Blütenduft RIECHEN? Jenseits der Wiese befindet sich ein großer Obstgarten.

Sie SEHEN die Bäume, an denen viele reife rote Äpfel hängen.

Sie hüpfen auf die Bäume zu und treten nach den Laubhaufen auf dem Boden. Sie RIECHEN verwesende Blätter. Jetzt greifen Sie erwartungsvoll nach einem saftigen Apfel. Aber Sie sind ein wenig zu klein. Also stellen Sie sich auf die Zehenspitzen und stupsen den Apfel. Er fällt Ihnen in die ausgestreckte Hand.

Sie SPÜREN ihn in der Hand, kühl und fest. Reiben Sie den glatten Apfel am Ärmel ab.

Sie SEHEN, wie die Sonne sich auf der glänzenden Haut spiegelt. Führen Sie den Apfel an die Nase, und RIECHEN Sie seine Frische. Berühren Sie ihn mit den Lippen. Er FÜHLT sich kühl an.

Nun öffnen Sie den Mund und SPÜREN die harte Haut, während sich die Zähne in das Fleisch graben. Beißen Sie ein großes Stück ab. HÖREN Sie ihn knacken?

Sie SPÜREN den Saft im Mund und SCHMECKEN den süßen Apfel. Sie SPÜREN, wie der Saft über das Kinn läuft, während Sie kauen und schlucken. Jetzt schauen Sie wieder hinauf zum Himmel und SPÜREN die warme Sonne.

Sie FÜHLEN, dass dies ein vollkommener Augenblick ist.

Langsam, mit dem Apfel in der Hand, gehen Sie durch den Wald zurück.

Sie HÖREN die Blätter rascheln und den Wind flüstern.

Gehen Sie langsam ins Haus zu Ihrem entspannten Körper. Holen Sie einige Male tief Luft, und werden Sie sich Ihres Körpers bewusst.

Bleiben Sie still, und denken Sie darüber nach, wie viele Sinne Sie benutzt haben. Konnten Sie die Bäume, den Apfel, die Sonne *sehen*? Haben Sie die Vögel, das Rascheln der Blätter, das Knacken des Apfels *gehört*? Konnten Sie das Herbstlaub, die Blumen und den Apfel *riechen*? Haben Sie den Wind und die warme Sonne im Gesicht *gespürt*? Erinnern Sie sich an den *Geschmack* des Apfels? Wie süß war er? Ist Ihnen das Wasser im Mund zusammengelaufen? Das ist möglich, obwohl Sie nur in Ihrer Vorstellung in den Apfel gebissen haben. Welche Sinneseindrücke waren am deutlichsten – Sehen, Hören, Fühlen, Schmecken, Riechen? Nutzen Sie diesen Sinn oder diese Sinne, wenn Sie visualisieren.

Wenn Sie visuell wenig begabt sind, können Sie versuchen, diese Fähigkeit zu schärfen:

Setzen oder legen Sie sich bequem hin. Schließen Sie die Augen, und stellen Sie sich vor, Sie gehen in Ihr Schlafzimmer. Sie SEHEN alle Möbelstücke. Wo steht das Bett? Wo sind die Nachttische, wo die Kommode und die Stühle?

Gehen Sie im Zimmer herum, und achten Sie auf Bilder und Fotos, auf die Farbe und das Muster der Bettdecke, auf Farbe, Form und Größe des Telefons und der Uhr, auf alle Einzelheiten, die Sie schon oft gesehen haben.
Wenn Sie das alles deutlich vor dem inneren Auge sehen, gehen Sie weiter in einen anderen vertrauten Raum. Anschließend versuchen Sie, Menschen, Speisen und Szenen zu sehen, denen Sie täglich begegnen. Mit der Zeit SEHEN Sie auch weniger vertraute Dinge, und eines Tages SEHEN Sie alles, was Sie sich vorstellen können.

Vielleicht verstehen Sie jetzt besser, dass das Visualisieren viel zur Heilung beitragen kann. Wenn wir unsere mächtigen Sinne nach innen wenden, können wir das Immunsystem und unsere Heilkräfte aktivieren. Das beeinflusst den Körper, den Geist, die Gefühle und das ganze Leben.

Heilendes Visualisieren

Schmerzen wissen, wie sie unsere Aufmerksamkeit erregen. Es ist schwer, starke Schmerzen zu ignorieren. Nur im Tiefschlaf scheinen sie zu verschwinden oder wenigstens schwächer zu werden. Wenn wir unsere Vorstellungskraft bewusst lenken, können wir Schmerzen in jedem Teil des Körpers und des Geistes lindern.

Angenommen, Sie haben eine offene und entzündete Wunde. Dann stellen Sie sich einfach vor, wie die betroffene Stelle aussieht, wenn die Wunde verheilt ist. Anfangs finden Sie das vielleicht sonderbar; aber die Zellen des Körpers gehen ständig so vor. Wenn Sie wieder einmal eine Schnittwunde haben, sollten Sie nicht sofort ein Pflaster darüber kleben, sondern zuerst visualisieren, wie sie heilt. Denken Sie daran, dass die Heilung von innen kommt. Das Immunsystem visualisiert ebenfalls, um eine Wunde zu heilen und uns wieder ganz zu machen. Beim Visualisieren unterstützen Sie die natürliche Intelligenz des Körpers, indem Sie ihm die positive Energie geben, die er braucht. Diese Energie wirkt auf jeden Teil Ihres Ichs ein. Sportler leisten mehr, wenn die Zuschauer jubeln. Mit der Heilung ist es nicht anders.

In der Gemeinschaft, der ich angehöre, wenden wir diese Grundsätze des positiven Visualisierens und Heilens nach besten Kräften an. An einem kalten, schneereichen Tag fand ich ein Kind, das von seinem Schlitten gestürzt und in den tiefen Schnee gefallen war. Erschrocken eilte die Mutter des Siebenjährigen herbei, und bald war ein Krankenwagen am Unfallort. Behutsam hoben wir den verletzten Jungen in das Auto. Der linke Arm war abnorm verkrümmt, und das Gesicht des Schlittenfahrers war blass. Immer wieder fragten wir ihn: „Ist alles in Ordnung? Sag doch etwas!“ Auf diese Weise wollten wir verhindern, dass er bewusstlos wurde; aber er blieb stumm.

Auf einmal flehte der Junge: „Mama, bitte lass mich in Ruhe. Ich stelle mir vor, dass mein Arm heil und gesund ist und zu bluten aufhört. Ich muss mich konzentrieren!“ Verdutzt hielten wir den Mund.

Als wir das Krankenhaus erreichten, berichteten wir dem Arzt und der Krankenschwester, was geschehen war, und fügten auch hinzu, dass der Junge Ruhe brauchte, um sich auf die Heilung zu konzentrieren. Sie stimmten zwar zu, aber wir merkten, dass sie das Ganze für die alberne Idee eines Kindes hielten.

Doch als der Arzt die Wunde untersuchte, hatte sie bereits zu heilen begonnen, als hätte das Unglück sich vor drei oder vier Tagen ereignet. „Das kann keine neue Wunde sein“, sagte der überraschte Arzt. „Sind Sie sicher, dass das heute passiert ist?“ Sogar das Röntgenbild zeigte einen gesunden Arm.

Die Phantasie des Jungen hatte also ganze Arbeit geleistet! Sein Körper hatte auf das positive, konzentrierte innere Bild reagiert.

Viele Menschen können sich unter heilender Energie nichts vorstellen. Es kann einige Zeit dauern, bis sie sich an diesen Gedanken gewöhnt haben. Er geht oft in unserem geschäftigen Alltag unter und taucht nur in Zeiten der Ruhe oder der Krankheit auf.

Dr. N. war ein netter und brillanter medizinischer Forscher, dem Schmerzen im Nacken die dringend benötigte Vitalität raubten. Nach vielen Besuchen bei Fachärzten, Röntgenaufnahmen, Tests, Knüffen und Püffen erfuhr er, dass ich ihm möglicherweise helfen konnte.

Wir arbeiteten in verschiedenen Bereichen des Heilens. Er war Arzt in einem großen, angesehenen medizinischen Zentrum; ich gehörte zu den Leuten, die daran glauben, dass wir uns *selbst* heilen können. Ich muss gestehen, dass ich ziemlich schüchtern war.

Nach einem kurzen Gespräch (er war kein Mann vieler Worte) und einer peinlichen Stille begannen wir mit der tiefen Entspannung. Ich erklärte ihm deren Grundsätze und bat ihn, seine heilende Energie zu aktivieren.

„Energie?“, fragte er verblüfft. „Was meinen Sie damit?“

Ich versuchte es mit mehreren unterschiedlichen Erklärungen, jedoch ohne Erfolg. Meine Worte passten einfach nicht in sein Bezugssystem.

„Die einzige Energie, die ich kenne, ist $e = mc^2$“, zitierte er aus seinem umfangreichen Wissen.

Ich sagte: „Ich weiß, die Idee einer subtilen Energie ist schwer zu verstehen. Vielleicht begreift unser Verstand sie überhaupt nicht. Es ist am besten, wenn wir sie *erfahren*. Sie können ja mir zuliebe so tun, als wüssten Sie, was das für eine Energie ist."

Er nickte zustimmend.

Nach dieser Sitzung fehlten ihm ebenfalls die Worte. Die Energie, die er tatsächlich in seinem Körper spüren konnte, linderte seine Nackenschmerzen, die allen Therapien wohlmeinender Ärzte getrotzt hatten. Die Erfahrung dieser heilenden Energie spricht lauter als die Bemühungen des Verstandes.

Aktives und passives Visualisieren

Wir können aktiv oder passiv visualisieren, je nach Temperament. Beim *aktiven* Visualisieren wirken wir direkt auf den Körperteil ein, der geheilt werden soll: Wir projizieren ein Bild, das ihn heil und gesund darstellt.

Nutzen Sie dabei den stärksten Ihrer Sinne, oder kombinieren Sie mehrere Sinne, um eine noch größere Wirkung zu erzielen. Wenn Sie beispielsweise eine Farbe sehen, können Sie vielleicht auch ihre Eigenschaften fühlen – also ein kühles Blau oder ein warmes Gelb. Ein Wasserfall, der kranke Zellen fortspült, ist wirksamer, wenn Sie ihn rauschen hören.

Am besten wählen Sie Bilder aus, mit denen Sie im täglichen Leben vertraut sind. Beseitigen Sie zum Beispiel unerwünschte Emotionen mit einer Taste, auf der „Löschen" steht; saugen Sie Schlacken mit einem Schwamm auf; fegen Sie Schmerzen mit einem Besen weg; öffnen Sie Blutgefäße mit einem Staubsauger; entfernen Sie einen Tumor mit Seife; kühlen Sie eine heiße Körperstelle mit einem Farbpinsel; bringen Sie Blockaden mit einem Laserstrahl zum Schmelzen.

Wenn Sie ein Bild auf einen bestimmten Teil des Körpers oder des Geistes projizieren, sollten Sie entspannt und konzentriert sein. Sobald das Bild an Ort und Stelle ist, veranlassen Sie den Körper, sich zu öffnen und das Bild zu akzeptieren. Versuchen Sie es nicht mit Gewalt, sondern seien Sie geduldig (das ist übrigens die Bedeutung des Wortes „Patient").

Als diese Technik im Westen zum ersten Mal benutzt wurde, versuchte man, das innere Bild durch heftige, aggressive Gefühle zu „stärken". Ein Krebskranker machte also Jagd auf Krebszellen und vernichtete sie. Ein Herzpatient schabte wütend den Belag von den Arterienwänden ab. Aber wenn Sie Ihr geistiges Bild mit Zorn und Aggressivität laden, kann diese negative Energie die heilende Energie aufzehren. Vielleicht können Sie eine bestimmte Stelle günstig beeinflussen; aber die negative Energie kann dem übrigen Körper schaden. So kommt keine umfassende Heilung zustande.

Haben Sie sich schon einmal eine Zehe gestoßen und anschließend die Zehe beschimpft, obwohl *Sie* nicht aufgepasst haben? Immer wieder höre ich Leute über Ihren Rücken klagen: „Verdammter Rücken, hör auf, weh zu tun!“ Das ist bestimmt nicht die beste Methode, die Heilkraft des Körpers zu aktivieren.

Wäre es nicht besser, die Zehe in die Hand zu nehmen und mit Liebe und Zuwendung zu überhäufen? Als ganze Wesen reagieren wir auf Lob viel stärker als auf Tadel. Liebe macht Heilung möglich.

Sie können auch lernen, sich von Schmerzen zu lösen. Ein Richter empfindet vielleicht Mitleid mit dem Angeklagten, den er verurteilt – trotzdem muss er seine Pflicht tun. Würden Sie sich gern von einem Chirurgen operieren lassen, der in Ihr Zimmer stürmt und schreit: „So, jetzt reißen wir den verfluchten Tumor raus!“ Mir wäre ein weniger aggressiver Arzt lieber, denn der stürmische schneidet vielleicht ein wenig zuviel heraus!

Wut, Hass und Angst sind die eigentlichen Ursachen vieler Krankheiten unserer Zeit. Wir dürfen diese negativen Gefühle allerdings nicht unterdrücken, sondern müssen sie ausdrücken. Bleiben Sie beim Visualisieren so neutral wie möglich, oder transformieren Sie die negativen Gedanken in positive. Wenn der Zorn die Oberhand gewinnt, können Sie manchmal eine Krankheit loswerden – aber Sie werden eine andere bekommen. Das wurde in Labors immer wieder nachgewiesen.

Erna nahm in sehr geschwächtem Zustand an einem meiner Kurse teil. Es fiel ihr schwer, von einem Gebäude zum anderen zu gehen. Der Krebs hatte den Kampf gegen den materiellen Körper fast gewonnen. Erna war mager und schwach, aber sie meditierte eifrig und zog sich von ihrem Körper und ihrem Geist zurück. Aus den Yoga-Übungen schöpfte sie viel innere Kraft.

Eine innere Stimme, die immer lauter wurde, forderte sie auf, ihrem geschiedenen Mann zu sagen, wie ihr zumute war, nachdem er sie verlassen hatte. Er war klammheimlich verschwunden und zu seiner Geliebten gezogen. Das war für Erna eine schlimme Zeit gewesen. Während sie operiert wurde, lag er mit „der anderen“ im Bett! Seine Untreue wurde zu einem lebhaften inneren Bild, das sich zunehmend verfestigte. Sie hatte geglaubt, sie sei darüber hinweg, aber ihr Herz oder ihre Seele glaubte nicht daran.

„Ich habe nichts zu verlieren", überlegte sie. „Ich habe ihm nie gesagt, wie ich mich fühlte. Ich werde zu ihm gehen und ihm ins Gesicht sagen, was ich von ihm halte. Das wird ihm nicht gefallen, aber mir hat sein Verhalten auch nicht gefallen!"

Sie hielt an ihrem Entschluss fest, als sie abreiste. Ihr Ziel war klar. Als ich sie das nächste Mal sah, erkannte ich sie kaum wieder. Sie strotzte vor Vitalität. „Du siehst ja phantastisch aus! Was hast du gemacht?", stammelte ich. Mit breitem Lächeln erzählte sie mir die Fortsetzung ihrer Geschichte.

„Nach dem Kurs war ich körperlich noch sehr schwach. Aber ich wollte meinen Exmann persönlich treffen und nicht anrufen oder einen Brief schreiben. Ich wollte mein Heim und meine Freunde vor meinem Tod ein letztes Mal sehen. Also buchte ich einen Flug und betete darum, dass ich wenigstens die Hinreise durchhielt. Als ich ankam, waren meine Energiespeicher fast leer. Ich ging zu meinem ehemaligen Haus. Dort hatte ich meine Kinder großgezogen. Und dort war er mit seiner neuen Frau. Ganz plötzlich stieg rasende Wut in mir auf – der Vulkan brach aus. Der ganze Groll, der sich zu lange in mir angestaut hatte, kam auf einmal hoch. Ich konnte es nicht glauben, und er auch nicht. Ich war immer still und verschlossen gewesen. Es war eine sehr tiefe Grube, und sie kochte über, bis der letzte Tropfen Lava abgekühlt war.

„Dann ging ich, nahm einige Schätze aus meiner Vergangenheit mit und stieg ins Flugzeug. Die nächsten Wochen verbrachte ich mit Lachen und Weinen. Wenn ich daran dachte, was für ein Gesicht er gemacht hatte, als ich explodierte, krümmte ich mich vor Lachen.

Dann ging ich wieder an die Arbeit, und anstatt schwächer zu werden, fühlte ich mich immer stärker. Also ging ich zu meinem Arzt, und er machte die üblichen Tests. ‚Es sieht so aus, als ginge der Krebs zurück', sagte er verwundert."

Einige Jahre später sah ich Erna zum letzten Mal. Sie war in eine andere Stadt gezogen und holte den College-Abschluss nach. Damit erfüllte sie sich einen alten Traum. Sie hatte die Krankheit besiegt, an der sie vor wenigen Jahren beinahe gestorben war. Als sie geheilt war, empfand sie sogar Mitgefühl für ihren Exmann und sein Verhalten. Ihr Herz war offen, sodass sie heil werden und andere Menschen heilen konnte.

Wenn wir uns an gute oder schlechte Dinge klammern, kann die Energie nicht mehr durch unser Herz strömen, und eine Heilung wird schwierig. Manchmal müssen wir Schmerzen ausdrücken oder um Verzeihung bitten oder Vergebung annehmen. Dann öffnet sich das Herz, und wir lassen los. Wie lange dauert es, bis eine Krankheit sich entwickelt? Vielleicht

Jahre. Wenn wir natürliche Methoden anwenden, beginnt die Heilung in den feinstofflichen Körpern und breitet sich dann im materiellen Körper aus. Wenn wir die natürliche Heilkraft des Körpers nutzen, müssen wir sanft vorgehen. Es gibt keine schnelle und leichte Methode. Dieser Prozess geht über den Körper und die Zellen hinaus und erfasst unseren Wesenskern. *Natürliche Heilung braucht Zeit.*

Eine leise sprechende Frau, die der oberen Mittelschicht angehörte und in einer Vorstadt wohnte, suchte mich auf, weil sie an rheumatoider Arthritis litt. Der Arzt hatte Lupus erythematosus bei ihr diagnostiziert. Schmerzhafte Entzündungen der Gelenke sind ein Symptom dieser schlimmen Krankheit. Manchmal hatte sie bei der geringsten Bewegung starke Schmerzen. Um die Entzündungen zu unterdrücken, musste sie starke Medikamente nehmen, deren Nebenwirkungen ihren Zustand unerträglich machten.

Zuerst wusste ich nicht, wie ich dieser leidenden, aber sehr liebevollen Frau helfen sollte. Trotz ihrer Schmerzen war sie nicht auf andere Menschen wütend. Dank ihrer Kreativität fanden wir einen Weg, die Schmerzen zu lindern.

Da sie Künstlerin war, verstand sie die Sprache der Farben, und jede Farbe löste bestimmte Gefühle und Wirkungen aus. Wenn sie zu mir kam, brachte sie einen imaginären Farbkasten mit, und ich bemalte unter ihrer Anleitung ihre Gelenke mit einem weichen imaginären Pinsel. „Heute sind sie stark entzündet. Sie fühlen sich rot an. Nehmen Sie Blau." Gehorsam tauchte ich den Pinsel in die Farbe und bestrich sanft und liebevoll die geschwollenen Gelenke. Eines Tages probierten wir Grün. „O nein! Schnell, wischen Sie das weg. Zu heiß!", sagte sie zu zog eine Grimasse. Als ich die Farbe wechselte, stieß sie einen Seufzer der Erleichterung aus. Die richtige Farbe half ihr: Die Schwellungen gingen zurück, und die Schmerzen ließen nach.

Das mag Ihnen unglaublich vorkommen, und ich muss zugeben, dass ich anfangs auch skeptisch war. Überzeugt war ich erst, als die Tests des Rheumatologen bestätigten, dass die Blutwerte sich gebessert hatten. „Ich weiß nicht, was Sie tun", sagte er, „aber machen Sie auf jeden Fall weiter!"

Beim *passiven* Visualisieren stärken wir die natürliche Heilkraft des Körpers. Unter sanfter, nichtspezifischer Führung lassen wir die Heilung geschehen. Diese Methode wenden wir, ohne es zu merken, häufiger an als das aktive Visualisieren: Wir wünschen „Gesundheit!", wenn jemand niest, oder der Arzt teilt uns mit, dass wir gesund sind. Wenn die Worte gesprochen sind, rufen sie Bilder hervor, die unser Wohlbefinden fördern.

Beim passiven Visualisieren sind unsere Gedanken und Handlungen ebenfalls Bilder. Gesten und Gesichtsausdrücke sind eine sehr wirksame Art des Visualisierens. Manchmal sind wir uns dessen nicht bewusst, dass die Körpersprache vielsagender sein kann als Worte. Wenn Sie die Arme ausbreiten, um jemanden willkommen zu heißen, fühlt der Gast sich gleich wie zu Hause. Mit dem Händedruck wollten die Menschen ursprünglich zeigen, dass sie keine Waffe bei sich trugen. Wenn Japaner sich verbeugen und dabei den Nacken entblößen, vertrauen sie darauf, dass man ihnen nicht den Kopf abschlägt!

Eines der wundervollsten geistigen Bilder ist das Lächeln, und zwar auf der ganzen Welt. Es ist ein internationaler Pass.

Wenn unsere Worte den Gedanken und Taten widersprechen, haben sie weniger Macht.

Weit draußen auf dem Land lebte einmal eine große Heilerin. Wer sie sehen wollte, musste mindestens eine Tagesreise auf sich nehmen. Eine Mutter unterzog sich dieser Mühe, weil sie glaubte, dass die Heilerin ihrem Kind helfen konnte, das fast nur Zucker und Schokolade aß und davon krank wurde.

„Bitte sagen Sie ihm, dass er aufhören soll, Süßigkeiten und Schokolade zu essen", bat die Mutter.

Die Heilerin winkte nur ab und sagte: „Kommen Sie in zwei Tagen wieder."

Trotz der Proteste der Mutter blieb die Heilerin hart. Also ging die Mutter nach Hause und kehre nach zwei Tagen zurück. Dieses Mal wurde sie sofort zu der Heilerin gerufen, die gleich zur Sache kam, den Jungen ansah und in ermahnte: „Zucker und Schokolade sind nicht gut für dich. Ich rate dir, nichts mehr davon zu essen, damit dein Körper heilen kann."

Die Mutter freute sich zwar über diese Worte, aber sie ärgerte sich auch und fragte, warum die Heilerin diese Worte nicht zwei Tage zuvor gesprochen habe – das hätte ihr eine lange Reise erspart.

Die Heilerin antwortete: „Vor zwei Tagen hatte ich nicht die Kraft, deinen Sohn zu ermahnen – denn ich war selbst nach diesem Zeug süchtig. Ich musste zuerst den festen Entschluss fassen, damit aufzuhören, und meinen Vorsatz wenigstens zwei Tage lang durchhalten. Erst dann konnte ich mit deinem Sohn reden. Erst dann hatten meine Worte Macht."

Nehmen wir an, Sie fühlen sich gesund und gehen nur zum Arzt, um die Ergebnisse eines Routinebluttests abzuholen. Der Arzt erklärt Ihnen, dass die Werte sehr bedenklich sind – und auf einmal fühlen Sie sich krank! Was hat sich geändert? Sie haben ein Blatt Papier mit abnormen

Blutwerten bekommen. Allein das kann Sie krank machen. Doch am nächsten Tag ruft das Labor an und entschuldigt sich wegen einer peinlichen Verwechslung – Ihre Blutwerte sind völlig normal. „Großartig!", sagen Sie. „Wenn die Werte normal sind, muss ich gesund sein. Es geht mir schon wieder besser." All diese inneren Bilder beeinflussen uns so stark, dass sie uns gesund oder krank machen können.

Es ist interessant, dass japanische Ärzte ihren Patienten nichts sagen, wenn sie Krebs haben. Das gilt sogar dann, wenn der Patient selbst Arzt ist. In unserem Land wären wir darüber entrüstet. Ich fragte einmal eine nette japanische Krankenschwester nach dem Grund dieser Sitte. Was hatten die Patienten davon? Sie erklärte: „Wenn wir die Patienten informieren, stellen sie sich das Schlimmste vor: Schmerzen, Leiden und Tod. Wir hoffen, dass sie etwas für ihre Genesung tun, wenn sie nur wissen, dass sie krank sind. Meist wissen wir nicht, wie wir jemandem sagen sollen, dass er Krebs hat, ohne negative Gedanken und Hoffnungslosigkeit hervorzurufen."

Wenn ich mit Krebskranken arbeite, ermutige ich sie oft dazu, Frieden mit ihrem Arzt zu schließen. Viele sind wütend, weil sie nicht richtig behandelt oder ohne Feingefühl über ihren Zustand aufgeklärt wurden. Manche fühlen sich vom Arzt im Stich gelassen. „Letzten Freitag hinterließ jemand eine Nachricht auf meinen Anrufbeantworter – meine Biopsie war positiv, ich habe Krebs. Außerdem erfuhr ich, dass der Arzt zwei Wochen in Urlaub war. Ich war wütend und verletzt. Und ich war zwei Wochen lang wütend." Oft bekommen Patienten zu hören, dass eine bestimmte Krebsart zu 90 Prozent tödlich ist. Warum benutzen wir keine positiven Bilder und sagen, dass 10 Prozent der Patienten überleben? Positives Visualisieren kann Ihnen einen Platz unter diesen 10 Prozent sichern.

Eine liebe Freundin erzählte mir eine großartige Geschichte über ihre Heilung. Sie war an einem Wintertag spazieren gegangen und hatte die Bibliothek besucht. Als sie nach Hause ging, war die Straße glatt vom gefrierenden Regen. Sie zog den Mantel über den Kopf, um sich vor den Elementen zu schützen und wollte die Straße überqueren. Ein Auto näherte sich, dessen Scheiben beschlagen waren, und der Mantel meiner Freundin war grau. Als das Auto zum Stehen kam, lag Mary auf dem Boden und konnte die Beine nicht mehr bewegen.

Bald lag sie im Bett, und die gebrochenen Beine hingen an Seilen. Die Ärzte erwogen eine Amputation und sagten, sie werde auf jeden Fall nie wieder ohne Krücken gehen können.

Aber Mary hatte lange Yoga praktiziert und wusste, dass alles möglich ist. Sie wusste auch, dass die Energie immer fließen musste. Am liebsten wäre sie aufgestanden, um sich zu strecken, die Energie anzukurbeln und die Asanas zu probieren, die sie jeden Tag so fleißig übte. Das alles war jetzt unmöglich. Also entspannte sie sich tief und fragte sich: „Was würde Nischala mir raten?" Die Antwort kam sofort: „Hör ein Band ab und stell dir vor, wie du deine Asanas machst." Und das tat sie. Langsam und konzentriert nahm sie alle Yogastellungen vor dem geistigen Auge ein. Kaum war sie damit fertig, rief ich sie *zufällig* an. Sie schien nicht überrascht zu sein, sondern erzählte mir lachend, was ich ihr *vor* meinem Anruf gesagt hätte. Jetzt fühlte sie sich viel wohler. Ich ermunterte sie, zweimal am Tag auf diese Weise zu visualisieren, bis zur vollständigen Heilung. Die Geschichte hat ein Happy End. Ihre Beine wurden wieder ganz gesund, und selbst das leichte Hinken, das zunächst geblieben war, ist heute verschwunden.

Mary visualisierte passiv, um eine ganzheitliche Heilung zu bewirken. Dadurch beseitigte sie die Verletzungen ebenso wie die Furcht und die Wut. Sie hätte zusätzlich auch aktiv visualisieren können; aber entscheidend war, dass sie vor ihrem geistigen Auge immer nur ein Bild sah: Wie sie mit ihren eigenen, gesunden Beinen ging.

Durch Visualisieren können Sie gesund werden und sich wieder ganz fühlen.

AKTIVES VISUALISIEREN IN DER PRAXIS

Setzen oder legen Sie sich entspannt hin, und schließen Sie die Augen. Konzentrieren Sie sich auf die Atmung; beobachten Sie, wie die Luft sanft in die Lungen und wieder hinaus fließt. Ziehen Sie sich beim Einatmen nach innen zurück, an einen Ort der Stille und des Friedens. Sie können dieses Gefühl des Friedens mit einem Ort verbinden, an dem Sie gewesen sind, oder mit einem Ort, von dem Sie gehört oder Bilder gesehen haben. Es kann das Meer, ein Gebirge oder ein anderer Platz sein, ja sogar ein Land Ihrer Phantasie. Wichtig ist, dass Sie dort Ruhe empfinden. An diesem Ort beginnt Ihre Heilung.
Wählen Sie eine Stelle Ihres materiellen Körpers oder Ihrer Seele aus, die schmerzt oder Zuwendung braucht. Sie können den Körper realistisch oder abstrakt sehen. Konzentrieren Sie sich auf die kranke Stelle, und beobachten Sie sie. Warum braucht diese Stelle Heilung?
Bleiben Sie konzentriert, und beginnen Sie langsam, mit dem heilenden Werkzeug zu arbeiten, für das Sie sich entschieden haben. Es kann

ein Lichtstrahl in Ihrer Lieblingsfarbe, goldenes Sonnenlicht oder die sanfte Berührung eines geliebten Menschen sein. Sie können auch krankes Gewebe mit einem scharfen Messer herausschneiden oder es mit einem Laserstrahl zerstören. Lassen Sie sich von Ihrer Intuition leiten. Nutzen Sie möglichst viele Sinne, um das Bild realistisch zu machen. Hören Sie beispielsweise die Wellen des Meeres, spüren Sie ihre Kraft, fühlen Sie das kühle Wasser. Das Bild sollte klar und lebendig sein. Erzwingen Sie aber nichts. Behalten Sie Ihr Ziel im Auge: die Heilung. Seien Sie geduldig, bis die kranke Stelle sich der heilenden Energie öffnet.

Lassen Sie es zu, dass das Bild sich ändert und entwickelt. Lauschen Sie den subtilen Botschaften, die Sie empfangen. (Wenn Sie beispielsweise einen Laserstrahl benutzen, können die Farbe oder die Dicke des Strahls sich ändern.) Beim Visualisieren ist nichts richtig oder falsch. Lassen Sie das Bild in jede Zelle eindringen. Konzentrieren Sie sich fünf Minuten auf diesen Heilungsprozess, und ziehen Sie die heilende Energie dann von der kranken Stelle ab. Lassen Sie die Energie langsam durch den ganzen Körper fließen. Sehen Sie sich als ganzes Wesen, nicht als kranken Teil.

Wenn Sie bereit sind, gehen Sie zurück zu ihrem inneren Ort der Stille. Beobachten Sie Ihre Atmung, und atmen Sie tief ein, während Sie langsam wach werden. Achten Sie darauf, wie Sie sich nach dem aktiven Visualisieren fühlen.

PASSIVES VISUALISIEREN IN DER PRAXIS

Setzen oder legen Sie sich bequem hin. Schließen Sie die Augen. Konzentrieren Sie sich auf die Atmung. Beobachten Sie, wie die Luft sanft in die Lungen und wieder hinaus fließt. Ziehen Sie sich beim Einatmen an einen inneren Ort der Stille und des Friedens zurück.

Lassen Sie heilende Energie durch den Körper und den Geist strömen. Diese Energie kann Licht, Farbe oder ein Gefühl sein. Sie erzeugt ein Gleichgewicht, das Gesundheit und Ganzheit herbeiführt. Beobachten Sie, wie die Energie bestimmte Stellen sucht und einhüllt, wie sie in jede Zelle dringt und willkommen geheißen wird. Lauschen Sie auf Botschaften, beobachten Sie, wie die kranke Stelle sich anfühlt, wenn die heilende Energie einströmt.

Lassen Sie die Energie langsam den ganzen Körper, den Geist und jeden Gedanken einhüllen.
Genießen Sie das Gefühl des Friedens und der Ganzheit.
Erweitern Sie nun die Energie über die Grenzen Ihres Körpers hinaus, bis Sie in heilender Energie gebadet sind.
Kehren Sie dann langsam zu dem stillen Ort in Ihrem Inneren zurück, zur Quelle der heilenden Energie. Beobachten Sie Ihre Atmung, und atmen Sie allmählich tiefer ein, während Ihr Bewusstsein sich wieder der Gegenwart zuwendet. Wie fühlen Sie sich jetzt?

„Das Herz hat seine Gründe. Der Verstand weiß nichts von diesen Gründen."

Blaise Pascal

KAPITEL 3

Tiefe Ruhe, tiefe Entspannung

Der große impressionistische Maler Claude Monet saß auf einer Bank an seinem prächtigen Teich. Es war ein herrlicher Tag, und die Sonnenstrahlen tanzten zwischen den Seerosen. Ein Freund kam vorbei und fragte: „Nanu, du ruhst dich an einem so schönen Tag aus?"

Mit halb geschlossenen Augen antwortete Monet: „Nein, ich arbeite."

Gegen Abend kam der Freund wieder und sah Monet an seiner Leinwand. „Wie ich sehe, arbeitest du jetzt", sagte er.

„Nein", erwiderte der Maler. „Jetzt ruhe ich mich aus."

> „Jeder Narr kann geschäftig sein und dabei seine ganze Energie verlieren. Aber er braucht Energie, bevor er sich hinsetzen und nichts tun kann."
>
> J. B. PRIESTLEY

Jeder Mensch hat seine eigene Art, sich auszuruhen und sich vom Stress des Alltags zu lösen. Manche Methoden sind produktiv, andere nicht, und einige sind schädlich.

Sie können spazieren gehen, ein Nickerchen machen, ein Bad nehmen oder beruhigende Musik hören. Je tiefer Sie sich entspannen, desto länger hält die Wirkung an.

Die meisten Menschen sind so beschäftigt, dass die Entspannung zu kurz kommt. Wenn ich meine Yogaschüler frage, was sie tun, um sich zu entspannen, bekomme ich die üblichen Antworten: fernsehen, an einem Sportwettbewerb teilnehmen oder zuschauen, spazieren gehen, lesen und so weiter. Wenn Sie beim Zeitungslesen Ihre Gehirnwellen aufzeichnen und den Puls messen würden, was käme dabei wohl heraus? Stellen Sie sich vor, die Aktien fallen, in Ihrer Nähe soll ein Atomkraftwerk gebaut werden oder Ihr Fußballclub hat verloren. Die Messergebnisse würden gewiss nicht auf Entspannung hindeuten. Diese Freizeitbeschäftigungen mögen einen gewissen Nutzen haben, aber sie haben nicht die verjüngende Wirkung einer tiefen Entspannung.

Was wir Entspannung nennen, ist meist nichts weiter als eine andere, oft geistlose Tätigkeit. Darum sagen wir mit Recht, dass wir „die Zeit totschlagen". Das ist weder produktiv noch entspannend.

In der tiefen Entspannung lassen Körper und Geist die Probleme und Sorgen des Alltags los. Verspannungen lösen sich, und Gedanken steigen auf wie Blasen in einem Tümpel. Wir hören ein „Plop“, wenn sie mit dem Bewusstsein verschmelzen.

Ich arbeitete einmal in einer ganzheitlich orientierten Klinik. Ärzte und Heiler verschiedener Disziplinen untersuchten den Körper und den Geist der Patienten aus unterschiedlichen Blickwinkeln, um sie zu heilen und ganz zu machen. Meine Aufgabe bestand darin, ihnen mit den uralten Methoden des Yoga zu helfen, damit sie sich selbst heilen konnten. Viele meiner Patienten litten an chronischen Schmerzen, Bluthochdruck, Autoimmunkrankheiten oder Krebs. Sehr oft wurden sie von anderen Mitarbeitern zu mir geschickt, weil deren Methoden versagt hatten. Ich hatte ein kleines, fensterloses Büro mit einem winzigen Schreibtisch. Das wichtigste Möbelstück im Zimmer war eine sehr große, gut gepolsterte braune Veloursliege, die wir liebevoll „Gebärmutter“ nannten. Wenn ein verspannter Menschen sich darin zurückfallen ließ, ertönte ein berühmter und bekannter Laut: „Ahhhh“.

Die Großen, die Starken, die Tüchtigen – alle ließen sich von dieser Liege verführen. Die körperliche Entspannung begann. Zu meiner Überraschung waren einige Patienten jedoch so steif und verspannt, dass sie fast über der Liege schwebten. Mit der Zeit sanken sie immer tiefer in das Polster und in sich selbst.

Die Kunst der tiefen, völligen Entspannung ist eines der besten Mittel, um Stress abzubauen, Schmerzen zu lindern, gesund zu werden oder zu bleiben und Seelenfrieden zu erlangen. Viele berichten, dass sie auch tiefer schlafen und dank dieser einfachen Technik schneller einschlafen, wenn sie mitten in der Nacht verängstigt aufwachen (dieses Problem hat die Hälfte der Amerikaner). Ist das nicht ein überzeugender Grund, etwas so Angenehmes zu probieren?

Die Ruhe des Körpers leitet zur Ruhe des Geistes über, und wenn der Geist still wird, sieht er Gedanken wie einzelne Bilder auf einem Film. Wenn wir die Gedanken einzeln sehen, haben wir mehr Zeit, darauf zu reagieren und bewusste Entscheidungen zu treffen.

Dabei hilft uns der Einfluss der Tiefenentspannung auf das periphere Nervensystem und seine zwei Teile: Sympathikus und Parasympathikus. Einfach ausgedrückt versucht der Sympathikus, uns vor Gefahren zu schützen, indem er uns rasch mit Energie versorgt, sodass wir kämpfen oder fliehen können. Wenn etwas uns bedroht oder wenn wir uns eine Gefahr vorstellen – das kann auch eine schriftliche Prüfung oder eine Rede sein –, pumpen die Nebennieren auf Befehl des Sympathikus

Adrenalin ins Blut, und Energie flutet ins Herz und in die Glieder. Die Pupillen weiten sich, sodass wir besser sehen, und wir können so schnell laufen wie ein Olympiateilnehmer. Sicherlich haben auch Sie schon von Müttern gehört, die Unglaubliches geleistet haben, um ihr Kind zu retten. Ihr Körper und ihr Nervensystem haben ihnen die benötigte Energie zur Verfügung gestellt.

Nach einer anstrengenden Tätigkeit ist es zweckmäßig, sich auszuruhen. Aber die meisten Menschen ignorieren den Wunsch des Parasympathikus, das Kommando zu übernehmen. Sie hetzen von einem Stress zum anderen. Können Sie sich vorstellen, was geschähe, wenn Sie mit Ihrem Auto so umgingen wie mit Ihrem Körper? Eine Katastrophe wäre unvermeidlich, wenn Sie zwar das Gaspedal und die Hupe, nicht aber die Bremse benutzen würden!

Beide Teile des Nervensystems stehen mit den Organen in Verbindung. Der Sympathikus beschleunigt zum Beispiel den Herzschlag, während der Parasympathikus ihn beruhigt. Beide sind also ein Team.

Etwa nach zwei Monaten fängt beim ungeborenen Kind ein einfaches Herz zu schlagen an, und es schlägt weiter ohne Pause bis zum Tod. Das ist nicht mit dem Magen zu vergleichen, der sich nach getaner Arbeit nachts ausruht. Das Herz kann sich nur zwischen den Schlägen erholen, und das ist ein wichtiger Grund, den Parasympathikus stark und gesund zu erhalten.

Sehen wir uns einmal die Messung des Blutdrucks genauer an. Der obere oder systolische Wert wird vom Sympathikus bestimmt, der untere oder diastolische vom Parasympathikus. Ein Wert von 120/80 gilt als normaler Blutdruck. Wenn Ihr Blutdruck auf 180/90 steigt, runzelt Ihr Arzt die Stirn, und ein Wert von 160/100 macht ihn noch besorgter, denn diese Zahlen lassen darauf schließen, dass Ihr Herz sich *nicht ausruht*. Ich habe mit vielen Menschen gearbeitet, die angeblich bis ans Ende ihres Lebens ein blutdrucksenkendes Mittel einnehmen mussten. Wenn sie sich regelmäßig tief entspannten, sank ihr Blutdruck von selbst, und sie brauchten keine Tabletten mehr. Und wer immer entspannt ist, hat immer einen gesunden Blutdruck.

Auf der emotionalen Ebene gleicht das Herz einer Drehtür: Es nimmt und gibt. In der einen Position geben wir Liebe und Mitgefühl, in der anderen nehmen wir Liebe und Mitgefühl entgegen. Bedenklich wird es, wenn das Herz diese Positionen nicht mehr wechselt. Wenn es offen oder geschlossen bleibt, können wir nicht mehr geben oder empfangen. Das ist ein unnatürlicher Zustand für das Herz, und wenn dieser Zustand zu lange anhält, können körperliche und seelische Krankheiten auftreten.

Sie brauchen Zeit, um tanzen oder ein Instrument spielen zu lernen. Das gleiche gilt für die Entspannung. Die meisten Menschen wissen nicht, wie wichtig regelmäßige Entspannung ist – niemand hat es ihnen je erklärt. Unsere Kinder lernen in der Schule eine Menge; doch mit der Entspannung ist nach dem Kindergarten vorbei.

Regelmäßige Tiefenentspannung macht uns klar, wie ruhig und still der Körper und der Geist sein können. Wir merken, wie wir mit dem Körper umgehen und wie wir verhindern können, dass Verspannungen entstehen oder sich ansammeln. Nach einiger Zeit wird die Entspannung zum Normalzustand, und die Verspannung wird zum unerwünschten Eindringling.

Auf diese Weise wird unser Leben schöner und erfüllter. Dann können wir unser Herz für die Schönheit und die Wunder der Welt öffnen und spüren, dass wir nicht einsam sind, sondern ein Teil der großen Schöpfung.

Als ich 1974 Yoga zu unterrichten begann, war ich immer fasziniert davon, wie die Schüler schon nach einer Stunde locker wurden und mit dem Fußboden verschmolzen. Ihr Körper schien länger und weicher zu werden. Die Gesichter wurden jünger. Die Teilnehmer befanden sich in den Zwanziger- und Dreißigerjahren – gestresst, aber noch im Besitz verjüngender Energie.

Heute sehen die Schüler anders aus. Der Stress ist stärker und gleicht einer Rüstung, die schwer abzulegen ist – oder er wird zur zweiten Haut, die sie gar nicht mehr als fremd empfinden.

Gleich zu Beginn der Studie über Lebensweise und Herzgesundheit stellte sich heraus, wie wichtig tiefe Entspannung ist. Zunächst entspannten die Teilnehmer sich nur am Ende eines Kurses nach den Asanas. Dann passten wir den Kurs an ältere, kränkere und stärker gestresste Teilnehmer an und machten vor und nach den Asanas Entspannungsübungen. Das Ergebnis war ermutigend: Den Patienten fielen die Dehnübungen leichter, und sie konnten sich am Ende der Stunde länger und tiefer entspannen. Viele sagen, dass die Entspannung am Anfang für sie am schwierigsten war, aber nach einiger Zeit wurde sie zum beliebtesten Teil des Kurses. Dieses Programmschema benutze ich heute noch, und ich sehe, dass die Teilnehmer sich besser dehnen und beugen können, wenn sie sich zuerst entspannen.

DIE FÜNF KÖRPER UND DIE FÜNF STADIEN DER ENTSPANNUNG

Es gibt viele nützliche Entspannungstechniken. Die Methode, die ich nachfolgend beschreibe, stammt aus den *Yogasutras* von Patanjali und heißt *pratyahara*, „Rückzug der Sinne". Ein klassisches Symbol ist die Schildkröte, die Kopf und Gliedmaßen unter ihren Panzer und sich selbst von der Welt zurückzieht.

Wenn ich mit traurigem Gesicht ein Zimmer betrete, fragen Sie mich vielleicht, wie es mir geht, und wenn ich „Gut" sage, denken Sie: *Du siehst aber nicht so aus!* Anstatt meinen materiellen Körper anzusehen, betrachten Sie in diesem Fall die Reflexion meines Geistes. Mein Körper sieht immer noch wie ein Körper mit Rumpf, Gliedmaßen und Organen aus. Ich habe immer noch eine Nase, Augen und Ohren. Aber ich lasse die Schultern sinken, gehe gebeugt und krümme die Mundwinkel nach unten. Die Augen, der Spiegel der Seele, sehen traurig aus. Wir projizieren unsere Gedanken auf den Körper wie einen Film auf die Leinwand. Selbst wenn Sie meine Traurigkeit nicht „sehen", können Sie sie doch spüren. Wir sind multidimensionale Wesen aus Körper, Seele und Geist.

Damit der Körper und der Geist sich völlig entspannen können, müssen sie vorübergehend von ihren Pflichten entbunden werden. Alle Muskeln dürfen locker sein, weil sie keine Last zu tragen brauchen. Auch der Geist darf loslassen und braucht nicht darüber nachzudenken, was zu tun ist. Das ist ein Kurzurlaub für den Körper und den Geist.

In den traditionellen Yogatexten werden die einzelnen Körper *maya kosha* genannt. *Maya* bedeutet „Illusion", *kosha* „Hülle". Es gibt fünf dieser Körper, die das reine Selbst, das innere Licht einhüllen. Nur das innere Licht ist unveränderlich; alles andere ist ebenso illusorisch wie die Umwelt, weil es sich ständig verändert.

Sie müssen jede Hülle systematisch von außen nach innen entspannen, damit Sie völlig gesund werden. Dabei ist es hilfreich, wenn Sie wissen, was Sie in den fünf Stadien der Entspannung erwartet. Anfangs erreichen die meisten Leute nur die beiden ersten Stadien; aber Sie sollten versuchen, noch tiefer zu dringen. Denken Sie an ein Labyrinth: Sie treten von außen ein (am äußeren Kreis) und folgen den gewundenen Pfaden nach innen. Vielleicht ruft ein Geräusch oder eine körperliche Empfindung Sie in die Außenwelt zurück; aber Sie wenden sich sofort wieder nach innen, bis Sie das Zentrum erreichen, wo Sie endlich Frieden finden. Dann beginnt die Rückreise, und wenn Sie wieder in der äußeren Welt sind, fühlen Sie sich irgendwie anders, entspannter, im Alltag bewusster.

Der materielle Körper

Die Hülle, die wir als materiellen Körper bezeichnen, heißt im Sanskrit *anna maya kosha*, Körper der Nahrung. Wir sagen meist nur „Körper" dazu. Dieser Körper besteht aus Knochen, Muskeln, Organen und Blut, und alles ist hübsch in Haut verpackt und mit Haaren und Nägeln geschmückt. Die Sojabohnen, die Sie gestern gegessen haben, werden morgen zu Zähnen und Haaren. Der materielle Körper wird von der Haltung, von Temperaturschwankungen, von Bewegungen und von Speisen und Getränken beeinflusst. Meist nehmen wir ihn erst dann zur Kenntnis, wenn er schmerzt oder wenn wir still sitzen oder liegen. Dann flüstert oder schreit er uns zu, wie er sich fühlt. In der Regel ignorieren wir den Körper und kehren nach dem nächtlichen Schlaf zu unseren guten und schlechten Gewohnheiten zurück. Wenn sich Stress ansammelt, akzeptieren wir die körperlichen Symptome, die er auslöst, als normal. Das Alter wird zum Synonym für Schmerzen und Steifheit.

Wenn wir lernen, den materiellen Körper von seinen Verspannungen zu befreien, kehrt die Geschmeidigkeit und mit ihr ein Gefühl der Jugendlichkeit zurück.

Um einen chronisch verspannten Muskel zu lockern, strecken wir ihn so, dass er noch straffer wird. Eine übertriebene Bewegung in Richtung der Spannung erleichtert die Entspannung. Es ist, als würden wir Feuer mit Feuer bekämpfen. Wir lockern Verspannungen durch Überspannung. Spannen Sie den Körper bewusst an, und entspannen Sie ihn dann. Alle Körperteile sollten gleich angespannt sein. Anschließend spüren Sie diejenigen Muskeln auf, die immer noch verspannt sind. Diese spannen Sie dann einzeln an, und lockern sie wieder. Während des Alltags sind wir nicht so aufmerksam, sondern belasten den Körper ständig.

In diesem ersten Stadium der Entspannung fließt die Energie durch die Gliedmaßen nach innen. Sobald wir den Beinen Energie entziehen, lösen wir zeitweilig unsere Verbindung mit der Schwerkraft und ziehen uns weiter nach innen zurück.

Müssen Sie tagsüber viel gehen oder stehen? Wenn Sie die Beine von den Zehen bis zu den Hüften anspannen, können Sie feststellen, wo sie verspannt sind. Ist die Innenseite oder die Außenseite des Beines stärker angespannt? Manchmal ist ein Bein lockerer als das andere. Benutzen Sie beim Autofahren meist nur ein Bein? Fühlt dieses Bein sich jetzt verspannt an? Wenn wir uns regelmäßig entspannen, gehen wir mit dem Körper bewusster um. Wenn wir die Energie in den Beinen harmonisieren können, sind wir auch imstande, die Beine harmonisch zu benutzen, und diese Ausgewogenheit gibt uns Stabilität bei *allem*, was wir tun.

Die Beine beeinflussen den unteren Teil des Rückens. Wenn die Muskeln eines Beines verspannt sind, spüren wir das im Kreuz, und wenn wir die Beine bewegen und entspannen, profitiert auch der Rücken davon. Wenn Sie den ganzen Tag auf einem Stuhl sitzen und die Beine übereinanderschlagen, belasten Sie den Rücken und behindern die Durchblutung der Beine und Füße, sodass sie manchmal anschwellen. Achten Sie darauf, wie Sie sitzen: aufrecht oder mit gestauchtem Kreuz. Yogis glauben, das Kreuzbein sei unser Energiespeicher, der Sitz Kundalinis. Wenn Sie sitzen, kann die Energie nicht mehr ungehindert nach oben fließen, es sei denn, Sie sitzen gerade.

In Asien leiden die Menschen viel seltener an Rückenbeschwerden. Das liegt unter anderem daran, dass sie selten auf Stühlen sitzen. Einmal kaufte ich in einem Supermarkt in San Francisco ein. In dieser Stadt leben viele Asiaten. Als ich um einen Kleiderständer herumging, stieß ich fast mit einer freundlich aussehenden Frau im mittleren Alter zusammen, die auf dem Fußboden hockte. Sie lächelte und sagte, sie sei mit ihrer Tochter einkaufen gegangen und müde geworden; darum habe sie sich einfach hingehockt, um sich auszuruhen und den Rücken zu entspannen. Ich hielt das für eine vernünftige Idee. Die meisten von uns kämen nicht auf den Gedanken, sich in einem Kaufhaus auf den Boden zu hocken – unser Körper findet das nicht bequem, und unser Verstand fragt: „Was werden die Leute sagen?"

Wenn wir die Arme und die Hände entspannen, spüren wir die Verspannung, die entsteht, wenn wir eine Handtasche, eine Aktentasche oder ein Paket tragen oder auch nur Golf spielen. Jede wiederholte Bewegung, jede Belastung des Handgelenks, der Ellbogen oder des Armes kann Störungen auslösen, vor allem bei einseitigem Sport. Das Karpaltunnelsyndrom kommt immer häufiger vor, weil wir die Arme nicht bewegen, während die Finger auf einer Tastatur schreiben.

Wenn Sie die Hände und Finger strecken, merken Sie, dass sie sich in fünf Richtungen bewegen lassen. Wie viel Raum ist zwischen jedem Finger und den Handknochen? Wie weit können Sie die Finger nach hinten biegen? Bei den meisten Menschen befinden sich die Hände ständig in Greifhaltung oder sind zur Faust geballt. Wollen wir etwas festhalten oder kämpfen? Wie fühlt es sich an, wenn Sie die Hand bewusst zur Faust ballen? Achten Sie darauf, wie die Hand, das Handgelenk und dann der Unterarm sich verspannen. Ihnen folgen der Ellbogen, der Oberarm, die

Schultern und das Schulterblatt. Vielleicht sind geballte Fäuste daran schuld, dass unsere Schultern meist straff gespannt sind.

Achten Sie während des Tages darauf, ob die Hände zu Fäusten geballt oder locker sind. Wenn Sie die Handflächen nach oben drehen, befinden sich die Hände in einer empfangenden Position, und der Geist wird ebenfalls empfänglicher. Wegen unserer alltäglichen Haltungen und Gewohnheiten sind die Schultern und der Brustkorb einwärts gekrümmt. Wir tragen eine große Last auf den Schultern, um unser Herz vor neuen oder alten Schmerzen zu bewahren, und wir schleppen alte seelische Wunden mit uns herum. Dadurch sehen wir älter und müder aus. Wenn die Handflächen nach oben zeigen, bewegen sich die Schultern und der Brustkorb nach außen und entspannen sich. Außerdem werden sie „empfangsbereit".

Der Bauch – er reicht vom Beckenknochen bis zum Brustbein – hüllt weiche, verletzliche Organe ein und schützt sie. Die heutige Mode verlangt zwar einen straffen Bauch, aber das sollte auf den Muskeltonus zurückzuführen sein, nicht auf unser eifriges Bemühen, den Bauch einzuziehen. Wir müssen den Bauch entspannen, damit wir mühelos ein- und ausatmen können (auf die Atmung gehe ich später noch ein). Anspannung und Furcht machen die Bauchdecke hart. Wenn wir sie entspannen, stoßen wir oft einen Seufzer aus: „Ahhhh!"

Unter den kräftigen Rippen und Muskeln befinden sich die empfindlichen Lungen und das Herz. Wenn Sie einatmen, weiten sich Brustkorb, Rippen und Muskeln, und die Lungen füllen und wölben sich. Wenn Sie ausatmen, entspannen sich Brust, Rippen und Muskeln; die Lungen erschlaffen, und die Atmung wird sanfter.

Bei den meisten Menschen sind die Schultern ständig verspannt und fast bis zu den Ohren hochgezogen. Offenbar haben wir zu viele Sorgen geschultert. Viele Leute tragen schwere Schultertaschen oder klemmen den Telefonhörer zwischen Hals und Schulter, und das stundenlang. Wenn wir die Last von den Schultern werfen, fühlen wir uns entspannter und glücklicher und sehen auch so aus.

Wir brauchen viel Energie, um aufrecht zu bleiben. Im Sitzen wie im Stehen müssen wir die Schwerkraft überwinden. Der Rücken und die Wirbelsäule tragen einen großen Teil dieser Last und leiden allzu oft an Schmerzen.

Der Hals speichert Verspannungen, weil die Gedanken und Gefühle vom Kopf ins Herz und vom Herz zum Kopf wandern. Körperliche und seelische Anspannung im Hals führt zu Steifheit und Schmerzen.

Das Gesicht spiegelt den Geist wider. Wenn Sie ein Gesicht genau betrachten, sehen Sie darin Freude, Angst und Sorgen. Betrachten Sie

Ihr Gesicht am Ende eines harten Tages im Spiegel, und vergleichen Sie es mit den Fotos von Ihrem Sommerurlaub. Ein offenes Gesicht und strahlende Augen drücken Vitalität aus, unabhängig vom chronologischen Alter. Kosmetika können die Verspannung nicht beseitigen, die das Gesicht verrät. Prüfen Sie, ob Ihr Gesicht glatt und entspannt oder hart und verspannt aussieht.

Pressen Sie die Kiefer zusammen, wenn Sie angespannt sind, oder knirschen Sie gar nachts mit den Zähnen? Wie sieht das Gesicht aus, wenn Sie die Zähne derart zusammenbeißen? Wenn Kiefer und Lippen leicht geöffnet und locker sind, sieht auch das Gesicht entspannt aus, und Sie fühlen sich besser. Bei leicht geöffneten Lippen spüren Sie eine sanfte Kühle an der Innenseite der Lippen.

Die Sinnesorgane, vor allem die Augen, versorgen uns mit Informationen aus der Außenwelt. Wir verbringen viel Zeit mit Fernsehen, Computerarbeit, Lesen und Autofahren. Erlauben Sie den Augen, sich immer wieder zu entspannen, damit sie ihre Schärfe behalten und nicht schmerzen. Sorgenfalten auf der Stirn können Sie glätten, wenn Sie sich eine imaginäre Hand vorstellen, die Verspannungen und Probleme wegwischt.

Wenn Sie jeden Muskel des Körpers anspannen und lockern, befreien Sie die Energie im materiellen Körper. In lockerem Zustand fühlt sich der materielle Körper schwer an.

Der Energiekörper

Die nächste „Hülle" ist *prana maya kosha*, der Energiekörper. Prana ist in China als *chi* bekannt. Wir nehmen diese Energie als Aura oder Kraftfeld des materiellen Körpers wahr. Diesem Feld verdanken wir es, dass wir uns bewegen können und dass der physische Organismus arbeitet. Selbst das teuerste Auto bewegt sich ohne Treibstoff nicht von der Stelle, und für den materiellen Körper gilt das gleiche. Das Prana ist der Treibstoff des Körpers und seines Geistes.

Nutzen Sie Ihre Energie gut? Brauchen Sie Anregungsmittel wie Kaffee, Tee, Schokolade oder Zucker, um den Tag durchzustehen? Haben Sie am Abend noch einen Energievorrat, oder sind Sie völlig erschöpft? Sagen Sie oft „Ich habe keine Energie mehr" oder „Ich bin fix und fertig"?

Der Energiekörper ist sehr fein und dennoch sehr stark. Da er weder Muskeln noch Knochen besitzt, müssen wir ein wenig genauer hinsehen, um seine Anatomie und Physiologie zu verstehen. Rein äußerlich ist das Fließen der Energie als Atmung zu beobachten. Wenn wir atmen, nehmen wir mit der Luft auch Prana auf, also Lebenskraft. Die Luft wird im ganzen Körper verteilt, sodass Prana in die Zellen, Organe und Knochen sowie in die Räume zwischen ihnen eindringen kann. Unter der sanften Führung des Geistes kann die Atmung die Zellen mit vitaler Energie versorgen und Verspannungen lösen.

In meinen Kursen gebe ich den Teilnehmern manchmal diese Anleitung: „Atmet ein, und atmet dann durch die Zehen aus." Fast immer meldet sich ein aufmerksamer Zuhörer und fragt: „Wie können denn die Zehen atmen?" Wenn wir uns den Körper als festen Gegenstand vorstellen, kommt nichts in ihn hinein und nichts aus ihm heraus. Aber wir wissen, dass es auch Zellzwischenräume gibt. Haben Sie schon einmal ein Hautteilchen unter einem Mikroskop betrachtet? Dann haben sie große Abstände zwischen den Zellen gesehen. Lauert dort etwa Prana? Wenn wir atmen und vor dem geistigen Auge Energie in die Zehen leiten, lösen wir Verspannungen und schaffen größere Zwischenräume. Die frische, vitale Energie drückt sozusagen die Anspannung hinaus.

Durch den Energiekörper erfahren wir die Macht der bewussten Atmung. Wenn wir voll einatmen, vertreibt die folgende volle Ausatmung den Stress.

Wenn wir den Atem durch die Beine in die Zehen und von dort nach außen lenken, löst er Verspannungen in den Muskeln, Knochen, Sehnen und Nerven der Beine und Füße. Das gleiche können wir mit den Fingern, Händen und Armen bis zu den Schultern tun. Der Atem gleicht dem Wasser; er sickert in die Beine und tropft aus den Zehen hinaus, wobei er Verspannungen mitnimmt. Wenn die Gliedmaßen völlig entspannt sind, werden sie schwer und ziehen den übrigen Körper wie Anker mit nach unten. Dadurch wird der ganze Körper schwer und still und kann sich mühelos entspannen. Auch die Vorderseite des Körpers wird auf diese Weise weich und nachgiebig. Der Rücken und die Wirbelsäule verschmelzen mit dem Fußboden und entspannen sich vollständig.

Die bewusste Atmung glättet die Linien und Falten im Gesicht, sodass es sorgenfrei und zufrieden aussieht. Sie entspannt auch den Geist und beruhigt die Gedanken.

Sie können sich also tiefer entspannen, wenn Sie auch auf den Energiekörper einwirken. Dann wird der ganze Körper schwer wie ein schlafendes Kind, das sich nicht um die hektische Welt kümmert. Wenn Sie ein schlafendes Kind hochheben, merken Sie, wie schwer es sich anfühlt. Erwachsenen fällt es selbst im Tiefschlaf schwer, sich völlig zu entspannen. Es ist kein Wunder, dass Kinder morgens und nach einem Nickerchen voller Energie aufwachen. Wenn wir uns entspannen können wie die Kinder, wachen wir ebenfalls energiegeladen auf.

Wenn die Energie in die feinstofflichen Körper fließt, wird der materielle Körper schwer. Das kann anfangs eine unangenehme Erfahrung sein; aber nach einer Weile genießen wir die tiefe Entspannung. Dann können wir zur nächsten „Hülle“ übergehen.

Der Körper des Geistes und der Sinne

Die nächste Hülle ist *mano maya kosha*, der Körper des Geistes und der Sinne. Dort sind unsere Gedanken und Gefühle zu Hause, und dort speichern wir alles, was wir gelernt und wahrgenommen haben, zum Beispiel Sinneseindrücke, Rechtschreibung, Mathematik, Vorlieben und Abneigungen. Wenn der materielle Körper müde ist und sich ausruhen möchte, wendet der Verstand oft ein: „Du kannst jetzt nicht schlafen. Du musst arbeiten. Trink eine Tasse Kaffee.“

Um diesen Körper zu erreichen, benutzen wir wieder die Atmung, diesmal die sanfte, natürliche Atmung. Wir lenken den Atem in verschiedene Teile dieses Körpers, dorthin, wo wir Gedanken, Erinnerungen, Schmerz und Kummer speichern. Jedes Mal, wenn wir körperlich oder seelisch verletzt werden, bleiben in diesem Körper Narben zurück. Vielleicht haben Sie sich schon einmal beim Schälen eines Apfels in den Finger geschnitten. Dann waren Sie gewiss noch lange nach der physischen Heilung besonders vorsichtig. Vielleicht ist eine physische Narbe zurückgeblieben und erinnert Sie an die Verletzung. Aber es bleibt auch eine seelische Wunde.

Wahrscheinlich kennen Sie die Geschichten vom Phantomschmerz. Ein Arm, ein Bein oder ein Finger wird amputiert, aber der Betroffene spürt immer noch Schmerzen im gar nicht mehr vorhandenen Körperteil. Dieses Phänomen ist wissenschaftlich nachgewiesen. Wo befinden sich diese Schmerzen? Sie entstehen im subtilen Körper des Verstandes und der Sinne.

Wenn Sie sich entspannen, werden Narben geglättet und die Wunden des materiellen Körpers und der feinstofflichen Körper heilen. Dabei können viele Gedanken und Gefühle aus der Tiefe an die Oberfläche des Bewusstseins steigen. Bleiben Sie entspannt, und lassen Sie sie vorüberziehen.

Eine liebe Freundin spürte eine leichte Übelkeit. Sie hatte vier Kinder und glaubte, sie sei wieder schwanger. Nach ein paar Tagen gewöhnte sie sich an das Gefühl, denn es war ihr ja vertraut. Um sich Gewissheit zu verschaffen, ging sie zum Gynäkologen, der ihr nach einer Untersuchung versicherte: „Sie sind nicht schwanger – wahrscheinlich erkältet oder müde." Auch ein chemischer Test war negativ.

Als sie vom Arztbesuch zurückkam und uns über das Ergebnis informierte, lachten wir alle. Warum sollte sie die Meinung eines anderen – selbst eines Arztes mit langer, gründlicher Ausbildung – höher bewerten als ihr Wissen um den eigenen Körper? Sie wusste aus innerer Erfahrung, was auf der zellularen Ebene mit ihr geschah, und sie musste sich selbst vertrauen. Acht Monate später kam ihr fünftes Kind zur Welt.

Die Schwere des materiellen Körpers, die wir in den beiden ersten Stadien der Tiefenentspannung verspürten, weicht nun einem Gefühl der Leichtigkeit, ja des Schwebens. Ich habe Schüler beobachtet, deren Arme oder Beine tatsächlich in der Luft schwebten und erst dann hörbar zu Boden fielen, als sie sich ihres materiellen Körpers wieder bewusst wurden.

Es ist interessant, die Bewegungen der Gedanken durch einen stillen Körper zu verfolgen. Der Atem ist eindeutig das greifbare Bindeglied, das zuerst den Körper, dann den Geist entspannt.

Achten Sie darauf, welcher Körperteil sich zuerst leicht anfühlt und welche Körperteile zögern, zum nächsten Stadium überzugehen. Es ist manchmal aufschlussreich, die Gründe zu erforschen, wenn in einem bestimmten Körperteil Schwere, Schmerzen oder Beschwerden zurückbleiben. Liegt es an der Haltung, an Bewegungen bei der Arbeit oder an den Gefühlen? Da der Hals den Kopf mit dem Herzen verbindet, kann es dort zu Blockaden kommen. Konflikte zwischen dem Verstand und den Gefühlen können daher Nackenschmerzen auslösen. Blockaden, welche die Atmung behindern, verraten eine Menge darüber, wie Sie denken und fühlen.

Wenn wir unter Stress stehen, atmen wir schnell und flach. Wir neigen dazu, den Atem anzuhalten und den Bauch anzuspannen. Sobald wir lernen, uns tief zu entspannen, weiten wir den Brustkorb und den Bauch langsam und vollständig. Die längere Ausatmung fördert die Entspannung und gibt uns das Gefühl, dass wir Zeit haben und loslassen können. Einatmung und Ausatmung, aber auch Gedanken und Gefühle folgen dann einem natürlichen Rhythmus.

Wir können den Atem so lenken, dass er feine Spannungen, Gedanken, Erinnerungen und Wunden aus den Beinen und Füßen entfernt. Als Kind sind Sie oft gefallen und haben sich am Knie oder am Knöchel verletzt, und vielleicht haben Sie sich deswegen geschämt. Diese alten Narben lassen sich beseitigen.

Wenn Sie den Atem sanft in die Arme und Hände leiten, sollten Sie versuchen, alte Gefühle loszulassen. Das Leben gleicht einer Berg-und-Tal-Bahn, und wir klammern uns furchtsam fest. Denken Sie darüber nach, wen oder was Sie auf ihren verspannten Schultern tragen.

Wurden Sie je im Becken oder Bauchraum verletzt oder operiert? Auf der feinstofflichen Ebene können Sie die geistigen Wunden heilen. Wir speichern so vieles im Bauch, dass wir Gedanken und Gefühle von Zeit zu Zeit loslassen müssen.

Im Brustkorb und in den Lungen können Sorgen und Trauer gespeichert sein. Wenn Sie das Herz in heilende Energie hüllen, kann es sich von seelischen Schmerzen befreien. Der Rachen löst jedes Wort auf, das wir nicht aussprechen konnten oder aus Furcht zurückhielten. Wenn die vordere Seite des Körpers sich weich und leicht anfühlt, haben Sie negative Gedanken und Bilder aus dem *mano kosha* entfernt.

Bei Rückenschmerzen sind Operationen oft erfolglos, vielleicht deshalb, weil die Schmerzen nicht nur im materiellen Körper sitzen. Rückenschmerzen können auch durch Muskel- und Nervenschmerzen ausgelöst werden, und die Gedanken spielen ebenfalls eine Rolle. Die sanfte Atmung kann den Rücken und die Wirbelsäule von Gedanken und Gefühlen befreien. Manche Menschen verbergen alten Kummer zwischen den Schulterblättern, im Nacken und hinter dem Herzen. Wenn er freigesetzt wird, können das Herz und der Kopf ihren Dialog wieder aufnehmen.

Welche Geschichten erzählt Ihr Gesicht? Strahlt es Zufriedenheit aus? Sind die Kiefer und der Mund verspannt? Werden die Augen sanfter, wenn sie von unangenehmen Bildern befreit sind? Woran erinnern Sie die Sorgenfalten auf der Stirn?

Wenn der Körper des Verstandes emotionalen Ballast abwirft, fühlt er sich leichter an.

Der Körper der höheren Weisheit

Die nächste „Hülle" ist *vijnana maya kosha*, der Körper der höheren Weisheit. Wir alle tragen höhere Weisheit in uns. Manchmal nennen wir sie Wissen oder Intuition. Es ist schwierig, diese Weisheit zu nutzen und ihr zu vertrauen. Lieber fragen wir andere Leute oder lesen Ratgeber, damit wir erfahren, was wir denken und fühlen und wie wir uns heilen sollen.

Wenn wir den Körper und den Geist entspannen, kann das größere innere Wissen aufsteigen. Manche Menschen haben dadurch wichtige Erkenntnisse über sich selbst und ihre Heilung empfangen.

Gina, eine Bekannte von mir, nutzte die Tiefenentspannung, um ihre innere Heilkraft zu mobilisieren, sodass ihr Immunsystem den Krebs besiegen konnte. Eifrig und liebevoll entspannte sie sich jeden Tag dreißig Minuten. Eines Tages hörte sie dabei ständig ein Wort, und aus dem Wort wurde ein Name mit dem Zusatz „Doktor". Der Name blieb ihr auch nach der Entspannung im Gedächtnis. Da sie nicht daran glaubte, dass sie im Zustand der Entspannung „Botschaften" empfangen konnte, ging sie wieder an ihre tägliche Arbeit. Aber sie hörte den Namen immer wieder, und schließlich suchte und fand sie ihn im örtlichen Telefonbuch. Ihre Hand zitterte, als sie die Nummer wählte.

„Praxis Dr. X. Kann ich Ihnen helfen?"

Gina zögerte; dann sagte sie: „Ich weiß, es hört sich verrückt an, aber …" Und dann erzählte sie ihre Geschichte. Die folgende Stille dauerte so lange, dass Gina unruhig wurde. Dann erfuhr sie, dass Dr. X erst in der vorigen Woche ein neues Heilmittel gegen diese Krebsart entdeckt habe. „Möchten Sie einen Termin haben?"

Wenn wir vom entspannten Körper befreit sind, fühlen wir uns leicht und gewichtslos. Wir lösen uns vom Intellekt, von den Sinnen, Gedanken und Gefühlen. Der Geist wird zu einem Kristall, der alles, was wir sehen, klar widerspiegelt, ohne sich von unseren Neigungen und Abneigungen, Vorurteilen und Träumen beeinflussen zu lassen. Diese Bewusstheit erfüllt uns mit einer seltenen Form von Energie, die nichts mit äußeren Erscheinungen zu tun hat. Wir sind offen für unser höheres Wissen.

Das Prana, das wir nicht mehr für Bewegungen oder Gedanken benötigen, wird gespeichert. Wir brauchen und verbrauchen wenig Energie. Das Konto auf der Prana-Bank wird voll. So erfahren wir *vijnana maya kosha*, den Körper des Wissens.

Der Körper der Freude

Die nächste „Hülle" ist *ananda maya kosha*, der Körper der Freude. Wir begeben uns an den Ort der Stille, des Friedens und des Glücks, den wir tief in unserem Inneren finden. Dort schmecken wir das wahre Selbst.

Vielleicht haben Sie diesen Ort schon einmal gefunden, als sie einen Sonnenuntergang bewunderten oder einem neugeborenen Kind in die Augen schauten. Das waren kurze Momente des Glücks. Dichter und Weise schreiben seit Jahrtausenden darüber. Aber die meisten Menschen haben keine Zeit, nach diesem Ort zu suchen. In der tiefen Entspannung können Sie die Stille genießen, ohne körperliche Empfindungen, ohne Atmung und ohne Gedanken. Dort finden Sie eine unerschöpfliche Energiequelle, die eine innere Heilung ermöglicht.

Die Rückkehr

Am Ende der Tiefenentspannung müssen Sie sich des Körpers und des Geistes wieder bewusst werden. Das ist ebenso wichtig wie die Entspannung selbst. Gehen Sie sanft vor, und beobachten Sie, wie die Energie mit dem Atem in alle Körperteile strömt und sie aufweckt. Der Körper ist mit frischer, vitaler Energie geladen. Wecken Sie den materiellen Körper auf, indem Sie die Energie zuerst in die wichtigen Organe und dann in die Gliedmaßen leiten. Je langsamer Sie wach werden, desto leichter fällt es Ihnen, die einzelnen Körper und die Entspannungswirkung zu integrieren.

Wenn Sie sehr tief entspannt sind, kann gelegentlich Furcht auftreten. Verliere ich etwa meine Identität? Finde ich zurück, wenn ich meinen materiellen Körper verlasse und eine kurze Reise unternehme? Aber es ist gar nicht ungewöhnlich, den Körper zu verlassen. Wir alle tun es nachts, wenn wir träumen, und oft kehren wir beim Klingeln des Weckers jäh zurück. Meist wissen wir allerdings nicht, dass wir „ausgegangen" waren.

Um diese Ängste zu lindern, holen Sie ein paar Mal tief Luft, und schon befinden Sie sich wieder in Ihrem Körper.

Wie fühlten Sie sich vor einer tiefen Entspannung, und wie fühlen Sie sich danach? Die Energie beeinflusst den Körper, dieser den Geist und dieser das ganze Leben.

Wach bleiben

Wenn Sie tief entspannt sind, befinden Sie sich in einer Nische zwischen Wachzustand und unbewusstem Schlaf. Aber Sie sind sich Ihrer selbst völlig bewusst, denn nur dann spüren Sie die heilende Wirkung. Manche Menschen berichten, dass sie meine Audiokassetten seit einem Jahr hören und immer noch neue Worte darauf entdecken. Das macht mich misstrauisch, und darum möchte ich Ihnen einige Tipps geben, damit Sie während der Entspannung wach bleiben.

Wenn Sie jemanden schnarchen hören, könnten Sie es sein! Schnarchen ist ein sicheres Zeichen dafür, dass Sie eingeschlafen sind. Möglicherweise sind Sie einfach müde und brauchen mehr Schlaf – aber nicht, wenn Sie sich bewusst entspannen.

Wenn Sie dennoch während der Entspannung einschlafen, sollten Sie mit Ihrem Arzt sprechen. Vielleicht nehmen Sie zu viele Medikamente, oder Sie konsumieren zu viele Anregungsmittel (zum Beispiel Kaffee), die Ihnen nachts den Schlaf rauben.

Die folgenden Tipps helfen Ihnen, wach zu bleiben:

Entspannen Sie sich nicht im Bett, sondern auf dem Fußboden oder auf einem Stuhl. Die Matratze gibt einschläfernde Schwingungen ab.

Üben Sie, wenn Sie völlig wach sind, zum Beispiel morgens anstatt abends.

Beugen Sie einen Arm im Ellbogen, sodass Unterarm und Hand angehoben sind. Wenn Sie einschlafen, entspannt sich der Arm und fällt auf den Körper, und Sie wachen auf.

Spannen Sie eine Muskelgruppe an, etwa den Daumen und die Faust.

Lassen Sie die Augen halb oder ganz geöffnet, jedoch ohne sie zu bewegen. Bevor Sie einnicken, schließen sich die Augen langsam, und Sie können sich zusammenreißen. Die meisten Menschen können mit offenen Augen nicht schlafen.

Setzen Sie sich aufrecht auf einen Stuhl.

Wenn das alles nichts hilft, dann brauchen Sie den Schlaf wirklich. Genießen Sie ihn!

Die Vorbereitungen für die Entspannung

Bevor Sie mit der Tiefenentspannung beginnen, sollten Sie dafür sorgen, dass niemand Sie stört. Stellen Sie das Telefon ab. Schließen Sie die Zimmertür, und vergessen Sie die äußere Welt. Machen Sie Ihrer Familie (und Ihren Haustieren) klar, dass Sie sich ungestört entspannen wollen.

Es ist hilfreich, wenn Sie sich immer am selben Platz entspannen. Halten Sie zwei Decken, zwei Kissen, ein Tuch zum Bedecken der Augen, einen Kassettenrekorder und die Bänder bereit. Wenn Sie keine Kassette mit Anleitungen benutzen, hilft Ihnen sanfte Musik, unerwünschte Geräusche zu überdecken, sodass Sie sich nach innen wenden können.

Legen Sie sich auf eine gut gepolsterte Fläche, sodass Sie keine Druckpunkte spüren und keine Körperstelle weh tut. Spreizen Sie die Füße etwa schulterbreit, und legen Sie ein Kissen unter die Knie, damit das

Kreuz und der Bauch flach liegen. Unter den Kopf und den Nacken schieben Sie ein zusammengerolltes Handtuch. Die Arme liegen ein wenig vom Rumpf entfernt, und die Handflächen zeigen nach oben, wenn es nicht unbequem ist. Wenn es Ihnen lieber ist, können Sie auch auf der Seite liegen. In diesem Fall legen Sie je ein Kissen unter den Kopf und zwischen die Knie.

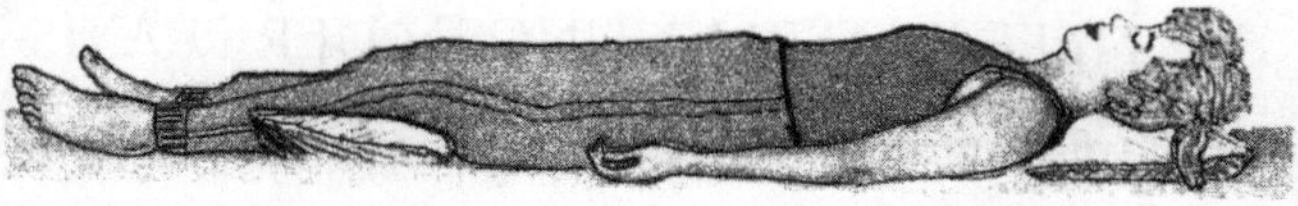

ENTSPANNUNG AUF DEM RÜCKEN

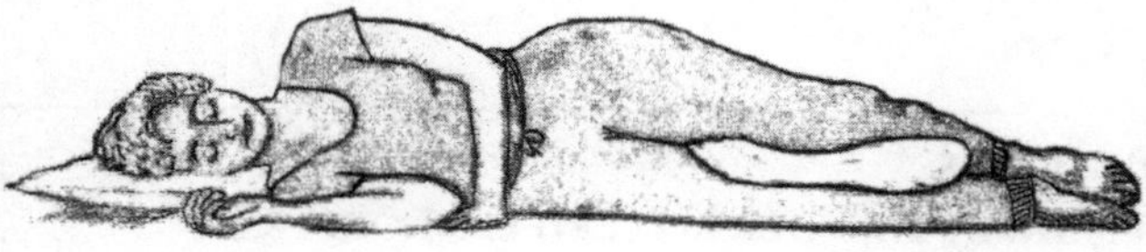

ENTSPANNUNG AUF DER SEITE

Legen Sie ein weiches Tuch oder ein Augenkissen auf die Augen, damit sie sich leichter entspannen. Augenkissen bestehen aus Seide und werden mit Leinsamen gefüllt; sie sind eine wunderbare Hilfe, weil sie die Augen in völlige Dunkelheit tauchen und beruhigen.

Wenn Sie auf einem Stuhl sitzen, sollten Sie gut abgestützt sein und die Füße leicht anheben.

Decken Sie sich zu, denn die Körpertemperatur und der Blutdruck sinken in der tiefen Entspannung, sodass Ihnen kühl wird. Die warme Decke gibt Ihnen außerdem ein angenehmes Gefühl der Sicherheit – wie damals im Kindergarten. Immer wieder fragen mich Schüler: „Dürfen wir Milch trinken und Kekse essen, wenn wir fertig sind?" Ja, aber Magermilch und Vollkornkekse!

Gönnen Sie sich diese Zeit der Entspannung. Sie haben alles getan, was zu tun war. Jetzt brauchen Sie nur noch loszulassen.

Da es schwierig ist, sich zu entspannen, wenn Sie die folgenden Zeilen lesen, empfehle ich Ihnen die Audiokassette *Deep Relaxation* aus der Serie *Abundant Well-Being.* Sie können den Text aber auch selbst auf Band sprechen und abspielen. Die Kassette hilft Ihnen, sich zu konzentrieren und später wieder wach zu werden. Sie brauchen dann nicht zu befürchten, dass Sie einschlafen oder einen wichtigen Termin verpassen.

Damit Sie die Früchte der tiefen Entspannung voll auskosten können, muss der Geist wach bleiben. Optimalen Nutzen dürfen Sie erwarten, wenn Sie sich zwanzig bis dreißig Minuten ungestört entspannen.

DIE TIEFE ENTSPANNUNG IN DER PRAXIS

Schließen Sie die Augen. Setzen oder legen Sie sich bequem hin. Jetzt können Sie vollständig loslassen.
Achten Sie darauf, ob eine Körperseite mehr Druck spürt als die andere oder ob sie verspannter ist. Denken Sie daran, gleichmäßig und sanft zu atmen, am besten durch die Nase.

STADIUM EINS: *ANNA MAYA KOSHA,* DER MATERIELLE KÖRPER

Konzentrieren Sie sich auf das rechte Bein. Strecken Sie es von der Hüfte bis zu den Zehen. Spannen Sie es an, und spüren Sie alle Muskeln von den Zehen bis zur Hüfte. Atmen Sie ein. Heben Sie das Bein ein paar Zentimeter hoch. Atmen Sie aus. Entspannen Sie das Bein. Drehen Sie es sanft hin und her, sodass es locker wird.
Konzentrieren Sie sich auf das linke Bein. Strecken Sie es von der Hüfte bis zu den Zehen. Spannen Sie es an, und spüren Sie alle Muskeln von den Zehen bis zur Hüfte. Atmen Sie ein. Heben Sie das Bein ein paar Zentimeter hoch. Atmen Sie aus. Entspannen Sie das Bein. Drehen Sie es sanft hin und her, sodass es locker wird.
Konzentrieren Sie sich auf den rechten Arm. Strecken Sie ihn, und spreizen Sie die Finger. Ballen Sie die Hand zur Faust. Spannen Sie den Arm und die Hand an, sodass Sie alle Muskeln von der Schulter bis zu den Fingern spüren. Atmen Sie ein. Heben Sie den Arm. Atmen Sie aus. Entspannen Sie den Arm. Drehen Sie ihn sanft hin und her, sodass er locker wird.
Konzentrieren Sie sich auf den linken Arm. Strecken Sie ihn, und spreizen Sie die Finger. Ballen Sie die Hand zur Faust. Spannen Sie den Arm und die Hand an, sodass Sie alle Muskeln von der Schulter bis zu den Fingern spüren. Atmen Sie ein. Heben Sie den Arm. Atmen Sie aus.

Entspannen Sie den Arm. Drehen Sie ihn sanft hin und her, sodass er locker wird.
Konzentrieren Sie sich auf das Gesäß. Atmen Sie ein. Spannen Sie die Gesäßmuskeln an, und spüren Sie die Spannung. Atmen Sie aus. Entspannen Sie sich. Spüren Sie den Boden, auf dem Sie liegen.
Konzentrieren Sie sich auf den Bauch. Atmen Sie ein. Spannen Sie die Bauchmuskeln an. Atmen Sie aus. Entspannen Sie sich.
Konzentrieren Sie sich auf den Brustkorb und die Lungen. Atmen Sie ein, und dehnen Sie die Brust und die Lungen. Atmen Sie aus, und entspannen Sie dabei die Brust, die Lungen und das Herz. Beobachten Sie, wie sanft und gleichmäßig die Atmung wird.
Atmen Sie ein. Schieben Sie die Schultern behutsam hinauf zu den Ohren. Atmen Sie aus, und entspannen sie sich.
Drehen Sie die Schultern sanft nach hinten, weg von den Ohren und auf das Kissen oder den Boden. Entspannen Sie sich.
Achten Sie auf den Hals. Drehen Sie den Kopf langsam und sanft nach rechts und links und zurück zur Mitte. Senken Sie das Kinn ein wenig auf die Brust. Lassen Sie den Kopf sein natürliches Zentrum finden. Entspannen Sie sich.
Konzentrieren Sie sich auf das Gesicht. Atmen Sie ein. Schließen Sie die Kiefer. Atmen Sie aus. Öffnen Sie die Kiefer. Entspannen Sie sich.
Beobachten Sie die Lippen und Wangen. Atmen Sie ein, spannen Sie sie an. Atmen Sie aus, entspannen Sie sich.
Konzentrieren Sie sich auf die Augen. Atmen Sie ein. Pressen Sie die Augen zusammen. Atmen Sie aus. Entspannen Sie sich.
Konzentrieren Sie sich auf die Stelle zwischen den Augenbrauen und der Stirn. Atmen Sie ein. Heben Sie die Augenbrauen. Atmen Sie aus. Entspannen Sie sich. Fühlen Sie, wie eine imaginäre Hand Verspannungen und Sorgenfalten von der Stirn wischt. Lassen Sie das Gesicht glatt und weich werden.
Achten Sie darauf, wie schwer der entspannte materielle Körper wird, wenn er von seinen angespannten Muskeln befreit wird.

STADIUM ZWEI: *PRANA MAYA KOSHA*, DER ENERGIEKÖRPER

Atmen Sie tief ein. Atmen Sie aus, und leiten Sie den Atem durch die Beine in die Füße. Entspannen Sie die Füße noch mehr.

Atmen Sie tief ein. Atmen Sie aus, und leiten Sie den Atem in die Knöchel.
Atmen Sie tief ein. Atmen Sie aus, und leiten Sie den Atem in die Waden und Schienbeine.
Atmen Sie tief ein. Atmen Sie aus, und leiten Sie den Atem in die Knie.
Atmen Sie tief ein. Atmen Sie aus, und leiten Sie den Atem in die Oberschenkel und Hüften. Lassen Sie jede Verspannung und jedes Unbehagen los.
Atmen Sie wieder normal.
Achten Sie darauf, wie schwer die entspannten Füße und Beine werden.
Atmen Sie tief ein. Atmen Sie aus, und leiten Sie den Atem durch die Arme in die Finger. Entspannen sie Muskeln, Nerven und Knochen noch mehr.
Atmen Sie tief ein. Atmen Sie aus, und leiten Sie den Atem in die Hände.
Atmen Sie tief ein. Atmen Sie aus, und leiten Sie den Atem in die Handgelenke.
Atmen Sie tief ein. Atmen Sie aus, und leiten Sie den Atem in die Unterarme.
Atmen Sie tief ein. Atmen Sie aus, und leiten Sie den Atem in die Ellbogen.
Atmen Sie tief ein. Atmen Sie aus, und leiten Sie den Atem in die Oberarme und Schultern. Lassen Sie jede Verspannung und jedes Unbehagen los.
Atmen Sie wieder normal.
Achten Sie darauf, wie schwer die entspannten Hände und Arme werden.
Alle Gliedmaßen sind nun schwer und still; sie halten den ganzen Körper wie Anker fest.
Atmen Sie tief ein. Atmen Sie aus, und leiten Sie den Atem in das Gesäß.
Atmen Sie tief ein. Atmen Sie aus, und leiten Sie den Atem in das Becken und seine Organe.
Atmen Sie tief ein. Atmen Sie aus, und leiten Sie den Atem in den Bauch und seine Organe. Befreien Sie die blockierte Energie im Becken und im Bauchraum.
Atmen Sie tief ein. Atmen Sie aus, und leiten Sie den Atem in die Brust, in die Lungen und ins Herz.

Atmen Sie tief ein. Atmen Sie aus, und leiten Sie den Atem in den Rachen. Atmen Sie wieder normal.
Achten Sie darauf, wie weich die vordere Seite des Körpers wird.
Atmen Sie tief ein. Atmen Sie aus, und leiten Sie den Atem in den unteren Rücken und in die Wirbelsäule, in jeden Wirbel, Muskel und Nerv.
Atmen Sie tief ein. Atmen Sie aus, und leiten Sie den Atem in den oberen Rücken, in die Wirbelsäule und in den Bereich zwischen den Schulterblättern und dem Herzen.
Atmen Sie tief ein. Atmen Sie aus, und leiten Sie den Atem in die Schultern, in den Hals und in die Schädelbasis. Atmen Sie wieder normal.
Achten Sie darauf, wie der Rücken entspannt auf den Boden sinkt.
Atmen Sie tief ein. Atmen Sie aus, und leiten Sie den Atem in das ganze Gehirn.
Atmen Sie tief ein. Atmen Sie aus, und leiten Sie den Atem in die Kiefer. Lassen Sie jede Verspannung und jedes Unbehagen los.
Atmen Sie tief ein. Atmen Sie aus, und leiten Sie den Atem in die Lippen und in die Zunge.
Atmen Sie tief ein. Atmen Sie aus, und leiten Sie den Atem in die Wangen und in die Nase.
Atmen Sie tief ein. Atmen Sie aus, und leiten Sie den Atem in die Augen, hinter die Augen und in die Augenlider. Die Augen werden ganz weich.
Atmen Sie tief ein. Atmen Sie aus, und leiten Sie den Atem in die Stirn und in die Schläfen.
Atmen Sie tief ein. Atmen Sie aus, und leiten Sie den Atem in die Seiten des Kopfes und in die Ohren.
Atmen Sie tief ein. Atmen Sie aus, und leiten Sie den Atem in die Kopfhaut. Atmen Sie wieder normal. Das ganze Gesicht wird weich und glatt wie das Gesicht eines Babys.
Beobachten Sie den Körper. Wenn ein Körperteil nicht völlig entspannt ist, gehen Sie zu ihm zurück. Atmen Sie tief ein. Atmen Sie aus, und lösen Sie die Verspannung auf.
Spüren Sie, wie schwer der entspannte Körper geworden ist. Arme, Beine, Rücken und Kopf sind schwer. Sie können sich bewegen, wann immer Sie wollen; aber Sie wollen nicht. Genießen Sie das Gefühl des Loslassens.

STADIUM DREI:
MANO MAYA KOSHA, DER KÖRPER DES GEISTES UND DER SINNE

Beobachten Sie wieder die Atmung – sie wird ganz ruhig, während der Körper sich entspannt. Beobachten Sie die Atmung, ohne sie zu beeinflussen. Sie kommt und geht mühelos. Sie ist so sanft, dass Sie kaum spüren, wie der Brustkorb sich hebt.

Lenken Sie diesen sanften Atem, sodass er subtile Verspannungen, Gedanken, Gefühle und Erinnerungen aus den Fingern, Händen, Handflächen, Unterarmen, Ellbogen und Oberarmen entfernt. Lassen Sie los, was Sie mit Armen und Händen festhalten. Leiten Sie den sanften Atem in die Schultern. Werfen Sie jede Last ab. Entspannen Sie sich tiefer.

Leiten Sie den sanften Atem in das Gesäß und in das Becken, in den Bauch, in den Brustkorb, in die Lungen und ins Herz. Lassen Sie alten Schmerz los. Leiten Sie den Atem in den Hals, und lassen Sie alle ungesagten Worte los. Entspannen Sie sich tiefer.

Leiten Sie den sanften Atem in die Basis der Wirbelsäule, dann langsam nach oben. Lassen Sie tiefsitzenden Schmerz hinter dem Herzen los. Entspannen Sie die Schultern noch mehr, und lockern Sie den Hals, sodass er eine offene Verbindung zwischen Kopf und Herz ist. Entspannen Sie sich tiefer.

Entspannen Sie die Kiefer, die Wangen und die Nase noch tiefer. Die Augen werden weicher und blicken nach innen. Entspannen Sie auch die Augenlider, die Stirn und die Ohren. Die Ohren lauschen jetzt den inneren Lauten. Entspannen Sie die Kopfhaut und das ganze Gehirn. Beobachten Sie, wie das letzte Bisschen Verspannung den Körper durch den Scheitel verlässt.

Leiten Sie den sanften Atem in den Geist und in die Gedanken. Entspannen Sie sich tiefer.

STADIUM VIER:
VIJNANA MAYA KOSHA, DER KÖRPER DER HÖHEREN WEISHEIT

Beobachten Sie, wie der sanfte Atem in den Körper strömt und ihn verlässt.

Beim Einströmen bringt er Lebenskraft und heilende Energie mit.
Beim Ausströmen nimmt er Gedanken, Gefühle und Verspannungen mit.
Achten Sie darauf, wie leicht Sie sich fühlen, losgelöst vom Körper, vom Geist und von der äußeren Welt.
Bleiben Sie eine Minute lang ganz still.

STADIUM FÜNF: *ANANDA MAYA KOSHA*, DER KÖRPER DES GLÜCKS UND DER FREUDE

Ziehen Sie sich weiter ins Herz zurück, an den Ort der Stille, des Friedens und der Freude. Das ist Ihr Ort der tiefsten Entspannung, eine Quelle heilender Energie. Gehen Sie an diesen Ort, und ruhen Sie sich aus.
Bleiben Sie fünf Minuten lang völlig still.
Konzentrieren Sie sich nun wieder langsam auf die Atmung. Sie werden jetzt allmählich zurückkommen.
Atmen Sie tiefer ein, und spüren Sie die Energie, die mit dem Atem einströmt und den Körper weckt.
Der Körper lädt sich mit frischer, vitaler Energie auf.
Atmen Sie ein, und spüren Sie, wie Energie durch den Scheitel in den Körper strömt.
Atmen Sie ein. Lenken Sie die Energie hinunter bis zur Basis der Wirbelsäule. Atmen Sie aus.
Atmen Sie ein. Füllen Sie die inneren Organe mit Energie. Atmen Sie aus.
Atmen Sie ein. Füllen Sie die Lungen mit Energie. Der Hals öffnet sich. Atmen Sie aus.
Atmen Sie ein. Leiten Sie die Energie durch die Arme in die Finger. Atmen Sie aus.
Atmen Sie ein. Leiten Sie die Energie durch die Beine in die Zehen. Atmen Sie aus.
Der ganze Körper prickelt vor vitaler, heilender Energie.
Lassen Sie die Augen geschlossen. Atmen Sie weiter tief ein und aus, und bewegen Sie dabei langsam die Zehen, Finger, Beine und Arme. Drehen Sie den Kopf sanft nach rechts und links. Strecken Sie sich. Jetzt ist der ganze Körper wach und tief entspannt.

Der Geist ist ebenfalls wach und tief entspannt.
Öffnen Sie die Augen halb. Sie sind immer noch tief innen und beobachten die Welt durch die Fenster der Seele. Wie sieht die Welt aus? Ein Gefühl des Friedens und der Stille – Ihre wahre Natur – breitet sich in Ihrem ganzen Leben aus, und Sie teilen es mit allen, denen Sie begegnen.

„Wie schön es ist, nichts zu tun und sich hinterher auszuruhen!“

Spanisches Sprichwort

KAPITEL 4

Die Bekräftigung des Lebens – der Atem

Die Griechen nennen ihn *pneuma*, die Hebräer *ruach*, und für viele ist er die Energie des Lebens. Der *Atem* ist in der Tat ein Geschenk, das wir erhalten, wenn wir auf diese Erde kommen. Er ist die Bekräftigung des Lebens.

Wenn wir durch den Geburtskanal auf die Erde hinabsteigen, wissen wir auf einer tiefen Ebene, dass nun alles anders wird, und zwar in sehr kurzer Zeit. Wir werden aus dem warmen, dunklen, bequemen Leib der Mutter in die kalte, helle, weite Welt hinausgestoßen. Wir müssen sofort einatmen, um zu überleben. Fast gleichzeitig kündigen wir unsere Existenz mit einem Schrei an, der unsere neue Abhängigkeit von dieser „Luft“ genannten Substanz bekräftigt.

> „Das Leben ist ein leuchtender Halo, eine halb durchsichtige Hülle, die uns von Anfang an umgibt.“
>
> Virginia Woolf

Wir fahren fort, ein- und auszuatmen, und tun es bis ans Ende unseres Lebens. Die Menge, die wir einatmen, wird vom Willen zum Leben bestimmt: von den Lungen, dem Nervensystem, der Haltung und vor allem vom körperlichen und seelischen Zustand. Etwa sechzehnmal in der Minute atmen wir Tag und Nacht die kostbare Luft ein, mit der wir unser Leben auf diesem Planeten bekräftigen. Bei jeder Ausatmung lassen wir los. Und niemand von uns weiß, ob wir jemals wieder einatmen werden.

Wir schmieden Pläne für die kommenden zwölf oder vierzehn Jahre; aber niemand weiß, was daraus wird. Der einzige sichere Zeitpunkt ist der jetzige Augenblick. *Jetzt*, in diesem Moment, bin ich *hier*, und ich bin froh darüber. In diesem Augenblick gehen das Leben und die Atmung weiter. Wenn wir das begreifen, ändert sich alles, vor allem unsere Einstellung zum Leben.

Eines Tages werden wir ausatmen und zum letzten Mal loslassen. Wir geben die Luft ihrem rechtmäßigen Eigentümer zurück und verlassen den irdischen Körper. Wir gehen als Geist. Bei unserer Ankunft haben wir geweint, und andere haben gejubelt. Nun gehen wir in Frieden, und andere weinen.

Die Atmung sättigt uns nicht nur mit Sauerstoff, sondern auch mit vitaler Energie. Wir atmen kostbare Energie ein, die Prana oder Chi genannt wird. Die gleiche Lebenskraft gewinnen wir aus Nahrung, Licht und Liebe. Prana ermöglicht es dem Körper, Nahrung zu verdauen, Krankheiten abzuwehren und uns ein Gefühl des Wohlbefindens zu vermitteln. Je klarer und stärker die Lebenskraft ist, desto besser fühlen wir uns und desto besser sehen wir aus. Wenn der Geist klar ist, fallen uns Entscheidungen leichter; die Gefühle folgen ihrem natürlichen Lauf und bringen uns Erfüllung in allem, was wir tun. Unser Lebensweg wird geradliniger und hat weniger Schlaglöcher, wenn diese Energie ausgewogen ist.

Vielleicht ist Ihnen diese Vorstellung von Energie nicht vertraut. Es ist eine feine und doch mächtige, dynamische Energieform, die wir verstehen müssen, um zu erkennen, wer wir sind und warum wir krank werden.

Obwohl wir Prana auf vielen Wegen aufnehmen, sind Atemübungen am wirksamsten, wenn wir die Lebenskraft in alle Teile des Körpers und des Geistes lenken wollen.

Wie bereits erwähnt, ist *prana maya kosha* der zweite Körper oder die zweite „Hülle". Der Atem ist die Brücke zwischen Körper und Geist, er ist sozusagen die Butter zwischen zwei Broten und Ihre Energiequelle. Ohne Energie kann der materielle Körper sich nicht bewegen. Darum betrachten wir ihn als tot, wenn die Energie ihn verlassen hat. Wenn wir erschöpft sind, sagen wir „Ich bin todmüde", weil wir kaum noch Energie haben, um uns zu bewegen.

Die Bewegungen des Körpers beeinflussen die Atmung. Wenn wir plötzlich schneller gehen oder laufen, brauchen wir mehr Sauerstoff und Energie, und wir atmen rascher. Wenn wir einen Gang zurückschalten, tut die Atmung das gleiche. Natürlich beeinflusst die Atmung auch den Körper. Wenn wir müde sind, kann tiefes Atmen uns mit vitaler Energie füllen und wach machen.

Aber die Atmung wirkt sich auch auf den Geist aus. Sie kann ihn sowohl beruhigen als auch anregen. Manchmal sind wir „zu müde zum Denken", ein andermal „rasen die Gedanken". Millionen Gedankenwellen erfüllen den Geist; sie schwingen langsam oder schnell, rhythmisch oder chaotisch, je nachdem, wie wir uns bewegen und wie wir atmen. Wenn wir langsam atmen, vor allem wenn wir tief ausatmen, haben die Gedanken Platz, sich auszubreiten. Da wir Platz zwischen den Atemzügen lassen, haben die Gedanken ebenfalls Spielraum, und unsere Arbeit ist nicht anstrengend, sondern angenehm. Dieses Prinzip ist in der Musik sehr wichtig: Je mehr Raum zwischen den Noten ist, desto mehr entspannt uns die Musik.

Wir können vitaler und fröhlicher werden, wenn wir bewusst atmen. Wenn wir langsam ausatmen, merken wir sofort, ob der Körper oder der Geist angespannt ist. Die Atmung ist also ein gutes Barometer für Entspannung und Stress.

Wäre es nicht großartig, wenn Sie bei der Arbeit so entspannt wären, dass Sie fast unbegrenzte Energie hätten? Die Energie kann wie ein Boot auf einem Fluss durch den Körper und den Geist schwimmen, ohne dass wir sie ständig antreiben müssen.

Bewusstes Atmen hilft Ihnen in vielen alltäglichen Situationen. Wenn Sie nervös sind, achten Sie auf die Atmung – wahrscheinlich atmen Sie ein, machen eine Pause und atmen dann rasch aus. Korrigieren Sie diesen Rhythmus: Atmen Sie ohne Zögern und ohne Anstrengung ein und aus. Wenn Sie sehr aufgeregt sind, ist das schwierig. Atmen Sie ein paar Mal tief ein und aus, sobald Sie merken, dass Sie verspannt werden oder unregelmäßig atmen, und beobachten Sie, wie die Gedanken und Gefühle sich beruhigen. Fahren Sie damit eine Minute oder länger fort – Sie werden erstaunt sein, wie wirksam diese Methode ist.

Wenn Kinder Angst haben, laufen sie ganz außer Atem zur Mutter oder zum Vater und können kaum sprechen. Nehmen Sie das Kind in den Arm und sagen Sie zu ihm: „Hol mal tief Luft, und atme langsam aus. Noch einmal. Gut so. Und jetzt sag mir, was passiert ist." Jetzt kann das Kind sich verständlich ausdrücken, und meist können Sie es schnell beruhigen.

Ist Ihnen schon einmal aufgefallen, dass Ihr Atemrhythmus sich ebenfalls ändert, wenn Sie sich ausmalen, was dem Kind zugestoßen sein könnte? Der Geist des Kindes hat sich durch die Atmung ausgedrückt; die Atmung spiegelte genau wider, was der Geist dachte. Wenn der Geist konfus ist, folgt ihm die Atmung. Das Kind wollte Ihnen sagen, was geschehen ist, war dazu aber nicht imstande, weil die Atmung, die es zum Sprechen benötigt und die vom Geist gesteuert wird, zu stark gestört war.

Erwachsene haben die Atmung und die Sprache besser im Griff. Die Traumen der Kindheit weichen den alltäglichen Sorgen der älteren Menschen. Wenn die Gedanken rasen, versuchen wir, die Atmung und damit den Gedankenfluss anzuhalten. Wir würden ebenso konfus sprechen wie ein Kind, wenn wir nicht gelernt hätten, die Atmung zu steuern. Selbst wenn die Gedanken noch chaotisch sind, können wir den Stress „hinunterschlucken" – allerdings auf Kosten der Gesundheit.

Ein tiefer Atemzug gleicht dem Glätten der Energie in der Umgebung. Wenn wir morgens zum Spiegel gehen, ist das Haar vielleicht in alle Richtungen gesträubt. Wir haben schon als Kinder gelernt, es mit Kamm oder Bürste zu glätten, bis wir damit zufrieden sind. Durch bewusstes Atmen können wir unser Energiefeld „kämmen", sodass es glatter, ruhiger und konzentrierter wird.

In einem gewöhnlichen Stück Metall sind die Moleküle chaotisch verteilt. In einem Magneten sind sie dagegen perfekt ausgerichtet: Der Nordpol zeigt in die eine Richtung, der Südpol in die andere. Wenn Sie mit dem Magneten über das gewöhnliche Metall streichen, richtet er dessen Moleküle nach seinem Muster aus und magnetisiert das Metall.

Wenn wir vor der Meditation oder vor einer wichtigen Arbeit Atemübungen machen, harmonisieren wir alle fünf Körper, sodass die Energie, der Geist und das Wissen gebündelt werden und einheitlich handeln können.

Ein tüchtiger und erfolgreicher junger Jurist arbeitete als Pflichtverteidiger. Das ist eine anstrengende Arbeit. Er lud mich zu einem Besuch ein, und nach einem Rundgang durch das Gefängnis und das Gericht tranken wir in seinem Büro eine Tasse Kräutertee. Dabei fiel mir auf, dass an der Wand viele Urkunden hingen, die ihn für hervorragende Arbeit und Höflichkeit lobten. Dieser junge Mann hatte offenbar schon eine Menge erreicht. Er wies darauf hin, dass einige der Auszeichnungen von der Staatsanwaltschaft stammten. Das wunderte mich. Waren Verteidiger und Staatsanwälte im Gerichtssaal nicht erbitterte Gegner, so wie in den Fernsehkrimis?

„Wollen Sie wissen, wie ich das mache?", fragte er mit einem Funkeln in den Augen.

„Ja, das interessiert mich!"

„Nun ja", sagte er, „normalerweise gehe ich etwas früher als alle anderen in den Gerichtssaal. Wenn die anderen hereinkommen, fangen sie sofort an, sich zu zanken, noch bevor das Verfahren beginnt. Ich sitze still auf einer der hinteren Bänke und atme so unauffällig wie möglich abwechselnd durch das rechte und linke Nasenloch. Das hilft mir, Energie zu tanken und mich zu konzentrieren. Wenn es Zeit ist, bin ich bereit, mich mit den Fakten auseinander zu setzen, nicht mit den anderen Juristen. Ich gewinne meistens." Das ist ein gutes Beispiel für gebündelte Energie.

Wenn wir anders denken und fühlen, ändert sich auch die Atmung. Wir atmen langsamer und tiefer, wenn wir entspannt sind, aber schneller und flacher, wenn Stress und Anspannung zunehmen.

Beobachten Sie Ihre Atmung, wenn Sie unterwegs zu einer Besprechung sind, einer wichtigen Person vorgestellt werden oder auf der Autobahn fahren. Atmen Sie gleichmäßig. Ich werde oft geneckt, weil ich tief Luft hole, sobald ich in eine Autobahn einbiege. Dann atme ich aus und schicke meinen Atem und meine Energie nach vorn. Das Auto und ich folgen dann der Energie.

Nutzen Sie die Atmung auch, um Verbindung mit dem Geist aufzunehmen. Es ist schwierig, einen nervösen Geist zu beruhigen. Der geistige Zustand wirkt sich auf die Atmung aus und verändert sie, und er spiegelt sich auch im Körper wider. Wenn wir langsam ausatmen, regen wir den Parasympathikus an; die Pulsfrequenz und der Blutdruck sinken, und daraufhin beruhigen sich die Gedanken. Dann wundern Sie sich vielleicht darüber, dass Sie so nervös waren. Wenn das nicht auf Anhieb gelingt, dann eben beim fünften oder hundertsten Mal. Geben Sie nicht auf. Niemand hat je etwas erreicht, wenn er vorher aufgegeben hat. Allmählich bekommen Sie Ihre Gedanken und Gefühle in den Griff.

In stressigen Zeiten ziehen sich viele Menschen aus dem materiellen Körper zurück und weichen in die anderen Körper aus. Wenn wir nicht merken, dass wir flach atmen, verstärken wir den Stress, denn der Körper und die Nerven reagieren darauf mit Verspannungen. Dieser Zyklus hält sich selbst in Gang.

Wer versucht, sich mit Alkohol zu entspannen, fühlt sich vielleicht besser, aber er unterdrückt oder übertreibt Gefühlsreaktionen. Unterdrückte Gefühle sind wie Dynamit und können jederzeit auf der physischen, seelischen oder geistigen Ebene explodieren, und es ist schwieriger, nach einem Gefühlsausbruch die Scherben zu kitten, als das Problem rechtzeitig zu lösen. Es ist am besten, den Zyklus durch bewusstes, tiefes Atmen zu durchbrechen.

Einmal besuchte ich einen Freund, um ihm zum Geburtstag zu gratulieren. Er saß gebeugt am Tisch und hatte die Stirn gerunzelt. Als ich näher trat, sah ich, dass er seine Steuererklärung ausfüllte – und dabei atmete er abwechselnd durch das rechte und linke Nasenloch.

„Was tust du da?“, erkundigte ich mich.

„Ich versuche, ruhig zu bleiben, während ich die Steuererklärung ausfülle.“

Das klappt vielleicht in der Theorie; aber in der Praxis kann man sich auf diese Weise weder auf die Atmung noch auf die Arbeit konzentrieren. Es ist besser, zuerst ein paar Minuten bewusst zu atmen und dann zu arbeiten. Dann ist der Geist konzentriert, und die Arbeit geht doppelt so schnell. Wenn sich später wieder Stress aufstaut (was bei Steuererklärungen zu erwarten ist), kann eine weitere Pause mit Atemübungen ihn abbauen.

Wenn ich Yogakurse für Raucher leite, ist die Tiefenatmung eine der wichtigsten Methoden, um sie zu beruhigen. Anstatt heiße, giftige Luft einzuatmen, sollten Sie die Lungen mit frischer, sauerstoff- und energiereicher Luft füllen. Die meisten Raucher atmen bei jedem Zug tief ein. Achten Sie einmal darauf, wie lange es dauert, bis der Rauch aus der Nase zurückkommt – daran erkennen Sie, wie tief er in die Lungen eingedrungen ist. Wenn Sie *ohne Rauch* so tief atmen könnten, würden Sie sich großartig fühlen! Manche Raucher behaupten, das tiefe Einatmen und Festhalten des Rauchs gebe ihnen Zeit zum Denken und Überlegen, und einige glauben sogar, es fördere die Verdauung. Aber das alles können Sie auch ohne schädliche Nebenwirkungen durch tiefes Atmen erreichen.

Wir wissen heute, dass Passivrauchen ebenfalls schädlich ist. Ist Ihnen schon einmal aufgefallen, wie flach Sie atmen, wenn Sie mit Rauchern zusammen sind? Das Gleiche gilt, wenn Sie ein einem Flugzeug sitzen, wo die Luft recycelt wird. Das ist eine natürliche Reaktion des Selbsterhaltungstriebs angesichts einer Gefahr.

Bei der normalen flachen Atmung nehmen wir etwa einen halben Liter Luft auf. Die Lungenmitte bekommt dann den größten Teil des Sauerstoffs ab. Da die verfügbare Luft begrenzt ist, wird der obere und untere Teil nicht so gut bedient. Beim Ausatmen – wieder ein halber Liter – können die oberen und unteren Teile der Lungen die sauerstoffarme Luft nicht vollständig abgeben.

Wenn wir tief einatmen, senkt sich das Zwerchfell (ein großer, kuppelförmiger Muskel zwischen Brustkorb und Bauchhöhle). Es ist an den Rippen, an der Wirbelsäule und am Brustbein befestigt. Wenn das Zwerchfell sinkt, entsteht ein Teilvakuum im Brustkorb, sodass mehr Luft in die Lungen einströmen kann, als wenn das Zwerchfell sich nicht bewegt.

Sobald das Zwerchfell sich entspannt und wieder unter den Lungen liegt, strömt die Atemluft aus. Darum beginnen wir unsere Übungen mit der Bauchatmung. Das Zwerchfell ist auch mit dem Perikard verbunden, dem Beutel, der das Herz enthält. Wenn wir tief einatmen, wird das Herz sanft massiert, und da es ein Muskel ist, genießt es diese Massage ebenso, wie wir eine Schulter- oder Rückenmassage genießen.

Babys atmen mit dem Bauch und stärken dadurch zuerst den unteren Teil der Lungen. In den ersten Lebensmonaten liegen sie fast nur, und ihre körperliche Aktivität ist gering, verglichen mit dem schnellen inneren

Wachstum. Wenn der Bauch sich sanft und rhythmisch hebt und senkt, kann sich der untere Teil der Lungen – der mehr Alveolen (Lungenbläschen) enthält – besser entwickeln und mehr dringend benötigten Sauerstoff aufnehmen. Der mittlere Lungenteil entwickelt sich als nächstes, und wenn das Kind öfter sitzt und steht, folgt der obere Teil (Apex).

Als Erwachsene neigen wir dazu, ohne den Bauch zu atmen. Beim Militär oder der Mode zuliebe ziehen wir den Bauch sogar ein. Mit Hilfe einer Atemübung können wir den Bauch entspannen und wieder in den Atemvorgang einbeziehen.

Bei der tiefen, dreifachen Atmung nehmen wir mehr Sauerstoff auf, sodass er gleichmäßiger zwischen dem unteren, mittleren und oberen Teil der Lungen verteilt wird. Mehr Sauerstoff bedeutet auch mehr Prana. Durch Tiefenatmung führen wir uns etwa siebenmal mehr Sauerstoff zu als durch die normale Atmung. Wenn wir langsam und tief atmen, dehnen sich die Lungen und reichern den gesamten Organismus mit Sauerstoff an. Das löst physiologische Reaktionen aus, die den Körper entspannen.

Die Atmung und das Nervensystem

Denken Sie an eine Zeit zurück, als Sie Gefahr spürten. Vielleicht gingen Sie durch eine dunkle Gasse und hörten plötzlich schnelle Schritte hinter sich. Sie atmeten tief ein und hielten den Atem an, denn es ging um „Kampf oder Flucht". Die Schritte kamen näher, jemand lief an Ihnen vorbei, und Sie atmeten hörbar aus: „Ahhhh!" Es war nur ein Jogger bei seinem abendlichen Lauf. Aber Ihr Körper und Ihr Geist haben sich auf eine Gefahr vorbereitet.

Ändern wir die Szene ein wenig. Ein Auto schneidet Sie, oder ein Kind läuft plötzlich hinter einem Ball her auf die Straße.

Wie ändert sich Ihre Atmung? Die Einatmung wird hauptsächlich vom Sympathikus gesteuert, der Sie auch ermuntert, zu handeln oder wegzulaufen. Die Ausatmung steuert vor allem der Parasympathikus, der Ihnen hilft, nach einer Gefahr wieder ruhig zu werden. Dank der ausgewogenen Atmung bleiben Sie konzentriert und reagieren in jeder Situation angemessen.

Die meisten Menschen belasten den Sympathikus zu stark, weil sie ständig unter Stress stehen. Mit der Zeit hat der Stress erhebliche physische und psychische Auswirkungen. Wenn wir flach atmen oder den Atem immer wieder anhalten, leiden die Gesundheit und unsere Einstellung zum Leben darunter. Der Körper bekommt zu wenig Energie und Nährstoffe. Wenn Sie flach oder unregelmäßig atmen, etwa sechzehnmal in der Minute, bekräftigen Sie unaufhörlich eine negative Einstellung zum Leben.

Als ich in Italien unterrichtete, bat mich eine Kollegin, ihren Vater zu besuchen. Er hatte ein Emphysem im fortgeschrittenen Stadium, und das Atmen fiel ihm schwer. Sie hoffte, dass ich ihm beibringen konnte, tiefer zu atmen. Da er ein stolzer Mann war, wollte er von seiner Tochter keinen Rat annehmen.

Mit viel Optimismus ging ich an einem hellen, sonnigen Tag zu ihm. Seine Wohnung war dunkel, weil alle Vorhänge geschlossen waren. Er begrüßte mich zurückhaltend, und wir setzten uns ins Wohnzimmer.

„Also", sagte er spöttisch, „sagen Sie mir schon, dass ich keinen Wein trinken und kein Fleisch essen soll."

„Das ist nicht meine Absicht", erwiderte ich freundlich.

„Warum sind Sie dann hier? Wollen Sie mir das Atmen beibringen?"

„Ich wollte nur mit Ihnen reden", sagte ich noch freundlicher.

„Reden? Worüber?"

„Über nichts Besonderes. Ich möchte Sie nur kennen lernen." Ich saß eine Weile still und stumm da und betete um Einsicht, denn ich wollte diesem leidenden Mann helfen.

Es folgte ein höfliches Gespräch. Mir fiel ein, dass kranke Lungen in der chinesischen Medizin mit Trauer und Sorge zusammenhängen. War das ein brauchbarer Hinweis? Ich wusste, dass Tony in Amerika geboren war und fragte ihn: „Was hat Sie nach Italien geführt, und warum sind Sie hier geblieben?" Mit offenen Ohren und offenem Herzen hörte ich ihm zu.

Seine Antwort erstaunte und fesselte mich zwei Stunden lang, und ich werde sie nie vergessen. Tony war im zweiten Weltkrieg Major in der amerikanischen Armee und war unter den ersten Soldaten, die in Italien landeten. Genauer, als ich es hören wollte, beschrieb er das Grauen, das er erlebt hatte. Atemlos lauschte ich seinen Worten, die allmählich schwer verständlich wurden. Tränen liefen ihm aus den Augen, und ich hätte ihm am liebsten ein Taschentuch gereicht; aber das hätte die heikle Atmosphäre gestört. Ich spürte, dass ich mich keinen Zentimeter bewegen durfte. Er erzählte weiter von seiner Fahrt durch Dörfer, die der Krieg verwüstet hatte, und von verwaisten Neugeborenen, von denen einige noch lebten.

Nach einer Ewigkeit – oder war es eine Sekunde? – war der Bann gebrochen. Sein tränenüberströmtes Gesicht hatte sich um Jahre verjüngt. Er sah sehr verletzlich aus, als er sagte: „Das habe ich noch niemandem erzählt. Ich weiß nicht, warum ich Ihnen mein Herz ausgeschüttet habe." Wir wussten beide nicht, was wir als Nächstes tun sollten. Aber dann stand ich auf, holte ein Taschentuch und wischte ihm den Kummer ab.

Ich musste feierlich versprechen, seiner Tochter und seiner Familie nichts zu sagen; dann gingen wir ins andere Zimmer – und in eine andere Welt. Ich fühlte, dass ich in meinen Zellen alles über diesen Mann wusste. Tony war sehr aufgeschlossen und wollte seinen Körper und seinen Geist kräftigen, um die Beschwerden zu lindern, an denen er seit vierzig Jahren litt.

Seine Atmung spiegelte den körperlichen und seelischen Kampf wider. Er atmete flach und schwer, und mir wurde schmerzlich klar, dass er ein „paradoxer Atmer" war. So reagierten sein Körper, sein Geist und seine Atmung auf den unermesslichen Schmerz und die unsägliche Angst. Aber er konzentrierte sich und versuchte mit meiner Hilfe, seine alten, negativen Atemgewohnheiten zu ändern.

Das „umgekehrte Atmen" ist eine Folge ständiger Furcht. Wenn wir Angst haben, atmen wir ein und halten den Atem an. Das Blut strömt dann in die Gliedmaßen und versorgt sie mit der Energie, die sie brauchen, damit wir kämpfen oder fliehen können. Gleichzeitig ziehen wir den Bauch ein, tun also genau das Gegenteil dessen, was wir bei der normalen Atmung tun. Wir halten die Atmung so lange an, bis die Gefahr vorbei ist; dann atmen wir schnell und hörbar aus, und der Bauch entspannt sich.

Bei der normalen, entspannten Atmung weiten sich die Lungen mit dem Bauch. Das Zwerchfell senkt sich, sodass die Lungen mehr Platz haben. Beim paradoxen Atmen spannt sich der Bauch an und sagt: „Hier ist kein Platz!" Wenn wir so atmen, kämpfen wir gegen den natürlichen Rhythmus des Körpers an, und wenn diese Atmung chronisch wird, bekommen wir zu wenig Luft. Jedes Mal, wenn wir so atmen, lösen wir unwissentlich eine Furchtreaktion im Körper und im Geist aus.

Diese paradoxe Atmung lässt sich meist leicht korrigieren, indem wir uns auf die richtige Atmung konzentrieren. Wenn Sie den Verdacht haben, dass Sie paradox atmen, finden Sie weiter unten Hinweise zur Umstellung der Atmung.

Es ist interessant, dass die paradoxe Atmung sich im Schlaf normalisiert. Ist die beängstigende Erinnerung im Körper oder im Geist gespeichert?

Tony übte fleißig, und es gelang ihm, seine paradoxe Atmung zu korrigieren. Ich hoffe, dass er es auch schafft, seinen Kummer zu überwinden und wieder so furchtlos und hoffnungsvoll zu leben wie vor fünfzig Jahren.

Wenn wir durch Tiefenatmung die Lungen und den Brustkorb weiten, fließt die Luft mühelos ein. Die Lungen entspannen sich, und die verbrauchte Luft strömt wie von selbst hinaus. Das Zwerchfell drückt sanft gegen die Lungen, sodass sie den letzten Rest Luft ausstoßen. Sobald Sie bewusst und tief atmen, brauchen Sie sich beim Ausatmen nicht mehr anzustrengen.

Beobachten Sie Ihre Atmung. Atmen Sie länger ein als aus? Das ist bei den meisten Menschen der Fall, und es sagt einiges über unsere Gesellschaft. Wir wollen so viel wie möglich einnehmen und möglichst wenig ausgeben.

Wenn Sie regelmäßig üben, verlängert sich die Ausatmung und wird schließlich doppelt so lang wie die Einatmung. Sie konzentrieren sich dann mehr auf das Loslassen, und die Einatmung folgt auf natürliche Weise. Um ein Gefühl für die tiefe Ausatmung zu bekommen, sollten Sie hörbar ausatmen: „Ahhhhhh!“ Sie atmen nicht doppelt soviel Luft aus, sondern Sie atmen doppelt so lange aus. Dadurch wird der Parasympathikus angeregt und die Entspannung vertieft.

Wenn Sie so atmen, bekommt auch das Herz mehr Ruhe. Dieser selbstlose Diener kann sich ja nur zwischen zwei Schlägen ausruhen. Ihre Einstellung zum Leben ändert sich ebenfalls, denn wenn Sie Zeit haben, sich auszuruhen, können Sie das Geben doppelt so intensiv genießen wie das Empfangen.

Mund- und Nasenatmung

Die Nase ist ein vollkommenes Organ für die Atmung. Sie hat zwei Röhren, welche die Luft befeuchten, und viele feine Haare, die sie reinigen. Wenn Sie oder Ihre Vorfahren aus einer heißen, trockenen Gegend stammen, ist Ihre Nase wahrscheinlich lang und dünn, sodass mehr Platz zum Befeuchten und Filtern zur Verfügung steht. Menschen in kalten Gebieten haben eine lange und breite Nase, die kalte Luft gut wärmt. Normalerweise besteht also kein Grund, mit dem Mund zu atmen.

Der Mund hat die Aufgabe, Nahrung und Wasser aufzunehmen. Aber er ist auch ein praktischer Ersatz für die Nase, wenn sie verstopft ist. Vielleicht kommt es Ihnen seltsam vor, dass wir zwei Nasenlöcher haben, obwohl wir durch beide atmen. Aber die Schleimhaut in der Nase schwillt regelmäßig an und wird nach einiger Zeit wieder glatt, obwohl die meisten Menschen das nicht merken. Wir müssen also in einem biologischen Rhythmus mal durch das rechte, mal durch das linke Nasenloch atmen.

Das rechte Nasenloch steht mit dem Sympathikus und mit der linken Hirnhälfte in Verbindung und daher mit Wärme, logischem Denken, Intellekt und Vernunft. Diese Attribute gelten oft als männlich. Das linke Nasenloch ist mit dem Parasympathikus und der rechten Hirnhälfte verbunden, also auch mit Kühle, Intuition, Gefühlen und Wissen. Diese Attribute gelten häufig als weiblich.

Extreme Hitze oder Kälte können den normalen Rhythmus stören. Wenn Sie sich wärmen oder kühlen wollen, amten Sie durch das rechte oder linke Nasenloch. An einem kalten Wintertag ist das rechte Nasenloch weit geöffnet – selbst wenn Sie es nicht merken – und versucht, den Körper zu wärmen. Wenn Sie Ihre Umgebung plötzlich verändern und in ein überheiztes Geschäft gehen, schließt sich das rechte Nasenloch, und das linke öffnet sich.

Das wird noch deutlicher, wenn Sie erkältet sind. Dann öffnet sich meist ein Nasenloch ein wenig, sodass Sie notdürftig atmen können.

Auch der seelische Zustand beeinflusst diese Vorgänge. Wenn Sie wütend oder leidenschaftlich sind, dominiert das rechte Nasenloch, denn es handelt sich um heiße Gefühle. Depressionen oder Mitgefühl veranlasst das linke Nasenloch, sich zu öffnen. Nachts drehen wir uns von einer Seite zur anderen, wenn die Dominanz wechselt, und zwar liegen wir meist auf der rechten Seite, wenn das linke Nasenloch offen ist, und umgekehrt. Wenn Sie in der Hitze des Tages ein Nickerchen machen, ist das rechte Nasenloch weniger dominant, sodass Sie schlafen und träumen können. Das linke Nasenloch schließt sich, wenn das Telefon Sie weckt. Dann weitet sich das linke, und Sie sind fit für den Anruf. Das Bewusstsein des Körpers ist auch wach, während Sie schlafen.

Die alten Yogis haben erkannt, dass die beiden Nasenlöcher unterschiedliche Funktionen haben. Sie entwickelten Atemtechniken, vor allem die alternative Atmung, die das Gleichgewicht der Atmung und dadurch auch des Körpers, der Seele und des Geistes wiederherstellen.

Wenn die Nasenlöcher nicht ganz offen sind, besteht die Möglichkeit, die Nase frei zu machen, sodass wir wieder mühelos atmen können. Eine dieser Methoden ist die Nasenspülung. Dabei ziehen wir eine warme, leicht salzige Lösung abwechselnd durch jedes Nasenloch hoch, warten eine Weile und blasen sie dann sanft hinaus. Das Salzwasser lokkert den Schleim und spült ihn fort, und es kräftigt die Schleimhäute, sodass sie Bakterien, Viren und Allergene abwehren können.

In manchen Reformhäusern bekommen Sie ein kleines Gefäß, das einer Teekanne ähnelt und für Nasenspülungen benutzt wird. Eine Nasenspritze für Babys ist in Apotheken erhältlich. Es ist bemerkenswert, dass wir die Nase unserer Kinder regelmäßig reinigen, nicht aber unsere Nase.

ATEMÜBUNGEN IN DER PRAXIS

DIE DREIFACHE ATMUNG

Den ersten Teil der dreifachen oder Bauchatmung können Sie üben, während Sie entspannt liegen oder aufrecht sitzen. Es ist wichtig, dass Sie entspannt sind, der Bauch locker ist und die Energie in der Wirbelsäule ungehindert fließt. Atmen Sie regelmäßig und ohne sich anzustrengen. Wenn Sie sich benommen oder schwindelig fühlen, hören Sie mit dem Üben auf und atmen wieder normal. Atmen Sie durch die Nase, denn sie wärmt und reinigt die Luft.

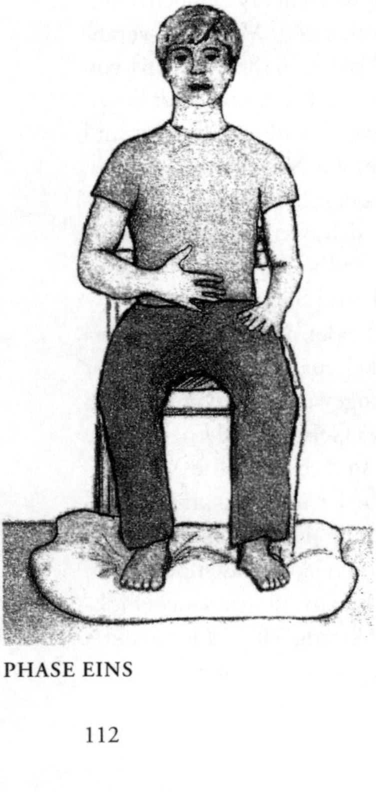

PHASE EINS

PHASE EINS: Legen Sie die rechte Hand so auf den Bauch, dass der Daumen auf dem Nabel ruht. So spüren Sie die Bewegung des Bauches beim Atmen besser. Atmen Sie nun durch die Nase vollständig aus. Dabei bewegt sich der Bauch nach innen und strafft sich zum Schluss ein wenig.

Beginnen Sie mit der Einatmung, indem Sie den Bauch ausdehnen, sodass der untere Teil der Lungen sich füllt. Dann atmen Sie wieder aus und ziehen den Bauch ein. Fahren Sie damit fünf Minuten fort, bis Sie sich an die Bauchatmung gewöhnt haben. Schon nach dieser einfachen Übung fühlen Sie sich ruhiger und entspannter. Wenn Sie mit Phase eins gut vertraut sind, gehen Sie zur zweiten über.

PHASE ZWEI: Legen Sie die rechte Hand auf den Bauch und die linke an die Seite der unteren Rippen. Atmen Sie durch die Nase vollständig aus. Atmen Sie danach ein, und weiten Sie dabei zuerst den Bauch, dann den unteren Brustkorb. Lassen Sie beim folgenden Ausatmen die Luft aus dem Brustkorb und aus dem mittleren Teil der Lungen fließen; dabei ziehen Sie den Bauch ein. Fahren Sie mit der ersten und zweiten Phase der Übung so lange fort, bis sie Ihnen leicht fallen.

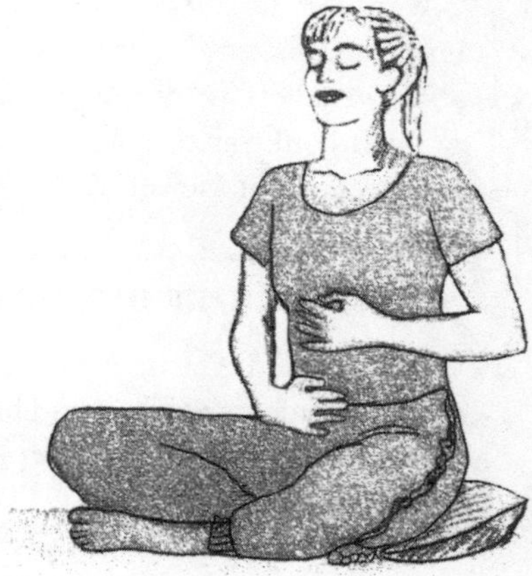

PHASE ZWEI

Sobald Sie bereit sind, atmen Sie aus und dann wieder normal. Entspannen Sie sich.

PHASE DREI: Legen Sie die linke Hand auf das Schlüsselbein, und spüren Sie, wie es sich hebt und senkt. Atmen Sie aus. Atmen Sie wieder ein, und dehnen Sie dabei den Bauch und den unteren Teil der Lungen, dann auch den oberen Brustkorb. Das Schlüsselbein hebt sich ein wenig. Beim Ausatmen stoßen Sie die Luft zuerst aus dem oberen Brustkorb, dann aus dem unteren und schließlich aus dem Bauch – das eine geht fließend in das andere über. Atmen Sie wieder ein, und weiten Sie den Bauch, den unteren Brustkorb und den oberen Brustkorb, sodass das Schlüsselbein sich ein wenig hebt.

Fahren Sie mit dieser langsamen und tiefen Atmung einige Minuten fort, und beenden Sie sie mit einer Ausatmung.

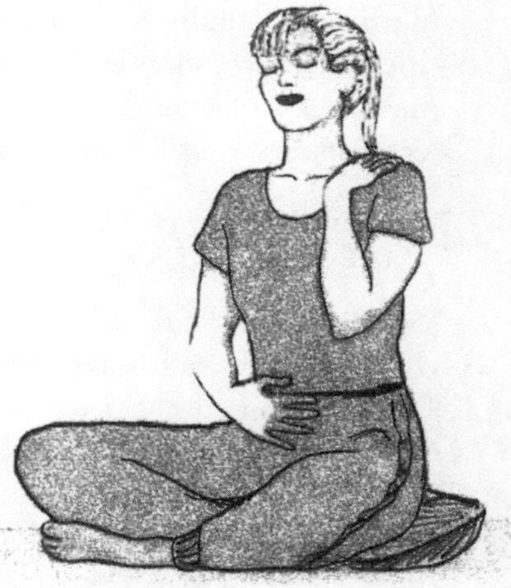

PHASE DREI

Wenn Sie so atmen, nutzen Sie die Kapazität der Lungen vollständig und nehmen etwa siebenmal mehr Sauerstoff auf als bei der normalen, flachen Atmung.

Strengen Sie sich bei dieser Übung nicht zu sehr an – die Brustmuskeln und Lungen sind nicht daran gewöhnt. Wenn Sie müde oder kurzatmig werden, atmen Sie einige Male normal und setzen dann die dreifache Atmung fort. So gewinnen Sie ohne Anstrengung an Ausdauer. Stress und Anstrengung erschöpfen die Lebenskraft und machen die positive Wirkung dieser Übung zunichte.

Wenn Sie im Liegen geübt haben, probieren Sie das Gleiche beim aufrechten Sitzen. Fühlt es sich anders an, oder ist es schwieriger? Am besten machen Sie die Atemübungen von jetzt an im Sitzen, weil Sie tagsüber häufig sitzen. Wenn Sie regelmäßig üben, wird diese Atmung mit der Zeit zur Gewohnheit.

DIE KORREKTUR DER PARADOXEN ATMUNG

Wenn Sie die dreifache Atmung üben und merken, dass Sie den Bauch beim Einatmen einziehen und beim Ausatmen dehnen, dann atmen Sie paradox. Das ist um so schwieriger zu korrigieren, je länger Sie es getan haben.

Legen Sie die Hände mit geschlossenen Fingern auf den Bauch, und drücken Sie den Bauch beim Ausatmen nach innen. Beim Einatmen geben Sie den Bauch langsam frei. Wenn Sie auf dem Rücken liegen, können Sie ein Buch oder einen Sandsack auf den Bauch legen, um die korrekte Bewegung zu unterstützen.

Um ein Gefühl für den Strom des Atems zu entwickeln, stellen Sie sich vor, es sei Staub in der Nase, und versuchen, ihn hinauszupusten. Dabei ziehen Sie den Bauch ein. Wenn Sie das mehrere Male tun, fällt die richtige Atmung leichter. Lassen Sie sich nicht entmutigen. Konzentrieren Sie sich, um die alte Gewohnheit zu brechen. Sie werden bald merken, dass Sie mehr Energie haben. Der Körper will das tun, wofür er geschaffen wurde, und er will Ihnen helfen.

DIE ALTERNATIVE ATMUNG

Sobald Sie wieder natürlich atmen, können Sie beginnen, die Atmung zu steuern und zu harmonisieren. Das abwechselnde Atmen durch ein Nasenloch ist eine sehr wirksame Methode, um Körper und Geist zu beruhigen und zu entspannen.

Setzen Sie sich bequem hin, und gehen Sie zur dreifachen Atmung über. Diesmal atmen Sie jedoch nur durch ein Nasenloch. Legen Sie die linke Hand auf den Schoß, ballen Sie die rechte Hand leicht zur Faust, und heben Sie dann den Daumen, den Ringfinger und den kleinen Finger. Diese klassische Haltung wird im Yoga *vishnu mudra* (Siegel) genannt. Wenn sie Ihnen unbequem ist, benutzen Sie den Daumen und den Zeigefinger. Drücken Sie mit dem Daumen sanft das rechte Nasenloch zu. Das linke bleibt offen. Dann drücken die anderen Finger behutsam das linke Nasenloch zu, und das rechte bleibt offen.

Atmen Sie zunächst vollständig aus. Schließen Sie das rechte Nasenloch mit dem Daumen, und atmen Sie langsam durch das linke ein. Schließen Sie dann das linke Nasenloch mit den Fingern, und atmen Sie durch das rechte aus und ein. Schließen Sie das rechte Nasenloch mit dem Daumen, und atmen Sie durch das linke aus. Atmen Sie weiter in diesem Rhythmus – ausatmen, einatmen, Nasenlöcher wechseln. Üben Sie anfangs eine Minute, und steigern Sie sich allmählich auf drei oder mehr Minuten.

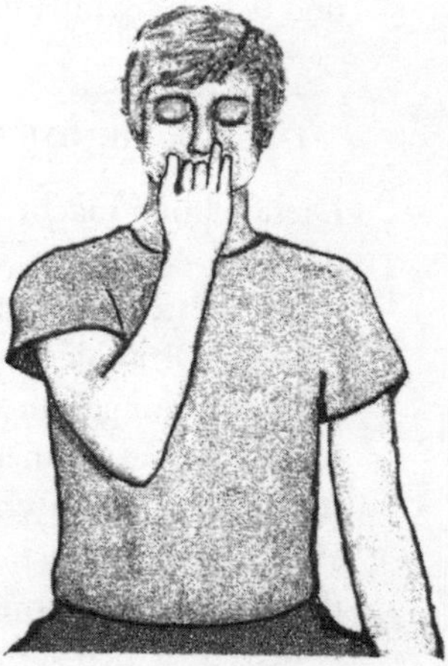

Wenn Sie sich dabei unwohl fühlen, kehren Sie eine Weile zur normalen Atmung zurück und nehmen dann die alternative Atmung wieder auf. So werden Sie mit der Zeit ausdauernder.

Am Ende der drei Minuten atmen Sie durch das rechte Nasenloch aus, legen die Hand auf den Schoß und bleiben eine Weile mit geschlossenen Augen sitzen. Beobachten Sie, wie ruhig die Atmung und die Gedanken geworden sind.

DIE DAUER DER ATMUNG

Sobald Sie sich an die alternative Atmung gewöhnt haben, können Sie diese Atmung harmonisieren.

Messen Sie, wie lange Sie durch das rechte und das linke Nasenloch ein- und ausatmen. Der Unterschied kann beträchtlich sein, und vielleicht bekommen Sie vier verschiedene Zahlen. Regulieren Sie zunächst die Einatmung, und verwenden Sie dabei den niedrigeren der beiden Werte. Wenn Sie beispielsweise rechts „bis drei" und links „bis vier" einatmen, zählen Sie jetzt rechts und links bis drei. Mit der Ausatmung verfahren Sie ebenso.

Nehmen Sie immer den niedrigeren Wert. Wenn Sie sich entspannen, öffnet sich möglicherweise das geschlossene Nasenloch, und Sie können auf beiden Seiten einen Wert länger zählen, im obigen Beispiel also bis vier.

Fangen Sie jeden Tag neu an, also nicht mit dem Wert von gestern. Es ist besser, die Zählung langsam und vorsichtig zu verlängern. Beginnen Sie bei „drei", und zählen Sie dann bis vier oder gar bis fünf. Diese Übung ist kein Wettkampf!

Wenn Sie allmählich länger ein- und ausatmen, sollten beide Werte gleich lang werden. Sobald Sie sich wohl fühlen, wenn Sie beim Aus- und Einatmen jeweils bis sechs zählen, verlängern Sie langsam die Ausatmung. Gehen Sie von sechs/sechs zu sechs/sieben über, bis die Ausatmung doppelt so lang ist wie die Einatmung. Genießen Sie den Atem, indem Sie ihn langsamer ausstoßen. Dadurch harmonisieren Sie den Sympathikus und den Parasympathikus und empfinden Frieden und Ruhe.

DIE SUMMENDE ATMUNG

Diese Übung macht Spaß und fördert die Konzentration und die Meditation. Außerdem stärkt und harmonisiert sie die Hirnanhangdrüse in der Mitte des Kopfes.

Diese Drüse sieht wie eine Erbse am Stiel aus, die in einem schützenden, mit Blut gefüllten Sattel baumelt. Wie Sie wissen, ist die Schallgeschwindigkeit in einer Flüssigkeit höher, und summende Laute bringen das Blut und dadurch auch die Hirnanhangdrüse zum Schwingen. Die Folge ist ein deutliches Gefühl des Wohlbefindens. Probieren Sie es vor der Meditation und immer dann, wenn Ihnen danach zumute ist.

Setzen Sie sich aufrecht hin, und atmen Sie tief ein, wie bei der dreifachen Atmung. Atmen Sie dann langsam aus, und summen Sie dabei mit geschlossenem Mund. Sie sollten den Summton auf und hinter dem weichen Gaumen spüren. Wenn der Ton verklungen ist, atmen Sie ein und wiederholen das Ganze. Machen Sie diese Übung fünfmal mit unterschiedlichen Tönen: tief, hoch und dazwischen. Beobachten Sie, wo die einzelnen Laute schwingen. Sitzen Sie ganz still, und genießen Sie das Gefühl, dass alles in Ordnung ist.

Mit diesen Atemübungen vertiefen Sie die Atmung und synchronisieren sie mit dem Körper und dem Geist. Beim Meditieren und beim Atmen besteht das Ziel darin, still zu sein. Selbst wenn Sie die höchste Stufe der Atemübungen erreicht haben, sitzen Sie immer noch still mit Ihrem Atem da.

Je öfter Sie diese Übungen machen, desto deutlicher spüren Sie, dass Frieden Ihre wahre Natur ist. Genießen Sie dieses Gefühl.

> „Was zählt, sind nicht die Jahre des Lebens, sondern das Leben in den Jahren."
>
> ADLAI STEVENSON

KAPITEL 5

Dynamische Stille – Meditation

Albert Einstein, einer der größten Wissenschaftler aller Zeiten, wurde einmal gefragt, wie er „das Atom entdeckt" habe. Er antwortete: „Ich habe das Atom nicht entdeckt. Ich habe darüber meditiert, und es offenbarte sich mir."

Yoga bedeutet „Joch" oder „Einheit". Wie Patanjali in seinen *Yogasutras* schreibt, besteht das Ziel des Yoga darin, die Gedankenschwingungen zu transzendieren oder zu meistern. Wenn Yoga den Geist beruhigt hat, gleicht dieser einem tiefen Bergsee – klar, still und friedlich –, und das wahre Selbst spiegelt sich darin. Dann wissen wir, wer wir sind. Zu jeder anderen Zeit kommen und gehen die Gedanken und trüben unseren Blick.

> „Das Leben ist Erinnerung, abgesehen von dem einen gegenwärtigen Augenblick, der so schnell vorübergeht, dass wir ihn kaum erhaschen können."
>
> TENNESSEE WILLIAMS

Um diesen Zustand zu erreichen, müssen wir den Geist stabilisieren. Die *Yogasutras* unterscheiden drei Stadien der Meditation. *Dharana* ist die Konzentration, die am Beginn der Bemühungen steht. Der Geist konzentriert sich einige Augenblicke auf ein Objekt und springt dann wieder hin und her wie gewöhnlich. *Dhyana* ist die Meditation, der ständige Strom der Konzentration. Jetzt konzentriert der Geist sich längere Zeit auf das Objekt, ohne sich ablenken zu lassen. *Samadhi* ist die Einheit zwischen Geist und Objekt. In jedem Stadium erlangen wir ein gewisses Maß an Frieden, der allerdings im Alltag wieder schwindet. Nur im letzten Stadium, im Samadhi, sind die Gedanken und der Geist für immer ruhig. Ein Teil von uns bleibt dann immer beim wahren Selbst. Die *Bhagavadgita* sagt dazu: „Die Hand ist im täglichen Leben, das Herz bei Gott."

Wenn alle Energie sich in einem einzigen Gedanken bündelt, werden die anderen tausend Gedankenwellen machtlos. Wir gehen durch den Geist in unser Zentrum, wo wir ganz sind. Die wahre Natur strahlt nach außen durch.

Wenn wir die Meditation üben, sehnen wir uns nach Frieden und Stille. Die Saat, die wir vor langer Zeit ausgesät und tief im Inneren verborgen haben, nimmt nun einen wichtigen Platz im Alltag ein. Irgendetwas hat sie reifen lassen – ein Beinahe-Unfall, eine Krankheit, der Tod eines geliebten Menschen, ein einsamer Spaziergang in der Natur, etwas, was unser Herz berührte und uns nun mit dem spirituellen Selbst verbindet. Jetzt brauchen wir Zeit, um die Saat zu gießen und zu hegen. Bei sorgsamer Pflege wachsen die Samenkörner und zeigen uns die Welt auf vielen neuen Ebenen mit allen Höhen und Tiefen.

Bei kleinen Kindern ist der Geist noch still und klar. Es amüsiert mich immer wieder, wenn ich eine Gruppe von Erwachsenen sehe, die lächelnd um ein schlafendes Baby herumstehen. Warum empfinden wir dabei solche Freude? Wir spüren den Frieden und die Stille, die der Geist des Kindes ausstrahlt. Während wir das Baby ansehen, erinnern wir uns daran, dass auch wir uns einst so fühlten.

Der Geist eines Babys ist still, und darum sieht es die Welt mit ganz anderen Augen als wir. Es wird gefüttert, trocken gelegt und liebkost. Es braucht nur zu wimmern oder zu weinen, und schon wird es versorgt. Ein Baby sieht auch Menschen mit anderen Augen, weil es klein und hilflos ist. Wir hätten ebenfalls eine andere Weltsicht, wenn die meisten Menschen uns anlächeln und zärtliche Worte zu uns sagen würden. Ein Baby lächelt selbst dann, wenn wir zu ihm sagen: „Du siehst aber komisch aus, so ganz ohne Haare!" Es kommt darauf an, wie wir es sagen. Das Baby reagiert auf unser Lächeln, auf unsere Schwingungen, nicht auf die Worte. Würden wir die gleichen Worte zu einem Erwachsenen sagen, hätten wir vielleicht einen Feind fürs Leben. Ein Baby hat seinen Geist noch nicht mit allerlei Gedanken, Ängsten und Vorurteilen gefüllt. Sein See ist noch klar. Es strahlt Glück und Zufriedenheit aus, und wir sind gern in seiner Nähe.

Wenn die gleiche Gedankenwelle immer wieder in den Geist eindringt, hat sie eine ähnliche Wirkung wie Kieselsteine, die wir an der gleichen Stelle in einen See werfen: Mit der Zeit bildet sich ein Sand- oder Schlammhäufchen. Jedes Mal, wenn eine Gedankenwelle ankommt – sogar wenn sie ein selbstständiger Gedanke sein sollte –, zieht das Sandhäufchen sie zu sich heran. Und wenn der Haufen größer, der Gedanke immer stärker wird, entsteht eine Neigung und schließlich ein Charakterzug.

Als Babys hatten wir wenig Neigungen und Gedankenwellen. Wir waren zufrieden. Dann wurden wir älter und entwickelten immer neue Vorlieben und Abneigungen, und auch die Unterschiede nahmen zu: Mädchen tragen Rosa, Jungen tragen Blau. Mädchen spielen mit Puppen, Jungen spielen mit Autos. Ein braves Mädchen trägt ein hübsches Kleid und spielt mit Puppen. Wenn es mit Autos spielt, ist es kein braves Mädchen. Das Denken der Kinder polarisiert sich. Sie werden verwirrt, und die Zufriedenheit schwindet. Entweder sie lehnen sich auf, oder sie passen sich an, und beides fordert seinen Tribut vom stillen Geist.

Einmal sprach ich mit einer Freundin über ihre Gedankenwellen. Ich erklärte ihr, dass diese kleinen Wellen kein klares Bild zulassen, sodass alles, was wir sehen, verschwommen ist. Sie kicherte und sagte: „Komm mit!“ Wir fuhren ans Meer. Die See war stürmisch. Meine Freundin zeigte aufs Wasser und sagte: „Das ist mein Geist. Kein See mit gekräuselter Oberfläche, sondern ein stürmischer Ozean. Ich habe weder mein Denken noch mein Leben im Griff.“ Wenn wir versuchen, unsere Gedanken zu transzendieren oder zu meistern, so gleicht das oft dem Versuch, die Wellen des Meeres während eines Sturmes zu zügeln. Es entspricht der Natur der Gedanken, sich unablässig zu bewegen.

Kämpfen Sie während der Meditation nicht gegen Ihren Geist. Betrachten Sie den Geist als Freund. Denken Sie daran, dass Sie und Ihr Geist auf der selben Seite stehen und sich nach Ruhe und Frieden sehnen. Wenn der Geist Ihr Feind wird, haben Sie niemals Frieden, denn er findet immer einen Weg, Sie zu ärgern. Als Freund findet er Wege, Ihnen zu helfen, damit Sie Frieden finden. Anstatt die Gedanken zu bekämpfen, sollten Sie sich wie in einem Flugzeug über sie erheben. Gehen Sie auf Distanz zu ihnen. Schauen Sie hinab: Alles sieht so klein und undifferenziert aus. Oder tauchen Sie unter die Wellen und Strudel, hinein in die Stille, Ruhe und Schönheit. Wenn der Geist still wird, sehen wir die Umgebung klar. Gehen Sie tief nach innen.

Die Meditation ist viel mehr als eine Methode des Stressabbaus. Gewiss, sie ist auch für diesen Zweck vorzüglich geeignet; aber wenn wir sie nur dafür benutzen, schneiden wir Brot mit einem Lasergerät. Meditation ist ein Instrument, das uns *transformieren* kann. Sie schenkt uns ein allgegenwärtiges Gefühl des Friedens, das wir als dynamische Stille erfahren.

Wenn Sie meditieren, um Stress zu lindern, ist es sehr schwierig, Ihre Fortschritte zu beurteilen; denn diese kommen von innen und wirken sich in der äußeren Welt aus. Eine subtile Methode hat subtile Wirkungen. Wenn Sie eine fettarme Diät machen, können Sie messen, wie der Cholesterinspiegel sich ändert, und wenn Sie Gewichte stemmen, werden Sie messbar stärker. Eine der auffälligsten Wirkungen der Meditation ist die Verlängerung der geistigen Zündschnur.

Achten Sie einmal darauf, wie Sie auf ein Ereignis reagieren, das Sie früher wütend gemacht hätte. Wut ist eine sehr starke Gedankenwelle.

Wenn Sie immer wieder in den Geist eindringt, sind Sie anfangs vielleicht nur ein Beobachter: „Ich habe das Gefühl, dass ich allmählich wütend werde." Zu diesem Zeitpunkt können Sie den Gedanken und die Richtung der Energie immer noch steuern. Doch wenn der wütende Gedanke zehnmal, zwanzigmal oder noch öfter in den See fällt, wird die Distanz geringer: „Ich werde wütend!" Auch jetzt schauen Sie noch zu, wie Sie wütend werden. Nach dem dreißigsten oder vierzigsten Mal ist der wütende Gedanke so nahe, dass Sie sich mit ihm identifizieren: „Ich bin Wut." Viele Gedankenwellen, die in den Geist eindringen, sind nur ein bisschen wütend; aber dann werden sie von der großen Woge der Wut erfasst. In diesem Stadium ist es schwer, die „fast wütenden" Gedanken in den Griff zu bekommen.

Wenn Sie Ihre Gedanken beobachten und verlangsamen, können Sie Ihre geistige Zündschnur verlängern und selbst in schwierigen Situationen angemessen reagieren.

Manche Leute bewältigen Situationen, die sie früher wütend gemacht hätten, und sagen: „Vielleicht bewirkt die Meditation doch etwas." Sie begreifen allmählich, dass es sich nicht lohnt, wütend zu werden. In manchen Situationen verspüren Sie vielleicht das Bedürfnis, wütend zu werden.

Diese Introspektion ermöglicht es Ihnen, über den Geist und die Sinne hinaus zu gehen und die Vollkommenheit in jeder Handlung zu sehen. Dann können Sie das Richtige tun.

Wenn jemand uns eine Geschichte erzählt oder ein Problem vorlegt, brauchen wir einen offenen und klaren Geist, der nicht von unseren Gedanken beeinflusst wird. Wenn wir die Welt durch eine rosa Brille betrachten, sieht alles rosig aus, und wenn wir durch eine dunkle Wolke schauen, ist alles düster. Nutzen Sie Ihr kritisches Urteilsvermögen, um Entscheidungen ohne Vorurteile zu treffen.

Ich wundere mich immer wieder über die Zeugenaussagen nach einem Verkehrsunfall. Jeder Zeuge folgt seiner dominierenden Gedankenwelle. Meist stimmen die Zeugen nicht darin überein, was geschehen ist, weil jeder seine Erfahrungen, Gedanken und Gefühle mit der Beobachtung vermischt. Manchmal erzählen mehrere Zeugen jeweils eine völlig andere Geschichte.

Vor einiger Zeit wurde ich als Geschworene ausgewählt. Das wunderte mich ein wenig, weil ich damals einen ungewöhnlichen Namen hatte (Swami Nischalananda) und einen langen orangefarbenen Umhang trug. Dem Angeklagten wurde vorgeworfen, er habe sich der Festnahme durch eine Polizistin entzogen. Beweise gab es kaum, und die Verhandlung dauerte nur zwei Stunden. Dann berieten die Geschworenen. Es war erstaunlich, wie viele Geschichten und Vorurteile in ihren Köpfen herumspukten. Wir alle hatten natürlich Fernsehkrimis gesehen, und einige Mitglieder der Jury *spielten* Ankläger oder Verteidiger. Eine Frau sagte, der Angeklagte sei bestimmt unschuldig, weil man der Polizistin nicht trauen könne: „Sie trägt eine Waffe an der Hüfte, und das gehört sich nicht für eine Frau." Ein Mann hielt den Angeklagten für schuldig, „weil alle Motorradfahrer vor der Polizei fliehen". Die Schlussfolgerungen waren eindeutig von den Gedankenwellen beeinflusst. Die Diskussion dauerte an. Die Mittagszeit rückte näher, und es begann zu schneien. Ich war davon überzeugt, dass der Angeklagte unschuldig war, und hatte es nicht eilig. Die anderen wollten nach Hause, und einer nach dem anderen schloss sich meiner Meinung an. Schließlich fiel die Entscheidung: „Nicht schuldig."

Da ich neugierig war, fragte ich den Verteidiger, warum er ausgerechnet mich ausgewählt habe. „Ich spürte, dass Sie ein offenes, ehrliches Herz haben und fair sind", antwortete er.

Vielen Menschen im Westen fällt das Meditieren nicht leicht. In unserer Kultur werden wir nicht dazu ermutigt, still zu sein. Wie oft wurden Sie als Kind ermahnt, mit Tagträumereien aufzuhören und aufzupassen? Ich gehörte zu den Kindern, in deren Zeugnis stand: „Sie ist intelligent, strengt sich aber nicht an. Stattdessen hängt sie ihren Tagträumen nach." Dieses Verhalten ist für Kinder normal. Sie nehmen einen Kurzurlaub von Situationen, die sie als unangenehm empfinden. In unserer Gesellschaft gilt das als Zeitverschwendung.

Viele Menschen empfinden es als Ruhe, wenn sie Zeitungen, Zeitschriften oder Bücher lesen, fernsehen oder Musik hören. Gewiss, der Körper ist dann ruhig, aber der Geist bleibt sehr aktiv.

Wenn wir heranwachsen und lernen, still und brav zu sein, haben wir große Mühe damit. Es scheint unnatürlich zu sein. Darum dürfen wir nicht die Geduld verlieren, wenn wir zu meditieren beginnen. Neue Gewohnheiten brauchen Zeit. Wie viele Jahre mussten berühmte Sänger oder Pianisten üben? Wie oft mussten sie mit sich selbst kämpfen? Auch sie hatten oft keine Lust zu üben und hätten lieber etwas anderes getan. Selbst große Meister fangen immer wieder von vorn an, wenn sie üben.

Manchmal denken Sie vielleicht: „Jetzt meditiere ich seit zwei Wochen und merke gar nichts." Doch selbst wenn Sie zwanzig Jahre lang meditieren, zeigt sich die Wirkung auf der subtilen, nicht unbedingt auf der körperlichen Ebene.

Glauben Sie bitte nicht, dass alle anderen sich besser konzentrieren können und dass Sie die einzige Ausnahme sind. Wir sind uns alle recht ähnlich, und unsere Gedanken huschen hin und her. Der Geist gleicht einem Affen, genauer gesagt, einem betrunkenen Affen, noch genauer gesagt, einem betrunkenen Affen, den ein Skorpion gestochen hat. Der Geist neigt dazu, in viele Richtungen zu flitzen – nur nicht dorthin, wo wir ihn haben wollen.

Manchmal zweifeln wir selbst dann noch an uns, wenn ein Experte uns beruhigt. Einmal leitete der Dalai Lama einen Kurs, an dem viele Menschen teilnahmen. Jeden Tag sprach er über die verschiedenen Aspekte der Meditation und erklärte geduldig, dass es nur einen Weg gibt, meditieren zu lernen: üben, üben, üben. Es kann Jahre dauern, bis wir dabei einen Frieden empfinden, der ins tägliche Leben ausstrahlt.

Jeden Tag, vor und nach seinen Vorträgen, meditierten wir, und am Abend beantwortete er geduldig und mitfühlend Fragen. Ein Mann, der seit einer Woche anwesend war, fragte: „Das alles dauert so lang. Gibt es keinen leichteren und schnelleren Weg zu diesem Ort des Friedens?“

Der Dalai Lama verbarg den Kopf in den Händen – etwa fünf Minuten lang. Als er den Kopf wieder hob, hatte er Tränen in den Augen. Sein Blick ruhte auf den vielen Gesichtern im Saal, um in ihnen Verstehen zu finden.

Nach langer Zeit – so kam es uns vor – begann er langsam zu sprechen. Mit geballten Fäusten rief er: „ES GIBT KEINEN LEICHTEN UND SCHNELLEN WEG! ES GIBT KEINEN LEICHTEN UND SCHNELLEN WEG! ES GIBT KEINEN LEICHTEN UND SCHNELLEN WEG!“

Geben Sie also nicht auf, wenn Sie zu meditieren beginnen. Wenn Sie Ergebnisse sehen wollen, dann denken Sie langfristig. Alle großen Erfolge brauchen Zeit. Wenn Sie täglich und fleißig üben, transformiert die Meditation den Körper, die Seele und den Geist.

Je mehr die Mediziner über die Wirkung der Meditation auf den Körper herausfinden, desto besser verstehen wir, warum viele der alten Weisen so alt wurden und dabei gesund blieben. In der Meditation sind Körper und Geist entspannt und arbeiten ökonomisch. Dadurch sinkt der Blutdruck, das Immunsystem wird angeregt, und wir fühlen uns vitaler und dem Leben gewachsen. Unsere Studie zeigt, dass Menschen, die jeden Tag Yoga und Meditation praktizieren, sich von Krankheiten der Herzkranzgefäße am schnellsten erholen. Eine andere Studie belegt, dass das Risiko, einen zweiten Herzinfarkt zu erleiden, bei jenen Menschen am geringsten ist, die nach dem ersten Infarkt zu meditieren beginnen. Der Geist beeinflusst den Körper.

In unserer Gesellschaft haben wir kaum Zeit, nach innen zu gehen, und darum sind stressbedingte Krankheiten so häufig. Vielleicht sind diese Krankheiten eine moderne Methode, uns aus dem geschäftigen Alltag herauszuholen, sodass wir Zeit für uns selbst haben, uns wieder wohl in der eigenen Haut fühlen und heil werden.

Peggy, eine Krankenschwester, hatte große Angst vor Brustkrebs und ließ sich deswegen beide Brüste entfernen, obwohl sie gesund waren. „Das ist nicht ungewöhnlich“, versuchte sie mich zu überzeugen. „Meine Mutter, meine Schwester, meine Tanten und meine Großmütter starben an Brustkrebs. Ich habe es für meinen Seelenfrieden getan.“

Aber Ihr Geist war derart auf Krebs fixiert, dass sie Eierstockkrebs bekam. Bevor ihr Arzt ihn diagnostizierte, hatte er sich bereits in die Leber und in die Lungen ausgebreitet. Ein Teil Ihres Ichs akzeptierte dieses Schicksal, ein anderer hätte gern länger gelebt.

Jetzt konzentrierte Peggy sich auf ihr spirituelles Leben. Sie verbrachte mehr Zeit mit mir, weil sie intuitiv spürte, dass ihr das half. „Ich weiß, dass der Krebs bald meinen ganzen Körper zerstören wird und dass ich sterben werde“, sagte sie. „Ich bin immer noch eine junge Frau. Wie gern würde ich meine Kinder heranwachsen sehen! Ich weiß aber auch, dass ein großer Teil meines Ichs weiterleben will. Hilfst du mir, mit diesem inneren Geist Kontakt aufzunehmen?“

Nach einigen einleitenden Meditationsübungen sah man Peggy morgens stundenlang in einer Wiese oder auf dem Bett sitzen und meditieren. Ihre Ausstrahlung bewies, dass sie tiefe Orte des Trostes und der Heilung erreicht hatte.

Eines frühen Morgens klopfte sie an meine Tür und platzte herein, ohne meine Antwort abzuwarten. Aufgeregt und mit weit geöffneten Augen setzte sie sich an meine Bettkante. „Was ist? Was ist passiert?“, fragte ich ebenso schlaftrunken wie überrascht.

„Ich habe eben eine längst vergessene Erinnerung tief aus meinem Inneren hervorgeholt. Sie ist so schrecklich, dass sie jeden Teil meines Körpers, meiner Seele und meines Geistes erschüttert hat.“ Ich setzte mich auf und machte mich auf das gefasst, was kommen sollte.

Vor Jahren war ihr Freund etwa zweitausend Meilen entfernt bei Bekannten gewesen. Er war früh am Morgen abgereist, als sie noch halb geschlafen hatte. Mit dem Versprechen, am Abend anzurufen, drückte er ihr einen Kuss auf die Lippen und ging.

Spät am Abend klingelte das Telefon. Aber es war nicht der erwartete Anruf.

Gegen sieben Uhr war sie in eine Art Trance gefallen. Die ganze materielle Welt wurde auf einmal durchsichtig. Sie konnte durch Schleier hindurchsehen – und sie sah ihren Freund an einem seltsamen Ort. Ein Gewehr zeigte auf ihn, und es gab erst einen, dann einen zweiten Knall. Er griff sich an den Bauch, und seine Schmerzen waren ihre Schmerzen. Sie hatte das Gefühl, als wühle ein heißes Stück Eisen in ihren Eingeweiden. Angst, Panik und Entsetzen lähmten sie, bis das Telefon sie in den Alltag zurückriss. Eine Stimme sagte, ihr Freund sei ermordet worden; zwei Kugeln im Bauch hätten ihn getötet. Peggy legte den Hörer auf und verbarg diese furchtbare Erinnerung hinter einem dicken Vorhang.

Sie hatte darauf vertraut, dass der Vorhang sie vor Schmerzen bewahren würde. Fünf Jahre lang hatte sie sich nicht mehr an diesen Vorfall erinnert! Jetzt, als sie in den Abgrund ihrer Seele geblickt hatte, entdeckte sie ein Ungeheuer, das Tag und Nacht an ihr nagte, ohne dass sie es wusste. Es war, als hätte sie einen neuen oder vergessenen Teil Ihres Ichs enthüllt.

Es war schwer und leicht zugleich, mit diesem Ereignis fertig zu werden. Langsam akzeptierte sie es als wichtigen Teil ihres seelischen und spirituellen Lebens und meditierte weiter. Zum erstenmal seit vielen Jahren lernte sie sich *ganz* kennen.

Ein paar Monate später rief mich jemand an. „Weißt du schon das Neuste von Peggy?"

„Nein", sagte ich und erwartete das Schlimmste.

„Tja, sie war bei ihrem Arzt, und er sagt, der Krebs ist weg. Es ist eine vollständige, unerklärliche Spontanremission!"

Wir werden nie wissen, was Peggy geheilt hat. In solchen Situationen zögern wir, von einem Wunder sprechen, denn wir wollen, dass Gott oder die höhere Macht anonym bleibt. Heute weiß ich, dass in den USA jährlich fünfzigtausend solche unerklärlichen Spontanremissionen *berichtet* werden. Die wirkliche Zahl dürfte also noch höher sein. Ein Arzt rät seinem Patienten, nach Hause zu gehen und Vorkehrungen für seinen Tod zu treffen. Zwei Jahre später begegnet er ihm in einem Supermarkt! Kein Mediziner hat eine Erklärung für solche Fälle.

Die meisten Menschen bewegen sich durchs tägliche Leben wie auf einem Rad: Manchmal sind sie oben und glücklich, dann geht es abwärts, und bald sind sie ganz unten und werden schier zermalmt. Dann steigen sie langsam wieder hinauf. Je nachdem, wie sie leben und wie robust sie sind, dauern die Zyklen unterschiedlich lange.

In der Meditation bewegen wir uns nach innen, zum Zentrum hin, wo immer Stille herrscht. Einerlei, was geschieht, es geschieht „um uns herum" und berührt uns nicht unmittelbar. Still sitzend und ruhig beobachten wir die Situationen und Dramen, die sich abspielen. Zwar nehmen wir daran teil, jedoch mit einer gewissen Distanz. Und wir wissen, dass wir immer in der Mitte ruhen.

Es war einmal ein großer, mächtiger König, der alle Reichtümer der Welt besaß. Obwohl es ihm an nichts fehlte, war er unglücklich. Er war für kurze Zeit glücklich, wenn er Land, Juwelen und andere Kostbarkeiten erwarb; aber sein Glück schwand rasch dahin. Er ließ alle Heiler, Priester und sogar Hofnarren rufen, damit sie ihn glücklich machten. Viele versuchten ihr Bestes, doch nichts half.

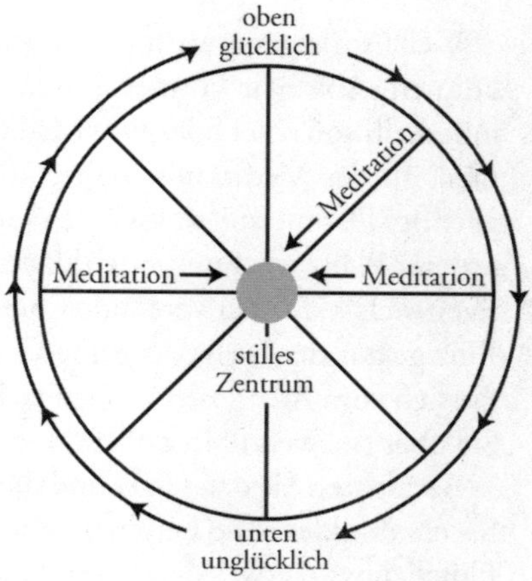

Nach wochenlangen anstrengenden Gesprächen erschien eine kleine, bescheidene Frau vor dem König. „Kannst du mir wirklich etwas bieten", fragte der König, „was all die anderen mir nicht bieten konnten?" Die Frau reichte ihm eine mit Samt verkleidete Schatulle. Der König lachte. „Du schenkst mir Juwelen? Ich besitze die kostbarsten Juwelen der Welt!"

„Nein, Majestät, das hier ist das kostbarste Juwel der Welt. Es kann Euch von allen Sorgen befreien und glücklich machen."

Nun wurde der König neugierig. Langsam öffnete er das Kästchen und fand einen schlichten Goldring. „Es ist nur ein Ring!", rief er und wollte das Geschenk wegwerfen.

„Bitte lest die Inschrift, Majestät. Lest sie jetzt und jedes Mal, wenn Ihr glücklich oder traurig seid."

Der König las die Inschrift und las sie noch einmal und entspannte sich. Auf dem Ring stand: AUCH DAS GEHT VORBEI.

Gutes, Schlechtes, Glück und Trauer ... alles geht vorbei. Einer meiner Patienten schenkte mir ein gefärbtes Glas mit dieser Inschrift. Ich hängte es in meinem Büro über den Schreibtisch, damit ich diese Worte nie vergesse.

Wenn wir meditieren, distanzieren wir uns vom äußeren Rand des Rades. Sie führt uns in die Mitte, in unseren Geist, in unser Selbst, in das, was wir sind. Das ist der Zweck der Meditation – sie soll uns daran erinnern, dass wir zum Ursprung zurückkehren müssen.

Meditation ist nichts, was wir *tun*. Wir benutzen vielmehr bestimmte Methoden, um den Zustand der Meditation oder Stille zu erreichen. Sobald wir dort sind, *tun* wir nichts mehr – wir *sind*.

Viele Anfänger erwarten, dass sie einfach mit dem Denken aufhören können. Aber wir können unsere wild gewordenen Gedanken nicht innerhalb von einer oder zwei Meditationssitzungen in den Griff bekommen. In der Meditation ziehen die Gedanken vorbei. Sie sind nicht wichtig. Das meiste, was wir denken, geschieht ohnehin nie. Die Hälfte unserer Pläne wird nie verwirklicht. Die meisten unserer Sorgen bestätigen sich nie. Also vergeuden Sie nicht Ihre Zeit. Sie sind nicht der Einzige auf der Welt, der seine Gedanken nicht steuern kann. Ziehen Sie sich vom Alltag zurück, beobachten Sie Ihre Gedanken, und lachen Sie über sie, wenn Sie wollen.

Betrachten Sie den Geist und die Gedanken als Filmleinwand. Wenn Sie ein dunkles Kino betreten, sehen Sie nur eine leere weiße Leinwand. Plötzlich wird etwas darauf projiziert, und Sie lassen sich vom Film fesseln. So wie die Szenen eines Films wechseln, ändern sich auch die Gedanken und Gefühle. Eines Tages begreifen wir, dass *das Leben* ein Film ist, eine Projektion des Geistes.

Ein großer spiritueller Lehrer wollte seinen Schülern genau diese Tatsache beweisen. Er nahm eine Gruppe von ihnen mit ins Kino, wo ein angsteinflößender Film gespielt wurde. Der Lehrer setzte sich in die Reihe hinter seinen Schülern, um sie zu beobachten. „Denkt daran", sagte er, „es ist nur ein Film."

„Ja, ja, das wissen wir", sagten sie. „Es ist nur ein Film."

Als die erschreckenden Szenen kamen, beobachtete der Lehrer, wie die Schüler sich in verkrampfter Haltung vorbeugten, manche mit verzerrtem Gesicht. Er lachte laut und sagte: „Ihr habt es doch vergessen – es ist nur ein Film!" Jetzt fiel es ihnen wieder ein, und sie sanken entspannt zurück. Ein paar Minuten später, waren sie wieder verspannt, und so ging es weiter. Am Ende des Films wurde die Leinwand leer, und das Licht ging an. Es war tatsächlich nur ein Film gewesen!

Mitten im Trubel der äußeren *und* inneren Welt dürfen wir nie vergessen, wer wir sind. Das ist unser wichtigstes Ziel im Leben.

Das Zurückziehen der Gedanken, Gefühle und Sinne von der äußeren Welt ist *pratyahara*. Davon haben wir bereits im Kapitel über die Tiefenentspannung gesprochen. Wenn wir mit dem Üben beginnen, registrieren wir zunächst, wie die Sinne nach außen greifen: Ein Auto fährt vorbei, jemand schaltet ein Licht ein, oder die Temperatur ändert sich. Das lenkt uns ab, und darum versuchen wir, diese Hintergrundgeräusche einfach vorbeiziehen zu lassen.

Alle Sinne haben zwei Bestandteile. Wenn wir nach innen gehen, finden wir die innere Komponente. Das Gehör greift beispielsweise nach außen und nach innen. Wenn Sie die Finger in die Ohren stecken, hören Sie zwar keine Geräusche von außen, wohl aber Ihren Herzschlag. Wenn Sie mit offenen Augen eine Kerze betrachten und dann die Augen schließen, sehen Sie die Flamme immer noch vor dem inneren Auge. Wenn jemand Sie mit Blitzlicht fotografiert, haben Sie eine Weile rote und gelbe Punkte vor den offenen und vor den geschlossenen Augen.

Beginnen Sie die Meditation, indem Sie die Sinne von der Außenwelt zurückziehen. Je weiter Sie die Sinne nach innen ziehen, desto weniger werden Sie abgelenkt und desto ruhiger wird der Geist.

Allerdings nehmen Sie dann die *inneren* Geräusche wahr, die Gedanken, die im Geist hin und her huschen. Sobald Sie still sind, merken Sie, wie viel Lärm der Geist erzeugt. Aber wenn Sie die Sinne immer wieder zurückziehen, lässt auch dieser Lärm nach.

Viele Menschen wollen von Geräuschen umgeben sein. Bei ihnen läuft ständig der Fernseher, das Radio oder die Stereoanlage. Offenbar versuchen sie, den Lärm des Geistes durch laute äußere Geräusche zu unterdrücken – durch Geräusche, die sie steuern können. In unserer modernen Gesellschaft ist es schwierig, äußere Ruhe zu finden. Ist es jetzt in Ihrem Haus still? Summt der Kühlschrank? Spielt ein Nachbar Musik, oder startet er sein Auto? Zwitschern die Vögel im Garten? Um wahre Ruhe zu finden, müssen Sie nach innen gehen.

Vor einigen Jahren durfte ich mehrere Seminare in Australien leiten. Das Haus stand weit von jeder Stadt entfernt und war nach unseren Maßstäben primitiv. Es gab weder Radio noch Fernsehen. Ich hatte dreißig Stunden in einem dröhnenden und brummenden Flugzeug verbracht, und als ich an meinem Ziel ankam, stand ich still und sog die absolute Ruhe in mich ein. Mein Geist wurde ebenfalls still. Das ist heutzutage eine seltene Erfahrung.

Selbst in sehr armen Ländern sind Kirchen und Tempel reich geschmückt. Dort finden wir die schönsten Kunstwerke und die herrlichste Musik – ein wahres Fest für die Sinne. Damit will die Kirche oder der Tempel Besucher anlocken, die nicht ins Konzert gehen und sich zu Hause keine Buntglasfenster leisten können. Selbst wenn sie nicht beten, macht es ihnen Freude, die schönen Fenster zu betrachten und der wundervollen Musik zu lauschen. Wenn die Sinne satt sind, können die Besucher sich leichter nach innen wenden.

Einmal saß ich still in Notre Dame de Paris, einer meiner Lieblingskirchen, und beobachtete die Touristen, die hereinkamen und die großartigen Buntglasfenster bewunderten. Ich kicherte verstohlen, als ich sah, dass sie sich setzen mussten, um einen klaren Blick auf die Fenster zu haben. Manche blieben gegen ihren Willen länger sitzen und genossen nicht nur den Anblick der Fenster, sondern auch die feinen Schwingungen, die fast greifbar waren. Sie waren aus anderen Gründen gekommen, aber ihr höheres Selbst hatte die Gelegenheit genutzt, sich zu stärken.

Ein Erlebnis ist um so eindrucksvoller, je mehr Sinne daran beteiligt sind. Darum begnügen wir uns nicht damit, einen Film zu sehen, sondern wollen dabei auch von Lautsprechern umringt sein. In einem Kino fiel mir sogar Regen auf den Kopf! Die Sinne, die wir in der äußeren Welt benutzen, können uns aber auch nach innen ziehen, sodass wir uns besser auf die Meditation konzentrieren können.

Wenn wir Werkzeug für unsere Arbeit oder Geräte für einen Sport auswählen, müssen wir auf die richtige Größe und Form achten. Selbst wenn Ihnen die ausgefeiltesten Skier besser gefallen, sollten Sie sich als Anfänger mit schlichten Brettern begnügen. Und wenn Sie Nahrungsmittel für eine besondere Mahlzeit einkaufen, nehmen Sie am besten Produkte, die nicht nur gut schmecken, sondern auch nahrhaft sind. Auf ähnliche Weise wählen Sie auch Ihre Meditationstechnik aus. Jede Technik hat das gleiche Ziel: den Geist zu bündeln, bis er still wird.

Die *Yogasutras* sind sehr ermutigend und nicht restriktiv. Sie stellen nur zwei Bedingungen, was das Objekt der Meditation betrifft. Das Objekt sollte Sie inspirieren und aufmuntern, wenn Sie nur daran denken. Es kann also ein Platz in der Natur, ein Sonnenuntergang, ein loderndes Feuer oder ein großer Mensch sein, den Sie bewundern. Entscheidend ist, dass Ihr Charakter verbessert und Ihr Wohlbefinden gefördert wird, wenn Sie lange genug darüber meditieren.

Zweitens sollte das Meditationsobjekt Sie glücklich machen. Wenn die Methode Ihnen gefällt, können Sie sich besser konzentrieren. Denken Sie an die Zeit zurück, als Sie sich zum ersten Mal verliebten. Ihre ganze Welt drehte sich plötzlich um einen einzigen Menschen; all Ihre Sinne und Gedanken waren bei ihm, und Sie wurden schon glücklich, wenn Sie nur an ihn dachten. *Was soll ich für ihn kochen? Welche Blumen mag sie am liebsten?* Stellen Sie sich vor, Sie warten am Flughafen auf diesen Menschen. Die Füße tun Ihnen weh, aber sobald Sie ihn sehen, spüren Sie einen Schwall von Energie im Herzen, und das Herz quillt sogar über.

Die meisten von uns haben das schon erlebt. Die Meditation ist zwar kein so dramatisches Erlebnis, doch mit der Zeit öffnet sich das Zentrum des höheren Bewusstseins im Herzen und im Geist, und wir spüren und kennen die höhere Wahrheit.

Wenden Sie also eine Technik an, die Ihnen vertraut ist und bei der Sie sich wohl fühlen. Betrachten Sie diese Methode als guten Freund.

Einer meiner Freunde, er ist seit vielen Jahren Herzchirurg, nahm an einem zehntägigen Meditationskurs teil. Als er zurückkam, fragte ich ihn nach seinen Eindrücken. „Es war schön“, sagte er, immer noch ganz in Gedanken. Dann fragte er mich: „Man hat uns empfohlen, über das *hara* (ein Energiezentrum in der buddhistischen Meditation) zu meditieren. Ich habe andauernd herauszufinden versucht, wo das ist. In Gedanken habe ich ein Anatomiebuch durchgeblättert, aber mir war nicht klar, ob es sich links oder rechts vom Pankreas befindet oder vielleicht darüber oder darunter. Kannst du mir weiterhelfen?“

Ich kicherte heimlich, obwohl ich auch Mitgefühl empfand. „Das ist ganz einfach“, sagte ich. „Du weißt doch, wo dein Herz ist?“

„Klar weiß ich das, und alle anderen wissen es auch“, erwiderte der erfahrene Chirurg.

„Dann konzentriere dich einfach ganz auf dein Herz und die Liebe, die es durchströmt. Das ist ein großartiges Meditationsobjekt.“ Er sah erleichtert aus und lächelte.

Wenn Sie eine Technik auswählen, müssen Sie dabei ein gutes Gefühl haben. Manchmal sind wir ungeduldig. Wir reden mit einem Freund oder lesen ein Buch über eine bestimmte Methode und übernehmen sie einfach. Geben Sie lieber *Ihrer* Technik eine Chance. Wenn Sie einen drei Meter tiefen Brunnen graben, ohne auf Wasser zu stoßen, können Sie natürlich weitere drei Meter tiefe Brunnen graben und jedes Mal enttäuscht werden. Wenn Sie dagegen einen einzigen sechs oder neun Meter tiefen Brunnen graben, werden Sie Ihr Wasser bekommen.

Wenn Sie ihre Technik immer wieder wechseln, erreichen Sie nie die Tiefe und Stetigkeit, die Sie brauchen. Das ist, als würden Sie einen Feuerlöscher kaufen und jede Woche an einen anderen Platz hängen. Wenn es brennt, wissen Sie nicht mehr, wo das Ding ist. Nur wenn Sie mit Ihrer Methode vertraut sind, erreichen Sie die Ruhe und Stille in Ihrem Inneren schnell.

Wählen Sie einfach die Technik, die am besten zu Ihrem Temperament passt. Testen Sie sie eine Weile. Sie müssen nicht dabei bleiben, aber lernen Sie sie wenigstens kennen. Wenn Sie nach drei oder vier Wochen merken, dass sie Ihnen nicht gefällt, nehmen Sie eine andere. Bleiben Sie dann etwa einen Monat bei dieser Methode. Wenn Sie zwei oder drei Versuche dieser Art hinter sich haben, treffen Sie Ihre endgültige Wahl. Widmen Sie sich dieser Technik mit ganzem Herzen, und gehen Sie tief nach innen.

Es lohnt sich, Ihre Methode geheim zu halten. Darüber ist viel geschrieben worden, und viele Leute lachen über diesen Rat. Aber wenn

Sie ein Objekt in Ehren halten, wird es heilig. Wenn Sie in einer Wundertüte einen Goldring mit Smaragd finden, zweifeln Sie gewiss an seiner Echtheit. Doch wenn ich Sie in mein Zimmer führe, die Tür hinter mir verriegle und dann eine mit Samt ausgeschlagene Schatulle aus einer Schublade hole, erwarten Sie etwas ganz Besonderes. Wenn Sie das Gefühl haben, dass Ihre Meditationstechnik kostbar und wirksam ist, dann wird sie es sein.

Ablenkungen beim Meditieren

Wir alle haben viel zu tun. Unser Terminkalender ist so voll, dass wir ihn nicht einhalten können. Und wenn wir uns hinsetzen, um zu meditieren, hören die Gedanken nicht auf zu rasen. Es gibt mehrere Möglichkeiten, solche Hindernisse zu überwinden. Um unseren Geist besser zu verstehen, brauchen wir nur Kinder zu beobachten, denn sie verstellen sich noch nicht. In der Meditation legt der Geist seine Maske ab und wird durchsichtig wie in der Kindheit. Vielleicht hilft Ihnen das, wenn Sie während der Meditation abgelenkt werden.

Einmal unterhielt ich mich mit einer Freundin, die ständig von ihren Kindern unterbrochen wurde. Zuerst versuchte sie, die Kleinen zu ignorieren. Das tun wir auch in der Meditation. Angenommen, Sie haben sich vorgenommen, fünfzehn Minuten zu meditieren, und haben sich bequem hingesetzt. Auf einmal schmerzt der Rücken. Natürlich wollen Sie nicht die Konzentration verlieren; also achten Sie nicht auf den Rücken. Das ist die erste Methode.

Aber Kinder sind hartnäckig. Sie zerrten und zupften an ihrer Mutter und wurden lauter. Schließlich knöpfte meine Freundin sich ihren Nachwuchs vor und sagte: „Ihr seht doch, dass ich mit Susan rede. Später kümmere ich mich um euch. Aber jetzt geht es nicht." Sie blieb ruhig und stellte die Störung rasch ab, ohne unser Gespräch aus dem Auge zu verlieren. Beschließen Sie einfach, sich sofort nach der Meditation um die dringende Angelegenheit zu kümmern, die Sie ablenkt. Das ist die zweite Methode.

Manche Kinder bekommen dann einen Wutanfall (manche Rücken auch). Wenn Sie meditieren und der Rücken weh tut, sagen Sie zu ihm: „Na gut, ich strecke dich ein wenig. Aber ich erwarte, dass du dann ruhig bist." Der Geist redet Ihnen ein, dass Sie bleibende Schäden davontragen, wenn Sie sich nicht sofort bewegen. Wenn Sie merken, dass der Geist keine Ruhe gibt, hören Sie einfach kurz auf zu meditieren, strekken sich und setzen sich besser zurecht. Dann vertiefen Sie sich wieder in die Meditation.

Auch Gedanken und Gefühle können ablenken: „Mir ist eine gute Idee gekommen, und ich musste sie sofort notieren. Sonst hätte ich sie vergessen und die falschen Aktien gekauft." Je stärker ein Gedanke ist, desto leichter kann er uns ablenken. Legen Sie einen Notizblock und einen Bleistift zurecht, und schreiben Sie den brillanten Einfall auf, wenn es nicht anders geht. Probieren Sie aber zuerst, ihn beiseite zu schieben oder ihm gut zuzureden. Denn nach einer derartigen Ablenkung fällt es Ihnen schwer, sich erneut zu konzentrieren. Ebenso kann es Ihnen während eines Gesprächs ergehen: „Wo waren wir stehen geblieben?"

Gehen Sie behutsam mit Ihrem Geist um. Wenn Sie einen rebellischen Geist haben, hilft eine Belohnung eher als eine Strafe: „Ich mache nachher einen langen Spaziergang" oder „Beim Essen kann ich mich ausführlicher mit meinem Freund unterhalten." Sagen Sie nicht: „Ich werde hier sitzen bleiben, egal was geschieht!" Das klappt in den meisten Fällen nicht.

Sie haben jahrelang nicht versucht, Ihre Gedanken in den Griff zu bekommen – warum sollten sie Ihnen jetzt gehorchen? Würden wir als Kinder nicht nur Lesen und Schreiben lernen, sondern auch die Beherrschung des Geistes üben, wären unsere Gedankenwellen ruhiger und leichter zu lenken. Es entspricht der Natur des Geistes, chaotisch zu sein, und es ist unsere Aufgabe, ihn zu zügeln.

Machen Sie die Meditation zu einer guten Angewohnheit. Wenn Sie längere Zeit regelmäßig, ernsthaft und liebevoll meditieren, können Sie ein Meister werden. Eines Tages ist die Meditation für Sie ebenso natürlich wie das Gehen, Sprechen und Atmen. Nehmen Sie sich jeden Tag Zeit zum Üben. Setzen Sie sich keine unrealistischen Ziele, die Sie zum Versager machen. Sie fühlen sich wohler, wenn Sie ein vernünftiges Ziel erreichen. Meditieren Sie zunächst einmal oder zweimal am Tag zehn Minuten, und halten Sie sich daran. Wenn Ihnen das einen Monat lang gelungen ist, können Sie die Zeit um fünf Minuten verlängern. So wird die Meditation zur festen Gewohnheit.

Fassen Sie einen festen Entschluss, sobald Sie sich hinsetzen: „Ich werde jeden Morgen und Abend fünfzehn Minuten meditieren. Einerlei, was geschieht oder was ich für wichtig halte, ich werde mich nicht vom Fleck rühren." Sie können auch eine bestimmte Tageszeit festlegen, zum Beispiel acht Uhr morgens oder sechs Uhr abends.

Machen Sie daraus eine Routine wie das Waschen und Zähneputzen. Würden Sie morgens aus dem Haus gehen, ohne sich gewaschen zu haben? Bestimmt haben Ihre Eltern Sie anders erzogen. Halten Sie es mit der Meditation genauso: Stehen Sie auf, waschen Sie sich, putzen Sie sich die Zähne, und meditieren Sie. Und wenn Sie von der Arbeit nach Hause kommen: Meditieren Sie, essen Sie zu Abend, gehen Sie schlafen. Wenn Sie aus einem besonderen Grund einmal nicht meditieren, fühlen Sie sich möglicherweise unwohl – als hätten Sie sich die Zähne nicht geputzt. Die Reinigung des Geistes ist ebenso wichtig wie die Reinigung des Körpers.

Manche Leute haben immer eine Ausrede. Einmal hörte ich eine Yogalehrerin sagen, es sei genug, wenn man vier- oder fünfmal in der Woche meditiere. Meiner Erfahrung nach werden daraus bald vier- oder dreimal, dann zwei- oder einmal. Und dann schläft alles ein. „Ich brauche nicht zu meditieren, wenn ich Urlaub habe und ohnehin entspannt bin!" Nun, wenn Sie nicht arbeiten müssen, dann ist das für Sie eine Gelegenheit, *mehr* zu meditieren.

Einige große Lehrer verlangen nicht Ernsthaftigkeit, sondern *Liebe* zur Meditation, denn nur was wir lieben, tun wir mit ganzem Herzen.

Ein Schüler fragte einen großen Lehrer, wie die Ernsthaftigkeit beim Meditieren sich anfühle. Der Lehrer führte ihn stumm zu einem See und ging mit ihm ins Wasser, immer tiefer. Als sie bis zu den Schultern im Wasser standen, drückte der Lehrer seinen Schüler unter die Wasseroberfläche. Der Schüler war entspannt und erwartungsvoll, da er das Ganze für eine geheime Initiation hielt. Doch bald gewann das Bedürfnis nach Luft die Oberhand. Er fuchtelte mit den Armen und strampelte, aber der Lehrer hielt ihn fest. Verzweifelt kämpfte der Schüler sich hoch, genau in dem Moment, als auch sein Lehrer ihn hochzog.

„Woran hast du unter Wasser gedacht?", fragte ihn der Lehrer.

Immer noch nach Atem ringend, stieß der Schüler nur ein Wort aus: „Luft!"

„Sonst noch was?", wollte sein Lehrer wissen.

„Ich wollte nur Luft! An etwas anderes konnte ich nicht denken."

„Siehst du", sagte der Lehrer lächelnd, „wenn dein Verlangen nach Selbsterkenntnis ebenso stark ist wie dein Verlangen nach Luft, dann wirst du Selbsterkenntnis erlangen."

Wenn Sie lange, regelmäßig und ernsthaft üben, befinden Sie sich in Harmonie mit Ihrem Geist.

Nehmen Sie sich nach der Meditation noch eine Minute Zeit, und senden Sie Liebe und Freude in die Welt. Verwenden Sie Worte, die Ihnen gefallen, oder sprechen Sie ein förmliches oder selbst formuliertes Gebet. Schließen Sie in Ihre Gedanken und in Ihr Herz Menschen ein, die

Ihre guten Wünsche besonders nötig haben. Für mich ist diese Minute wie der Moment nach dem Gießen einer Topfpflanze. Wenn ich die Pflanze nach dem Gießen zu schnell bewege, verschütte ich einen Teil des Wassers. Darum lasse ich es zuerst einsickern. Auch nach der Meditation muss der Frieden einsickern und Ihre Seele bewässern.

Der heilige Platz

Richten Sie zu Hause einen heiligen Platz ein, der Sie zum Yoga und zur Meditation inspiriert. Es kann die Ecke eines Zimmers oder ein ganzes Zimmer sein. Weihen Sie diesen Platz Ihrem inneren Selbst. Benutzen Sie spezielle Gegenstände: ein Kissen oder einen Stuhl, ein paar Dekken, eine Kerze, Blumen, erhebende Bilder oder Bücher – alles, was Sie ermutigt, still zu sein und nach innen zu gehen. Jedes Mal, wenn Sie an diesem Platz vorbeigehen, erinnert er Sie an den Frieden in Ihrem Inneren. Die meisten Räume im Haus haben einen bestimmten Zweck: Im Schlafzimmer ruhen oder schlafen wir, im Bad waschen wir uns. Wenn Sie ohne Hungergefühl in die Küche gehen, bekommen Sie Appetit, und wenn Sie Ihren stillen Platz sehen und spüren, hungern Sie nach Frieden.

Wählen Sie die Tageszeit mit Bedacht, denn Sie sollten wach sein und keinen vollen Magen haben. Das Essen hat großen Einfluss auf unsere Fähigkeit, bequem zu sitzen und zu meditieren (mehr dazu in Kapitel 7). Einfache, reine, leicht verdauliche Kost macht den Körper gesund und ruhig. Essen Sie, was Sie brauchen, um sich leicht und gesund zu fühlen. Schwere Kost macht schläfrig, und anstatt das höhere Bewusstsein zu erreichen, dösen Sie ein. Machen Sie einen Versuch mit leichterem Essen – Obst, Gemüse und Getreide –, und achten Sie darauf, ob es sich auf die Qualität der Meditation auswirkt.

Lassen Sie niemanden in Ihren heiligen Platz eindringen. Schalten Sie das Telefon ab. Schieben Sie alle weltlichen Gedanken und Sorgen beiseite, und öffnen Sie sich dem inneren Frieden.

Die Vorbereitungen auf die Meditation

Viele Menschen sind nicht daran gewöhnt, still zu sitzen und – zumindest nach außen hin – nichts zu tun. Wenn Sie zum ersten Mal still sitzen, verspüren Sie vielleicht Kopfschmerzen, oder die Gelenke tun weh.

Es ist sehr hilfreich, wenn Sie täglich Dehnübungen machen, um das Unbehagen zu lindern (siehe dazu Kapitel 6). Wenn Sie sich vorher ein wenig strecken, fällt Ihnen das Stillsitzen leichter. Nur wenn der Körper still ist, kann der Geist still werden.

Oft werde ich gefragt: „Warum darf ich nicht im Sessel oder im Bett meditieren? Warum muss ich aufrecht sitzen?"

Wir sind das Bindeglied zwischen Himmel und Erde. Mit den Füßen entziehen wir der Erde Energie, und mit dem Kopf empfangen wir himmlische Energie. Energieströme steigen von der Basis der Wirbelsäule nach oben und fließen wieder zurück. Um den Strom nach oben zu fördern, sitzen wir aufrecht. Es ist wie in der Physik: Warme Luft steigt auf. Wenn wir auf dem Boden sitzen, ist uns kühler, als wenn wir sitzen oder stehen. In der Meditation sammelt sich Energie an, die uns eine Tür zum höheren Bewusstsein öffnet, sofern sie aufsteigen kann. Das ist die Grundlage unserer körperlichen, seelischen und geistigen Ausgewogenheit. Wir können uns von Gedanken und Gefühlen und sogar vom Körper distanzieren.

Im Sitzen ist das alles leichter. Wenn wir uns entspannt hinlegen, zerstreuen wir die Energie. Das tun wir bewusst, weil wir uns entspannen wollen. In der Meditation wollen wir die Energie bündeln und ins Herzchakra, ins Kehlchakra, ins dritte Auge und ins Kronenchakra aufsteigen lassen. Mitgefühl und ein gutes Urteilsvermögen sind der äußere Lohn.

Haben Sie schon einmal Ihre Haltung bei einer Besprechung oder bei einem Vortrag beobachtet? Vielleicht lehnen Sie sich entspannt auf dem Stuhl zurück. Plötzlich wird ein neues Thema angesprochen. Vielleicht hat Ihnen jemand einen Vertrag angeboten, der Ihnen viel Geld einbringt. Was geschieht? Sie setzen sich gerade hin, denn Sie wissen instinktiv, dass die Energie nun ins Gehirn fließen kann und Ihnen hilft, dem Thema zu folgen, treffende Bemerkungen zu machen und ein vernünftiges Urteil zu fällen. Nur der aufrechte Körper gewährleistet optimalen Energiefluss.

Wenn Sie auf einem Stuhl sitzen, stellen Sie die Füße flach auf den Boden. Falls Ihre Beine zu kurz sind, rutschen Sie auf dem Stuhl ein wenig nach vorn oder schieben ein Kissen unter die Füße. Sie können sich auch auf dem Boden an eine Wand setzen und die Beine strecken. Im letzteren Fall schieben Sie ein Kissen zwischen das Kreuz und die Wand und ein Kissen unter die Knie. Viele meiner Schüler versuchen, die Beine so übereinander zu schlagen, wie sie es auf Bildern gesehen haben; aber sie merken bald, dass man dafür einige Übung braucht.

Wenn Sie mit gekreuzten Beinen auf dem Boden sitzen, brauchen Sie ein festes Kissen, damit das Becken ein wenig nach vorn kippt. Die Knie werden am geringsten belastet, wenn sie sich in Hüfthöhe oder tiefer befinden (wenn sie höher liegen, setzen Sie sich am besten auf einen Stuhl, bis Ihr Körper geschmeidiger wird). Sie können die Beine auch unter das Gesäß ziehen oder sich auf eine Meditationsbank setzen und die Beine darunter kreuzen. Experimentieren Sie, bis Sie die bequemste Position gefunden haben.

Legen Sie die Arme locker auf die Beine. Die Handflächen zeigen nach oben – Sie nehmen also die Haltung eines Empfangenden ein. Wenn es nicht unbequem ist, berühren sich Daumen und Zeigefinger, während die drei anderen Finger entspannt in der traditionellen Meditationshaltung (*mudra*) liegen. Ein Mudra ist die symbolische Darstellung eines subtilen Musters, das Energie lenkt und bündelt. Ein anderes altes Mudra bilden Sie, wenn Sie die Hände übereinander auf den Schoß legen, wobei die Daumen sich berühren. Wenn die Daumen sich trennen, sind die Gedanken abgeschweift. Führen Sie die Daumen dann wieder in die Ausgangsposition zurück, damit der Geist konzentriert bleibt.

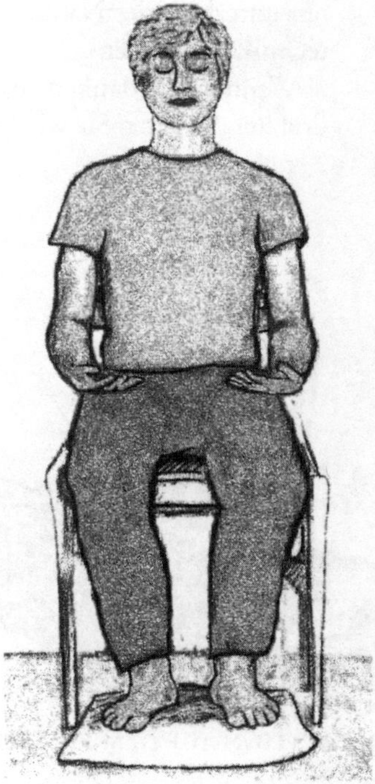

MEDITATION AUF EINEM STUHL

Falls Sie diese Mudras unbequem finden, lassen Sie die Hände einfach locker liegen. Achten Sie immer darauf, dass die Schultern hinten und entspannt bleiben und die Wirbelsäule gerade ist. Das Kinn sollte parallel zum Boden liegen und ein wenig in Richtung Brust eingezogen werden. Dann befindet der Hals sich in einer Linie mit dem Rücken.

Jetzt stützt die Wirbelsäule Sie von der Basis bis zum Kopf, der sich in völligem Gleichgewicht befindet. Werden Sie sich jedes einzelnen Wirbels bewusst. Da der Geist sich im Körper und vor allem im Gesicht widerspiegelt, sollten die Kiefer entspannt, das Kinn gerade und das Gesicht weich sein. Lächeln Sie ein wenig. So spiegeln Sie innere und äußere Zufriedenheit wider.

Sie können die Augen schließen oder öffnen. Wenn Sie sie öffnen, ruht der Blick auf einem Punkt vor Ihnen. Wenn die Augen offen und still sind, bleibt der Geist konzentriert. Das ist besonders hilfreich, wenn Sie müde sind oder wenn Ihnen viele Gedanken durch den Kopf gehen.

Mit geschlossenen Augen können Sie tiefer nach innen gehen. Auch dann ruhen die Augen auf einem Punkt, diesmal aber auf dem Kronenchakra, auf dem dritten Auge zwischen den Augenbrauen, auf dem Herzchakra oder auf dem *hara* oder *dan tian*, das vier Fingerbreiten unterhalb des Nabels liegt. Das macht übrigens jede Meditationstechnik wirksamer.

Wenn die Gedanken abschweifen, bewegen sich auch die Augen hin und her. Schauen Sie wieder geradeaus, und der Geist folgt den Augen.

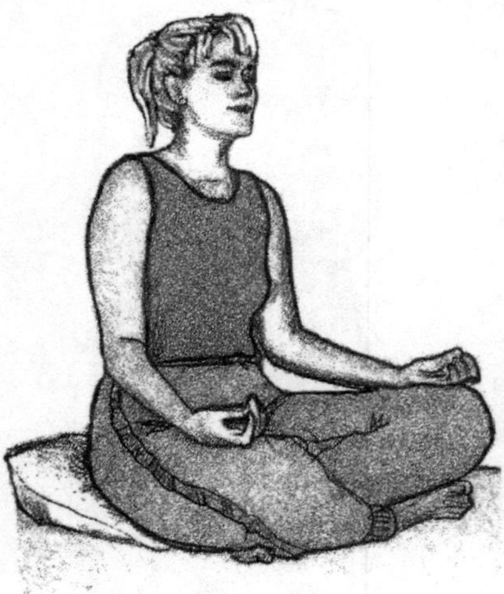

MEDITATION AUF DEM FUSSBODEN

Wenn wir träumen, bewegen die Augen sich flink in alle Richtungen, während wir mit Ideen und Erinnerungen beschäftigt sind. Diese REM (*rapid eye movements*) kommen auch im Wachzustand und in der Meditation vor, solange der Geist nicht konzentriert ist. Darum ist der „starre Blick" bei jeder Meditation eine große Hilfe. Im Schlaf ist der Geist unbewusst, im Wachzustand ist er bewusst und in der Meditation überbewusst.

Forscher an der staatlichen Universität Los Angeles verglichen Ende der Siebzigerjahre drei wichtige Meditationsmethoden miteinander. Das Institut für integralen Yoga (IYI), dessen Leiterin ich damals war, die transzendentale Meditation (TM) und das Zen-Zentrum bestimmten jeweils zehn Teilnehmer, die mindestens seit fünf Jahren ohne Unterbrechung und hoffentlich ernsthaft meditierten. Man wollte feststellen, wie die Versuchspersonen auf äußere Reize reagierten. Konnten sie so weit nach innen gehen, dass sie Geräusche *nicht hörten* oder darauf *nicht reagierten*? Mit anderen Worten: Befanden sie sich wirklich im Zustand der Meditation?

Die TM-Anhänger benutzten ein Mantra, die IYI-Anhänger glaubten, beim *pratyahara* (Rückzug der Sinne) könnten die Ohren nichts mehr hören und der Körper spreche nicht mehr auf Geräusche an. Die

Zen-Buddhisten meinten, sie seien immer wach und daher auch imstande, zu hören und zu reagieren.

An meinem Tag kam ich etwas aufgeregt ins Labor, mit einer Decke und einem Kissen in der Hand. Man bat mich, Platz zu nehmen und wie üblich zu meditieren. Vorher wurde ich allerdings an ein EEG angeschlossen, das die Gehirnwellen misst. Während der Meditation werden die Betawellen, die ein aktives Gehirn ausstrahlt, durch die ruhigeren Alphawellen und in der tiefen Meditation durch Thetawellen ersetzt. Man schloss mich außerdem an ein EKG an, das den Herzschlag aufzeichnet. Dann setzte man mir Kopfhörer auf, und eine Videokamera verfolgte jede meiner Bewegungen.

Das Labor war kein idealer Ort für die Meditation. Die Schwingungen waren alles andere als sublim. Ich versetzte mich im Geiste Tausende von Jahren zurück und begab mich in eine Höhle im Himalaya. Dieses Bild hielt ich fest und verbrachte die nächste Stunde mit *pranayama* (Atemübungen) und Meditation. Irgendwann hörte ich leise, klickende Geräusche in regelmäßigen Abständen. Dann wurden sie unregelmäßig und immer lästiger. Schließlich verschwanden sie.

Nach einer Stunde ging das Licht an, und ich wurde von den Drähten befreit. Ein besorgter Wissenschaftler erkundigte sich, ob ich mich wohl fühle. „Ja, ich fühle mich großartig! Warum fragen Sie?"

„An einem Punkt", erklärte er, „sahen das EEG und das EKG beängstigend aus. Fast hätte ich Ihre Meditation abgebrochen, aber ich sah durch die Kamera, dass Sie immer noch aufrecht saßen, also ließ ich Sie in Ruhe."

Lächelnd fragte ich nach dem Klicken. Offenbar hatten mein Körper und mein Gehirn nach einigen Minuten nicht mehr darauf reagiert. Das Klicken war immer regelmäßig gewesen, selbst als es mir unregelmäßig vorgekommen war. Den anderen Meditanden war es ebenso ergangen. Die Studie fand keine besonderen Unterschiede zwischen den drei Techniken, was wieder einmal die Worte einer uralten Schrift bestätigt: „Es gibt viele Wege, aber nur eine Wahrheit."

MEDITATION IN DER PRAXIS

Wir haben großes Glück, dass uns heute viele wundervolle Meditationstechniken zur Verfügung stehen. Die beste Methode ist diejenige, die Ihnen am besten gefällt und Ihnen hilft. Manche Techniken sprechen analytische Menschen an (also die linke Hirnhälfte), andere sind eher für intuitive Menschen geeignet (für die rechte Hirnhälfte). An einigen

Methoden finden beide Typen gefallen. Richten Sie sich bei Ihrer Wahl nicht nach der Beliebtheit oder Einfachheit bestimmter Techniken. Viele Methoden haben sich seit Jahrtausenden bewährt und können Energie bündeln. Natürlich können Sie zunächst eine dieser Methoden verwenden und später zu einer anderen übergehen.

Ich kann hier nur einige dieser Techniken beschreiben. Sie können jede einzeln oder in Verbindung mit anderen anwenden. Wichtig ist, dass die Methode zu Ihnen passt.

Wenn Sie Ihre Technik gefunden haben, bleiben Sie dabei und lassen Sie sich von ihr in ein tiefes Stadium der Meditation versenken. Dort, in der dynamischen Stille, brauchen Sie keine Technik mehr.

Das Auge des Betrachters

Die Betrachtung (*tradak*) ist eine wundervolle Methode für Anfänger und für Tage, an denen der Geist nicht zur Ruhe kommt. Diese Technik benutze ich, wenn ich Kinder unterrichte. Sie beginnt mit einem äußeren Objekt und zieht uns dann nach innen. Der ruhelose Geist darf etwas Reales betrachten. Wir schauen abwechselnd mit dem äußeren und mit dem inneren Auge, sodass die Augen und das Gehirn zusammenarbeiten. Wählen Sie einen Gegenstand, der Sie inspiriert: die zarte Schönheit einer Blume, eine Kerzenflamme, ein Foto, ein Mandala, ein Yantra (ein geometrisches Muster), einen Sonnenuntergang. Geeignet ist alles, was ein Gefühl des Friedens hervorruft.

Jeden Abend nach einem anstrengenden Tag in der Klinik schloss ich mich Hunderten von Menschen an, die den Sonnenuntergang am Meer beobachten wollten. Wir ließen unsere Autos und unsere Sorgen auf dem Parkplatz zurück und liefen zu den Felsen am Strand. Mehrere Minuten lang schienen wir ein Körper und ein Geist zu sein, während wir still dasaßen und das tägliche Wunder an Schönheit betrachteten. Wenn der letzte Sonnenstrahl im Ozean erloschen war, löste die Einheit sich in Fragmente auf. Einige blieben sitzen, andere gingen oder liefen langsam zum Auto zurück (nicht zu ihren Sorgen). Für viele war dies ein allabendliches Ritual, das zum Meditieren und Entspannen einlud.

Wie die untergehende Sonne haben Sie das inspirierende Objekt unmittelbar vor sich in Augenhöhe, so nahe, dass Sie die Form sehen und fühlen können. Einzelheiten brauchen Sie nicht zu sehen. Entfernen Sie Ihre Brille oder Ihre Kontaktlinsen, damit die Augen sich entspannen können.

Die betrachtende Meditation in der Praxis

Setzen Sie sich bequem mit gekreuzten Beinen auf den Boden oder mit flach aufgesetzten Füßen auf einen Stuhl. Sitzen Sie aufrecht und gerade, und nehmen Sie die Schultern zurück. Beobachten Sie zuerst den Körper. Prüfen Sie, ob die Zehen entspannt sind, die Füße, Knöchel, Waden, Knie, Oberschenkel, Hüften, Hände, Handgelenke, Unterarme und so weiter.

Atmen Sie durch die Nase ein. Atmen Sie dann sehr langsam aus, und lösen Sie dabei jede Verspannung, die Sie spüren. Atmen Sie wieder ein und dann noch langsamer aus. Entspannen Sie sich. Es ist wichtig, dass Sie diese Atemübung jedes Mal machen, wenn Sie eine körperliche oder seelische Spannung bemerken.

Schließen Sie die Augen, und sitzen Sie ganz still. Öffnen Sie dann die Augen etwas mehr als halb. Die Augenlider bleiben entspannt. Anfangs schweift der Blick ab. Beginnen Sie nun damit, das Objekt zu betrachten, das Sie ausgesucht haben, und fühlen Sie seine Eigenschaften, während Sie tief nach innen gehen. Lassen Sie die Augen offen, bis sie blinzeln oder tränen oder bis Sie sich unbehaglich fühlen. Schließen Sie dann die Augen, damit sie ruhen können. Beobachten Sie das Objekt mit dem geistigen Auge. Sobald es verblasst, öffnen Sie die Augen wieder und betrachten das äußere Objekt. Wiederholen Sie diese Sequenz mehrere Male.

Wenn die Gedanken abschweifen, führen Sie sie behutsam zurück zum Objekt. Atmen Sie normal durch die Nase. Greifen Sie nicht mit den Augen nach dem Objekt, sondern lassen Sie es in sich hineinfließen. Stellen Sie sich nun vor, wie das Objekt sich anfühlt: warm, kühl, rau, schön oder schlicht.

Machen Sie so weiter; schauen Sie nach außen und nach innen. Lassen Sie alle Gedanken und Gefühle los, und konzentrieren Sie sich allein auf das Objekt. Wenn Sie irgendwo im Körper eine Spannung empfinden, atmen Sie einige Male tief und lösen sie auf.

Schließen Sie die Augen. Betrachten Sie das Objekt mit dem inneren Auge, und ziehen Sie sich weiter nach innen zurück. Genießen Sie einige Minuten den inneren Frieden.

Führen Sie die Hände langsam und sanft zusammen, und reiben Sie die Handflächen kräftig aneinander, sodass sie warm werden. Legen Sie dann die gewölbten Handteller über die Augen. Die Dunkelheit und die Wärme der Hände dringt tief in die Augen und beseitigt jede

Verspannung. Streicheln Sie nun die Augenlider sehr sanft mit den Fingerspitzen zu den Ohren hin, sodass der letzte Rest von Müdigkeit sich auflöst. Legen Sie die Hände jetzt wieder auf den Schoß. Entspannen Sie sich. Strecken Sie sich. Spüren Sie den tiefen Frieden, den Sie empfinden.

Der Atem des Lebens

Bei dieser Methode beobachten Sie die Atmung und beginnen, die äußere mit der inneren Welt zu verbinden. So wie die Wellen sanft ans Ufer rollen und dann ins Meer zurückkehren, strömt der Atem in den Körper und dann zurück in die äußere Welt. Sie atmen etwa sechzehnmal in der Minute gleichmäßig und sanft ein und aus.

Durch rhythmische Atmung können Sie den Geist wundervoll entspannen. Viele Menschen sitzen stundenlang am Meeresufer und beobachten die Brandung. Sie beobachten die Gezeiten des Körpers: den Atem, der das Leben bekräftigt, wenn er einströmt, und Ihnen hilft loszulassen, wenn er ausströmt. Achten Sie darauf, wie kühl die Luft ist, die Sie einatmen, und wie warm sie beim Ausatmen wird. Achten Sie darauf, wie der Bauch sich dehnt und zusammenzieht. Der ganze Körper bewegt sich im Einklang mit der Atmung. Wenn Sie einatmen, nehmen Sie einen Teil der Welt in sich auf, und wenn Sie ausatmen, geben Sie ihn zurück.

Wenn Sie still sitzen und die Atmung beobachten, spüren Sie, dass Sie mit der ganzen Schöpfung eins sind. Sie atmen den Atem aller lebenden Wesen, der reichen und der armen, der guten und der schlechten. Kritik verstummt und weicht der Offenheit und der Akzeptanz, denn Sie spüren die Vollkommenheit des Lebens. Konzentrieren Sie sich weiter auf den Atemrhythmus. Er verbindet Sie mit dem Rhythmus Ihres Herzens und mit dem Ozean des Lebens.

Diese sehr alte Technik wird vor allem im Buddhismus angewandt.

Ein junger Schüler fragte einen Meister, was er nach jahrelangem Üben zu erwarten habe. Er wollte sicher sein, dass die Meditation sich lohnte.

„Wenn ich meine Atmung zwei Jahre beobachte, was geschieht dann?"

„Du beobachtest deine Atmung", antwortete der Meister.

„Was geschieht, wenn ich meine Atmung zehn Jahre beobachte?"

„Dann beobachtest du deine Atmung."

„Und was geschieht nach fünfzig Jahren?"

„Oh!", sagte der Meister mit breitem Lächeln. „Nach fünfzig Jahren beobachtest du deine Atmung und sie beobachtet dich!"

Zusätzlich können Sie dem Geräusch lauschen, das der Atem auf seiner Reise nach innen und nach außen hervorruft. Hören Sie den Atem, der in die Nasenlöcher strömt? Hört er sich anders an, wenn er hinausströmt? Vielleicht hören Sie beim Einatmen ein leises Zischen oder sogar den Laut *suu* und beim Ausatmen ein leises Summen oder den Laut *hammm.* Lauschen Sie diesen Geräuschen. Wenn Sie zwei Sinne verbinden, können Sie den Atmen spüren und hören.

Die Atemmeditation in der Praxis

Achten Sie auf Ihre Haltung. Jetzt sind Sie so weit, dass Sie nur an die Meditation zu denken brauchen, und schon wird der Rücken gerade und die Schultern und Arme nehmen eine bequeme Position ein. Lassen Sie die Augen offen, oder schließen Sie sie sanft. Atmen Sie ein paar Mal langsam ein und aus, dann wieder normal, sacht und ohne Anstrengung. Beobachten Sie, wie der Atem langsam, mühelos und ohne Zögern in die Nasenlöcher strömt und wieder hinausfließt. Der Atem bekräftigt das Leben.

Wenn Sie einatmen, werden die Nasenlöcher ein wenig kühler; wenn Sie ausatmen, werden sie etwas wärmer. Beobachten Sie die Wärme und die Kühle. Beim Einatmen weiten sich die Lungen und der Brustkorb. Beobachten Sie, wie der Bauch sich dehnt und zusammenzieht, aber beeinflussen Sie die Atmung nicht – schauen Sie einfach zu, wie der Atem einströmt und ausströmt wie Ebbe und Flut, wie die sanften Wellen, die ohne Unterlass ans Ufer rollen. Der Atem kommt herein, dann fließt er sanft hinaus. Wenn Sie Luft aus der äußeren Welt in den Körper holen, weitet er sich, und wenn Sie Ihren warmen Atem zurück in die Welt schicken, zieht der Körper sich ein wenig zusammen. Beobachten Sie das Fließen des Atems.

Der ganze Körper bewegt sich im Rhythmus der Atmung. Wenn Sie ausatmen, entspannen sich der Bauch und der Brustkorb. Beobachten Sie weiter den natürlichen Strom des Atmens, ohne einzugreifen. Wenn die Gedanken abschweifen, führen Sie sie behutsam zur Atmung zurück. Achten Sie darauf, wie der Körper sich fühlt. Spüren Sie eine Spannung? Wenn Sie das Gefühl für den Atem zu verlieren beginnen, atmen Sie etwas tiefer ein, damit Sie die Kühle und Wärme erneut spüren.

Ziehen Sie sich weiter nach innen zurück. Die Geräusche der äußeren Welt entfernen sich immer weiter.
Vielleicht lächeln Sie sogar ein wenig, wenn der Körper und der Geist sich entspannen und den Ort der Stille und des Friedens in Ihrem Inneren berühren.
Beobachten Sie die Stille des Atems, die Stille des Geistes und die Beziehung zwischen beiden.
Wenn Sie bereit sind, die Meditation zu beenden, atmen Sie allmählich tiefer ein, sodass die äußere Welt in Ihre innere strömen kann. Schicken Sie eine Friedensbotschaft in die Welt, wenn Sie ausatmen. Öffnen Sie die Augen halb, und sehen Sie die Welt ein klein wenig anders als bisher.

Am Anfang war das Wort

Das Wort *mantra* gehört heute auch zu unserem Wortschatz. Ich finde es immer wieder lustig, wenn ich es in einem Cartoon oder auf der Finanzseite entdecke. Im Sanskrit ist *man* der Geist, und *tra* bedeutet transzendieren. Ein Mantra ist also ein Wort, ein Laut oder ein Satz, mit dessen Hilfe wir die Gedanken, den Verstand und unsere gewöhnliche Weltsicht überschreiten können. Die ständige Widerholung eines Mantras nennen wir *japa*.

Diese inspirierenden Laute stammen aus vielen alten und neuen Traditionen. Wenn sie heiligen Schriften oder alten Sprachen entnommen sind, lösen sie erhebende Schwingungen aus. Wichtig ist nicht nur die Bedeutung des Wortes, sondern auch seine ganz besondere Eigenschaft, die es seit Anbeginn der Zeit hat.

Auch beim Rosenkranzgebet der katholischen Kirche werden die gleichen Worte häufig wiederholt. In der russisch-orthodoxen Kirche wiederholen die Gläubigen viele Male das Vaterunser. Moslems wiederholen heilige Gebete jeweils fünfmal am Tag. Im Judentum sind die Segenssprüche beim Essen, am Sabbat und an den heiligen Feiertagen ein Echo aus der Vergangenheit.

Die Bibel sagt: „Am Anfang war das Wort, und das Wort war bei Gott, und Gott war das Wort.“ Spüren Sie die besonderen Schwingungen, die ein alter Tempel oder eine alte Kirche ausstrahlt? Selbst Schallwellen sind dort greifbar. Wenn Sie in einem Tempel oder in einer Kirche sitzen, fühlen Sie sich gestärkt. Sie können die Schwingungen der vielen tausend Gebete spüren, die heilende Energie zurückgelassen haben. Selbst wenn Sie nicht religiös sind, können Sie kaum bestreiten, dass ein solcher Ort Trost spendet.

Worte oder Gebete in alten Sprachen sind besonders mächtig, wenn sie mit dem Kopf und mit dem Herzen zugleich gesprochen werden. Die Silbe *om*, im Sanskrit das universelle Bewusstsein, gilt als der Laut, von dem alle anderen ausgehen. *Shanti* vermittelt ein Gefühl des Friedens, und *om shanti* ist das universelle Bewusstsein in Form von Frieden. Auch das hebräische *schalom* flößt uns ein sehr tiefes Gefühl des Friedens ein. Ist Ihnen aufgefallen, dass *om shanti* und *schal-om* ähnlich klingen und eine ähnliche Bedeutung haben? In der christlichen Tradition werden das Vaterunser und das Ave Maria voller Hingabe wiederholt, ebenso das abschließende Amen. *Om*, *ameen* und Amen sind Worte, deren Laute und Schwingungen unterschiedliche Traditionen vereinen.

Die Idee eines universellen Bewusstseins in einem Mantra kommt manchen Menschen unglaubhaft vor. Einmal besuchte ich einen Kernphysiker, der am Neutronenbeschleuniger einer großen Universität arbeitete. Seine Frau, eine Yogalehrerin, lud mich ein, an der Universität einen Vortrag zu halten. Hinterher stellte mir der Wissenschaftler viele Fragen – und umgekehrt. Anfangs schienen wir zwei unterschiedliche Sprachen zu sprechen. Ich war von den Fortschritten der Physik fasziniert, obwohl dieses Fach in der Schule meine Schwäche gewesen war.

Er erzählte mir, eine Erkundung der fernen Teile unseres Universums habe lediglich einen Laut zutage gefördert. Das hatte die Forscher überrascht. Die meisten hatten erwartet, der leere Raum sei auch lautlos. Als er mir den Laut beschrieb, lächelte ich – es war das kosmische *om*!

Wissenschaft und Spiritualität sind die gegenüberliegenden Enden eines Spektrums, wenn das Spektrum linear ist. Aber man kann die beiden Enden auch zu einem Kreis biegen und verschmelzen! Am Anfang, in der Mitte und am Ende ist das Wort.

Wir sind eine sehr verbale Gesellschaft, die von Worten in Gang gehalten wird. Das Wort, sagt man, sei mächtiger als das Schwert. Auch Worte können verletzen. Darum gibt es viele Prozesse, in denen es um beleidigende und falsche Worte geht. *Japa* erinnert uns an den inneren Frieden: Wir hören das Wort, sehen es und sprechen es, und der Körper, der Geist und die Welt öffnen sich und reflektieren diesen Frieden.

Wenn Sie die uralten Worte nicht mögen, können Sie vertraute Worte benutzen, zum Beispiel *eins*, *Freude* oder *Liebe*. Das Wort sollte Ihnen ein Gefühl der Ruhe und Freude vermitteln. Die Liebe ist international; darum sind die Worte *love* (englisch), *amore* (italienisch) und *amour* (französisch) ebenso geeignet. Wählen Sie ein Wort, das mit Ihnen schwingt, wenn Sie es wiederholen. Denken Sie daran, wie Sie sich fühlen, wenn jemand die Worte *Ich liebe dich* zu Ihnen sagt. Und dann sagen Sie diese Worte zu sich selbst, hundertmal, zweihundertmal am Tag.

Wenn Sie ein Wort oder einen Satz ständig wiederholen, schwingen die Zellen des Körpers mit ihm und nehmen seine Eigenschaften an.

Manche Laute benutzen wir, wenn wir sehr verletzlich sind. Wir hören ein krankes Kind leise stöhnen, und die Mutter tröstet es mit sanften Lauten. Wenn das Essen uns geschmeckt hat, drücken wir das mit Lauten des Behagens aus. Auch in der höchsten Leidenschaft finden wir einzelne Laute angebrachter als Worte.

Es war schwierig für mich, ins elektronische Zeitalter einzutreten. Aber ich musste lernen, mit einem Computer umzugehen, damit ich dieses Buch schreiben konnte. Jedes Mal, wenn ich einen Fehler machte, gab der Computer einen vorwurfsvollen Ton von sich, und ich fühlte mich noch unbehaglicher als zuvor. Dann zeigte mir jemand, wie ich dem Computer meine eigene Stimme verleihen konnte, und jetzt schimpft er nicht mehr, sondern sagt „Ich liebe dich" – und meine Fehler kommen mir viel harmloser vor. Ein sanftes Wort wirkt Wunder.

Denken Sie an die Worte, die Sie tagtäglich sprechen. Haben Sie ein Lieblingswort, das nicht so nett ist, wie es sein sollte? Vielleicht benutzen Sie bestimmte Worte zu oft, wenn Sie sich ärgern, weil Sie einen wichtigen Anruf vergessen haben, keinen Parkplatz finden, zu früh abbiegen, im Stau stecken, den Bus verpassen und so weiter. Wann haben Sie zum letzten Mal eine Zehe an einem Möbelstück gestoßen? Ich hoffe, Sie haben bei dieser Gelegenheit *om* oder *Frieden* gerufen!

Kinder und Jugendliche verwenden Modewörter wie *cool* oder *geil* immer und immer wieder. Tun Sie es ihnen nach – aber sagen Sie stattdessen zwei- oder dreihundertmal am Tag *Frieden*. Dieses einfache Wort stabilisiert und entspannt den Geist und durchdringt Ihr ganzes Wesen.

„Wie oft muss ich dir das noch sagen?" Die Antwort lautet meist: Sehr oft. Mussten Sie als Kind auch hundertmal den gleichen Satz schreiben, damit Sie ihn nicht vergaßen? Wenn wir Worte oder Sätze wiederholen, können wir unsere Gedankenwellen ändern.

Es gibt viele Möglichkeiten, ein Wort zu wiederholen. Wenn Sie allein sind, können Sie es laut und monoton, vielleicht als Sprechgesang wiederholen. Sprechen Sie es leise, laut, schnell oder langsam, je nachdem, wie es sich „anfühlt".

In den alten Sprechgesängen werden Worte oder Sätze ständig wiederholt. Wenn wir singen, sind beide Hirnhälften beteiligt. Die linke wiederholt das Wort als Sprache, und die rechte genießt die Melodie oder den Ton. Sprechgesänge gibt es seit Tausenden von Jahren. An den heiligen Tagen einer Religion hören wir noch Sprechgesänge in uralten Sprachen. Offenbar haben sie auch heute noch eine Bedeutung.

In einem abgelegenen katholischen Kloster auf einer Insel vor der italienischen Küste haben sich viele alte Traditionen erhalten. Dort werden seit vielen Jahrhunderten gregorianische Choräle gesungen. Jedem neuen Mönch werden die Aussprache und der Ton sorgfältig beigebracht. Die Mönche verbringen jeden Tag Stunden mit Gebeten und Sprechgesängen.

Einmal zog ein neuer Abt ein, der meinte, man dürfe nicht zuviel Zeit mit Beten und Meditieren vergeuden. Er ordnete an, dass die Mönche stattdessen länger arbeiteten. Nach einigen Monaten wurden die Mönche krank. Einige konnten nicht mehr schlafen, und es wurde immer weniger gearbeitet. Man untersuchte das Essen und die Getränke – alles war einwandfrei. Ärzte aus nah und fern kamen, ohne etwas ausrichten zu können. Auch die älteren Mönche grübelten vergeblich.

Schließlich ließ der Abt einen Experten aus Amerika kommen. Er forschte über die Wirkung von Lauten und Sprechgesängen auf den Körper und den Geist. Nachdem er die Situation eingehend geprüft hatte, empfahl er, wieder zum ursprünglichen Tagesablauf zurückzukehren. Körper und Geist der Mönche waren auf eine bestimmte Frequenz eingestimmt, die sie gesund und vital machte, sodass sie in kürzerer Zeit mehr arbeiten konnten.

Also wurden die Sprechgesänge wieder aufgenommen, und bald waren die Mönche gesund. Später stellten Wissenschaftler fest, dass diese Sprechgesänge außergewöhnlich wirksam waren – selbst wenn man während der Arbeit eine Tonbandaufnahme abspielte, strahlte diese Ruhe und heilsame Schwingungen aus. Ich bin sicher, dass das für alle Sprechgesänge in alten Sprachen gilt.

In Workshops und Kursen bitte ich die Teilnehmer oft gleich zu Beginn, gemeinsam *om* zu singen. Anfangs zögern einige, aber wenn sie die einigende Schwingung kennen gelernt haben, stimmen sie mit ein. Selbst wenn Sie keine „schöne“ Stimme haben, sollten Sie versuchen, ein einfaches, inspirierendes Lied zu singen, wenn Sie allein sind. Meist hat es eine so beruhigende Wirkung, dass Sie es nicht mehr missen wollen.

Wenn Sie sich an den Laut und an die Schwingung gewöhnt haben, sprechen Sie das Mantra lautlos und bedachtsam mit den Lippen und der Zunge. Gehen Sie dann weiter nach innen, und wiederholen Sie das Mantra im Geist, sodass die Schwingung jede Zelle erreicht und Ihr ganzes Wesen im Einklang mitschwingt. So ziehen Sie wie ein Magnet Frieden zu sich heran.

Wenn Sie das Mantra einige Zeit gesungen oder gesprochen haben, wiederholt es sich vielleicht von selbst. Dieses Phänomen heißt *ajapa*. Genießen Sie es. Wenn Sie sich weiter von Ihren Gedanken distanzieren, wird der Geist sehr still, so still, dass er das Mantra nicht mehr wiederholen will. Lassen Sie es dann verklingen. Wenn Sie still sind, seien Sie einfach still. Genießen Sie den Frieden. Sie haben das Ziel erreicht.

Die Mantra-Meditation in der Praxis

Wählen Sie ein inspirierendes Wort oder einen inspirierenden Satz. Setzen Sie sich bequem hin. Schließen Sie die Augen halb oder ganz; blicken Sie nach unten. Atmen Sie ein, und wiederholen Sie beim Ausatmen langsam und laut Ihr Mantra. Wiederholen Sie es bei jedem Ausatmen, immer und immer wieder, wie ein Mühlrad, das sich dreht. Bei jeder Wiederholung ziehen Sie sich weiter nach innen zurück – hin zur Stille in der Mitte des Rades.

Atmen Sie ein, und wiederholen Sie beim Ausatmen das Mantra. Flüstern Sie es sacht, als sprächen Sie zu einem geliebten Menschen in Ihrem Herzen. Sprechen Sie allmählich leiser und sanfter.

Bewegen Sie jetzt nur noch die Lippen und die Zunge, jedoch unhörbar. Die Lippen wiederholen das Mantra in stummer Verehrung. Es durchdringt jede Zelle und jeden Gedanken. Konzentrieren Sie sich auf das Mantra.

Wiederholen Sie das Mantra nun stumm und ohne Lippen und Zunge zu bewegen, nur noch im Herzen und im Geist.

Verbinden Sie das Mantra mit der Einatmung. Hören Sie es, wenn der Atem einströmt, und lassen Sie es beim Ausatmen mit ausströmen, als guten Wunsch für die Welt. Atmen Sie die Schwingung ein und aus.

Bleiben Sie konzentriert, während der Geist und das Herz das Mantra wiederholen. Es zieht Sie weiter nach innen und hüllt jeden Teil des Körpers und des Geistes ein. Wiederholen Sie es, bis es Sie von innen her transformiert.

Wenn Sie bereit sind, die Meditation zu beenden, atmen Sie allmählich tiefer ein. Sie hören das Mantra, spüren seine Schwingung. Beim Ausatmen schicken Sie das Mantra hinaus in die Welt.

Öffnen Sie die Augen halb. Sie befinden sich immer noch tief innen und betrachten die Welt durch die Fenster der Seele.

Meditation durch Schreiben

Wenn Sie meditieren wollen, aber die Gedanken nicht zur Ruhe kommen, kann *likhet japa*, das Schreiben eines Mantras, Ihnen helfen. Es ist ärgerlich, wenn jemand Sie am Telefon warten lässt. Warum schreiben Sie in dieser Zeit nicht Ihr Mantra? Dann ärgern Sie sich nicht mehr, sondern haben einen klaren Kopf und fühlen sich jeder Herausforderung gewachsen.

Halten Sie ein spezielles Notizbuch oder ein leeres Blatt Papier griffbereit. Beginnen Sie zu schreiben, und sprechen und fühlen Sie jeden Laut. Wenn die Hand beschäftigt ist, beruhigt sich der Geist. Diese Methode ist besonders wirksam, wenn das Mantra kein alltägliches Wort ist. Wenn Sie künstlerisch begabt sind, können Sie mit den Mantras ein Bild oder Muster zeichnen, sogar mit Farben. Sitzen Sie zum Schluss eine Weile still, und beobachten Sie die Harmonie zwischen Körper und Geist.

Meditation im Gehen

Manchmal hat der Körper keine Lust, lange zu sitzen. In diesem Fall können Sie zwischen der Meditation im Sitzen und im Gehen abwechseln.

Machen Sie langsame, bewusste Schritte. Legen Sie die Hände auf den Rücken. Beobachten Sie, wie Sie die Füße auf den Boden setzen und wie der Körper sein Gewicht verlagert. Atmen Sie ein, wenn Sie den rechten Fuß aufsetzen, und atmen Sie aus, wenn Sie den linken Fuß aufsetzen. Wenn Sie sehr langsam gehen, atmen Sie ein, sobald der Fuß sich hebt, und aus, sobald derselbe Fuß aufsetzt.

Auch bei dieser Meditation können Sie ein Mantra verwenden. Wiederholen Sie es jedes Mal, wenn Sie den rechten und den linken Fuß aufsetzen. Wenn die Füße und die Atmung nicht mehr synchron sind, haben Sie die Gedanken abschweifen lassen.

Beim Gehen bleiben Körper und Geist vereint. Auch die beiden Hirnhälften sind eins; keine dominiert. Sie denken und handeln ausgewogen. Wenn Sie dann im Sitzen weiter meditieren, spüren Sie die harmonisierende Wirkung deutlich. Manche Leute können überhaupt nicht meditieren – bis sie die Meditation im Gehen probieren.

So können Sie Ihre Sitzmeditation wundervoll ergänzen. Sie können sogar meditieren, wenn Sie aus dem Bus steigen und zur Arbeit gehen.

Die analysierende Meditation

Diese Technik ermuntert den Geist, sich selbst herauszufordern. Sie können ebenso prüfend nach innen schauen, wie Sie nach außen schauen. Wenn Sie ein Kind beobachten, das zwei bis vier Jahre alt ist, wird diese Methode Ihnen klarer. Das Kind pflückt vielleicht eine Blume und fragt: „Was ist das?"

„Das ist eine Blume", antworten Sie freundlich.

„Was für eine Blume?"

„Ein Gänseblümchen."

„Wo kommt das Gänseblümchen her?"

So geht das Fragespiel weiter, bis Ihnen keine Antwort mehr einfällt. Trotzdem hören die Fragen nicht auf: „Warum ist die Blume weiß? Warum ist der Himmel blau?" Schließlich geben Sie, der Erwachsene, auf, nicht das Kind.

Bei dieser Meditationsform stellt der Geist sich selbst Fragen oder gibt den Gedanken Etiketten: Was für ein Gedanke ist das? Es ist ein urteilender Gedanke. Es ist ein begehrender Gedanke. Es ist ein beobachtender Gedanke.

Sie sind also Ihr eigener Zeuge und beobachten sich beim Gehen, Essen, Sitzen und Arbeiten. Jeder Gedanke wird zu einer langsamen Beobachtung, nicht zu einer kopflosen Hetzerei. Sogar die Atmung wird „etikettiert": „Einatmen, ausatmen." Dabei hoffen Sie, dass der denkende Geist schließlich aufgibt.

Ich habe diese alte Methode dem Jnana-Yoga, dem Yoga der Weisheit, entnommen. Sie passt jedoch ebenso gut in einige andere Traditionen.

Die „Wer-bin-ich?"-Meditation in der Praxis

Setzen Sie sich bequem, aufrecht und mit lockeren Schultern hin, und beobachten Sie den Körper. Prüfen Sie, ob er entspannt ist: Zehen, Füße, Knöchel, Waden, Knie, Oberschenkel, Hüften, Hände, Handgelenke, Unterarme und so weiter.

Atmen Sie durch die Nase ein. Atmen Sie dann sehr langsam aus, und lassen Sie mit der Luft jede Verspannung ausströmen, die Sie spüren.

Atmen Sie ein und noch langsamer aus. Spüren Sie, wie Sie sich entspannen.
Versetzen Sie das Ich-Gefühl in die Mitte des Kopfes.
Fragen Sie sich:
Wer bin ich?
Bin ich der Körper? Das Fleisch? Die Knochen? Das Blut? Die Organe?
Nein, ich bin nicht der Körper!
Wer bin ich dann?
Bin ich die Bewegungsorgane?
Bin ich die Arme, die greifen? Nein, ich bin weder die Arme noch das Greifen.
Wer bin ich dann?
Bin ich die Beine, die den Körper bewegen? Nein, ich bin weder die Beine noch die Bewegung.
Wer bin ich dann?
Bin ich die Augen, die sehen? Nein, ich bin weder die Augen noch das Sehen.
Wer bin ich dann?
Bin ich die Ohren, die hören? Nein, ich bin weder die Ohren noch das Hören.
Wer bin ich dann?
Bin ich die Nase, die riecht? Nein, ich bin weder die Nase noch das Riechen.
Wer bin ich dann?
Bin ich die Zunge, die schmeckt und spricht? Nein, ich bin weder die Zunge noch der Geschmacksinn, noch das Sprechen.
Wer bin ich dann?
Bin ich die Haut oder der Tastsinn? Nein, ich bin weder die Haut noch der Tastsinn.
Wer also bin ich?
Beobachten und erfahren Sie:
die Augen und das innere und äußere Sehen
die Ohren und das innere und äußere Hören
die Nase und das innere und äußere Riechen
die Zunge und das innere und äußere Schmecken
die Zunge und das innere und äußere Sprechen
Wer bin ich?
Bin ich der Geist?

Nein, ich bin nicht der Geist.

Wie könnte ich der Geist sein, wo ich doch den Geist beobachte? Ich muss etwas anderes sein als der Geist.

Wer also bin ich?

Bin ich die Gedanken?

Nein, ich bin nicht die Gedanken, weil ich sie beobachten und verändern kann.

Wer bin ich dann?

Selbst das *Ich*, das ich in die Mitte des Kopfes versetzt habe, bin ich nicht, weil ich es bewegen kann.

Wer also bin ich?

Ich bin jenseits all dieser Dinge. Ich bin absolute Wahrheit, absolutes Wissen, absolute Glückseligkeit.

Wer bin ich?

Ich bin derjenige, der weiß.

„Wer kein inneres Leben hat, ist Sklave der Umwelt."

Henri Frederic Amiel

KAPITEL 6

Bewegen und heilen – die Asanas

Als ich vor etwa dreißig Jahren anfing, Vorträge zu halten, verwechselten viele Yoga mit einem bekannten Milchprodukt. Das änderte sich im Laufe der Jahre, und heute wissen die Leute dank vieler guter Bücher und Lehrer, dass es ein uraltes System namens Yoga gibt.

Seit den Sechzigerjahren wollen immer mehr Menschen fit bleiben, und darum wurde Yoga auch im Westen populär, vor allem als Hatha-Yoga (*ha* = Sonne, *tha* = Mond). *Hatha* ist das Energiegleichgewicht zwischen Licht und Dunkelheit, Sonne und Mond, männlich und weiblich. Zum Hatha-Yoga gehören Körperstellungen oder *asanas*, der Rückzug der Sinne oder *pratyahara* und Atemübungen oder *pranayama*. Meist wurden nur die Asanas gelehrt, die heute sehr beliebt sind. Wer „Yoga" sagt, meint in der Regel diese Asanas, nicht das ganze System des Yoga.

> „Wenn irgendetwas heilig ist, dann ist der menschliche Körper heilig."
>
> WALT WHITMAN

In Patanjalis *Yogasutras* werden die Asanas als bequeme Körperhaltungen beschrieben. Man kann das Wort *sukha*, das gewöhnlich mit „bequem" wiedergegeben wird, aber auch mit „glücklich" übersetzen. Die Asanas geben uns das Gefühl, dass der Körper stabil und glücklich ist. Das fördert das Wohlbefinden des Geistes.

Es gibt viele Asanas. Manche sind sanft, andere kräftigend, manche sogar anstrengend. Ich stelle hier nur sanfte Positionen vor, geeignet für Menschen, die Stress lindern, sich entspannen, Energie tanken und heil sein wollen.

Die Asanas schließen zwar auch Bewegungen ein, aber diese werden ebenfalls „Positionen" genannt, um zu unterstreichen, dass sie sehr langsam ausgeführt und dann „festgehalten" werden. Wenn Sie versuchen, die Muskeln gewaltsam zu strecken, verschlimmern Sie nur die Spannungen.

Die Dehnübungen im Yoga unterscheiden sich insofern von den meisten anderen, als sie zusätzlich die inneren Organe und Drüsen sowie Herz und Gefäße kräftigen. Manche Asanas sind besonders nützlich für die endokrinen Drüsen und die Verdauungs-, Ausscheidungs-

und Geschlechtsorgane. Besonders wichtig ist die Wirbelsäule und der freie Strom der Energie. Asanas wirken von innen nach außen.

Millionen Menschen leiden heute unter Rückenschmerzen. Der menschliche Körper wurde nicht für das Sitzen auf Stühlen geschaffen, vor allem nicht für stundenlanges Sitzen. Selbst wenn wir „entspannt“ sitzen, denken wir nicht an die Körperhaltung und an die Wirbelsäule. Viele Menschen sitzen auf ihrem Energiespeicher im Kreuzbein, sodass die Energie nicht fließen kann. Morgens sitzen wir vielleicht noch aufrecht, aber am Ende eines langen Tages sehen wir aus, als habe die Schwerkraft uns niedergedrückt. Wenn wir den Rücken strecken und stärken, können wir wieder hinauf zu den Sternen blicken, nicht nur hinab zur Erde. Das beflügelt auch die Gedanken und Ideen und macht den Geist klarer und ausgewogener. Die Wirbelsäule ist ein sehr wichtiger Kanal, in dem ein großer Teil unserer Energie fließt. Selbst wenn wir den Rükken nur leicht krümmen, wird der Energiestrom behindert.

Wissenschaftler entdecken derzeit, was Yogis seit Jahrtausenden wissen: Körper, Seele und Geist sind nicht zu trennen. Es ist nicht einmal richtig, von einer „Verbindung“ zwischen Körper und Seele zu sprechen, denn dabei setzen wir eine Trennung voraus, die allenfalls theoretisch möglich ist. Stellen Sie sich Körper, Seele und Geist als H_2O vor. Es kann fest (Eis), flüssig (Wasser) oder gasförmig (Dampf) sein. Dennoch ist es immer dasselbe; nur die Formen (Abstände und Geschwindigkeit der Moleküle) sind unterschiedlich. Der Körper ist fest (seine Moleküle sind dichter angeordnet und bewegen sich langsamer); das Denken (einschließlich des Wahrnehmens) ist flüssig (die Moleküle haben größere Abstände und bewegen sich schneller); und der Geist (als *spiritus*) ist luftförmig (weit und grenzenlos). Trotzdem sind alle drei eins. Nur die Formen sind verschieden.

Beim Hatha-Yoga arbeiten Körper, Geist und Atem zusammen. Der Geist bewegt die Energie und mit ihr den materiellen Körper. Meditative Bewegungen können sowohl den materiellen als auch den subtilen Körper heilen. Der subtile Körper enthält die Meridiane, die man in der Akupunktur nutzt. Er durchdringt den materiellen Körper wie ein Fluss und versorgt ihn mit Energie. Die Asanas fördern den Energiestrom durch die Meridiane, indem sie den Körper beugen und strecken.

Die gleichen Prinzipien liegen auch anderen spirituellen Systemen zugrunde, soweit sie den materiellen Körper einbeziehen, etwa Tai Chi, Karate und Qi Gong.

Ein Freund von mir, der Tai-Chi-Lehrer war, unterrichtete viele Schüler in der großartigen und sehr alten Kunst der meditativen Bewegung.

Damit die Schüler die Wurzeln des Tai Chi sehen konnten, arrangierte er eine Reise nach China. In einer abgelegenen Gegend des Landes wollten sie einen großen Tai-Chi-Meister besuchen.

Am Morgen nach der langen Reise versammelten sie sich erwartungsvoll im Garten, um dort zu üben. Sie spürten die Schwingung des Landes, in dem Tai Chi geboren wurde, und waren konzentrierter denn je. Einige Dorfbewohner schauten den Amerikanern zu. An den folgenden drei Tagen wuchs das Publikum, und das zunächst leise Lachen wurde lauter. Da keiner der Chinesen englisch und keiner der Amerikaner chinesisch sprach, suchte mein verdutzter Freund einen Dolmetscher und fand ihn am dritten Tag.

„Warum lachen die Leute?", fragte er ihn.

„Sie wundern sich darüber, was ihr da macht. Ist das ein Tanz?"

„Wir üben Tai Chi!", sagte mein Freund. Es war ihm etwas peinlich, dass er das einem chinesischen Dolmetscher erklären musste.

Als der Dolmetscher diese Worte übersetzt hatte, schwoll das Gelächter an. „Bitte sagen Sie uns, was die Leute so lustig finden", bat mein Freund.

„Sie sagen, Ihre Schüler wedeln nur mit den Armen und Beinen in der Luft. Beim Tai Chi bewegen sich die Arme und Beine mit dem Strom der Energie. Diesen Energiestrom sehen sie aber nicht. Bei euch bewegen sich Körper und Geist unabhängig voneinander, nicht als Einheit." Der Dolmetscher schüttelte den Kopf. „Ihr müsst noch viel über Tai Chi lernen."

Asanas sind gar nicht so verschieden von bestimmten Tänzen – etwa Ballett – und Sportarten wie Golf oder Tennis. Balletttänzer bewegen sich konzentriert und anmutig. Zuerst stellen sie sich die Bewegung vor, dann folgt der Körper dem Plan. Golfspieler holen oft viele Male vor dem geistigen Auge zum Schlag aus, bevor sie tatsächlich den Ball treffen. Sobald der Ball geschlagen ist, folgen ihm die Augen und die Energie des Geistes, als wollten sie ihn ans Ziel bringen.

Wenn wir uns die Asanas zuerst vor dem geistigen Auge vorstellen, fließt die Energie leichter in die betroffenen Körperteile, und wir ernten die Früchte des Übens: einen entspannten, gesunden Körper und Geist.

Wir üben Asanas in der Stille oder bei sehr leiser Hintergrundmusik, damit der Geist sich auf den Körper und dessen Bewegungen konzentrieren kann. Ich kenne Leute, die während ihrer Asanas sogar fernsehen! Sie dehnen zwar die Muskeln und Gelenke, aber die inneren, subtilen Aspekte gehen zum größten Teil verloren. Wenn wir uns beispielsweise in der Taille drehen, üben wir Druck auf die Nieren aus. Aber wenn wir dabei einem aufregenden Fußballspiel folgen, tun wir nicht viel für die Nieren, denn wir müssen das Asana präzise ausführen und auf die Wirkung achten.

Robert, der heute jeden Tag Yoga übt, um Stress abzubauen, hatte einen schweren Start. Nach einer Angioplastie vor einigen Jahren beschloss er, sein Leben zu ändern. Er joggte bereits regelmäßig und ernährte sich fettarm. Seine Herausforderung waren die Yogaübungen. Langsame Bewegungen und Entspannung hielt er für Zeitverschwendung, und darum übte er Asanas auf dem Laufband, um Zeit zu sparen und doppelten Nutzen zu haben. Eines Tages ging er im falschen Moment in die Hocke, und sein Knie erinnerte ihn daran, dass Yoga Konzentration und Bewusstheit verlangt. Als er mir davon erzählte, war sein Stolz offenbar mehr verletzt als sein Knie. „Jetzt übe ich jeden Morgen nach dem Aufstehen *nur* Hatha-Yoga." Dank seiner neuen Lebensweise wurde sein Herz gesund, und er übt heute noch mindestens eine Stunde am Tag still und bewusst.

Schmerzen, Steifheit und Krankheiten sind zu einem großen Teil darauf zurückzuführen, dass zuwenig oder zuviel Energie durch den Körper fließt. Wenn die Energie normal und rhythmisch strömt, reguliert der Atem diesen Energiestrom durch die Meridiane. Auch dabei helfen uns die Asanas.

Rhythmische Atmung, mit Bewegungen koordiniert, löst Energieblokkaden, lindert Schmerzen und heilt Krankheiten. Atmen Sie immer normal durch die Nase. Die Einatmung und die Ausatmung helfen Ihnen, sich noch mehr zu entspannen und zu dehnen. Wenn Sie den Atem anhalten, so ist das ein Stresssignal für die Nerven. Dieses Signal leiten sie weiter an die Organe, Drüsen und Muskeln. Rhythmisches Atmen übermittelt eine andere Botschaft: Es ist Zeit, sich zu strecken, zu entspannen und zu heilen.

Asanas machen den Körper geschmeidig, gesund und kräftig, sodass er aktiv, aber auch vollkommen still sein kann. Die alten Yogis schufen den Hatha-Yoga, als sie versuchten, beim Meditierten still zu sitzen, und dabei feststellten, dass ihr Körper schmerzte und zu schwach war – so konnten sie sich nicht konzentrieren. Die Asanas machen den Körper fit für die Meditation. Wir brauchen eine ganze Menge Disziplin und Körperkraft, um eine halbe Stunde oder länger regungslos zu sitzen!

Einmal hielt ich in einer Schule einen Vortrag über Asanas und führte sie auch vor. Ich dachte, es sei inspirierend, den Schülern einige komplizierte Übungen zu zeigen, und da ich dazu nicht imstande war, bat ich einen Freund, der sehr gut im Hatha-Yoga war, mich zu begleiten. Ich sprach, und er demonstrierte.

Alles ging gut, bis ein vorlauter Schüler rief: „He! Warum machen Sie nicht auch ein paar Asanas? Warum sitzen Sie nur da und tun nichts?" Nun, ich saß seit fünfundvierzig Minuten still da und bewegte nur Kopf, Zunge und Arme. Es war Zeit für die nächste Yogalektion.

„Ich mache sogar ein sehr schwieriges Asana", sagte ich. Die Schüler sahen mich ungläubig an. „Wenn ihr es nicht glaubt, probieren wir es alle zusammen aus. Bleibt einfach fünf Minuten lang mit den Füßen auf dem Boden still sitzen."

„Das ist doch leicht!", riefen die Schüler. Aber schon nach dreißig Sekunden bewegten sich einige, und nach einer Minute begann das große Zappeln. Zögernd räumten sie ein, dass sie nicht imstande waren, wirklich still zu sitzen, so wie der Yoga es verlangt.

Viele Asanas tragen die Namen von Tieren. Tiere kennen das Geheimnis der Bewegung und der Dehnung. Beobachten Sie einmal einen Hund oder eine Katze. Sie strecken sich jedes Mal langsam und systematisch, nachdem sie sich ausgeruht haben. Sie krümmen und strecken auch den Rücken. Wir können von Tieren und von der ganzen Natur viel lernen.

Bewegen Sie sich sanft, und behalten Sie dann die korrekte Position bei, jedoch nur so lange, wie Sie sich dabei wohl fühlen. Auf diese Weise entspannen Sie die Muskeln und erreichen nach und nach immer tiefere und feinstofflichere Teile des Körpers. Jeder Körperteil hängt mit einem Denkmuster oder Gefühl zusammen. Wenn Sie den Körper sanft bewegen, harmonisieren Sie gleichzeitig den Geist. Zuerst lernt der Körper seine Lektion, dann profitiert das ganze Leben davon.

Der Hals ist einer der Körperteile, die in unserem geschäftigen Alltag häufig verspannt sind. Im Grunde ist der Hals ein Wunder. Die Wirbel sind kleiner als im Rücken, und dennoch muss er einen Kopf tragen, der etwa zehn Pfund wiegt – oder tausend Pfund, wenn wir das geistige Gewicht mitrechnen, das die meisten Menschen mit sich herumschleppen. Es ist also *kein* Wunder, wenn der Hals steif und müde wird.

Der Hals befördert Botschaften vom Kopf zum Herzen und vom Herzen zum Kopf. Wenn Kopf und Herz sich einig sind, ist der Hals ein offener Kanal, durch den Energie mit einer Geschwindigkeit von hundert Kilometern in der Stunde fließt. Sind Kopf und Herz dagegen zerstritten, entsteht im Hals ein schmerzhafter Stau. Im Idealfall senden Kopf und Geist gleich starke Signale, sodass wir ausgewogene Urteile fällen können. Dann ist der Hals frei von Verspannungen.

Ich bin immer sehr vorsichtig, wenn ich die Bewegungen des Halses erkläre, denn die meisten Menschen sind chronisch steif. Einer meiner weniger geschmeidigen Schüler kam etwa in der Mitte des zwölfstündigen Kurses zu mir und fragte: „Wussten Sie, dass ich seit vielen Jahren chronische Schmerzen am Hals hatte?“ Etwas nervös bestätigte ich, dass ich es wusste. „Ich war bei vielen Ärzten, Masseure und so weiter“, sagte er mit Tränen in den Augen. Hoffentlich hatten die Asanas seine Beschwerden nicht verschlimmert! Aber er fuhr fort: „Jetzt hatte ich zum ersten Mal zwei Tage hintereinander keine Schmerzen.“ So einfach und doch so wirksam.

Sie können den Hals im Büro, im Auto oder im Flugzeug bewegen, wann immer Sie eine Verspannung spüren. Achten Sie darauf, ob eine Seite steifer oder entspannter ist. Wenn ja, überlegen Sie, wie Sie mit dieser Seite umgehen. Wenn Sie am Computer arbeiten: Hat der Bildschirm die richtige Höhe? Klemmen Sie den Telefonhörer zwischen Hals und Schulter? Machen Sie wenigsten stündlich eine Pause, und strekken und bewegen Sie den Hals. Sie werden feststellen, dass der Geist und die Sinne dadurch klarer werden.

Die meisten Informationen sammeln wir mit den Augen. Wir benutzen sie den ganzen Tag über bei der Arbeit und beim Spiel. Aber es ist anstrengend, längere Zeit auf einen Bildschirm, eine Straße, einen Fernseher oder einen Text zu starren. Sogar die Zuschauer eines Tennis- oder Golfspiels belasten ihre Augen. Die Folge ist, dass einige Augenmuskeln stärker und andere schwächer werden und der Rand des Sehfeldes verschwimmt. Nachts huschen die geschlossenen Augen hin und her; sie schauen forschend nach innen, weil wir Gedanken verarbeiten.

Wenn wir die Augen sanft in alle Richtungen bewegen, werden sie behutsam massiert, und die sechs Muskeln, die das Auge halten und bewegen, gewinnen an Kraft. Auch das Sehvermögen kann sich dadurch verbessern, und in manchen Fällen werden Brillen überflüssig. Diese einfache Übung kann sogar die Alterung verlangsamen. Sie gehört zu den einfachen, Stress abbauenden Übungen, die Sie am Schreibtisch machen können.

Einer meiner Freunde arbeitete täglich vierzehn Stunden am Computer, und das fast ohne Pause. Als er einmal nachts nach Hause fuhr, konnte er die Augenlider nicht mehr offen halten. Das ist nicht gerade günstig, wenn man Auto fährt! Er hatte die Augenmuskeln so belastet, dass sie streikten. Seien Sie nett zu Ihren Augen, und sie leisten Ihnen lange Zeit treue Dienste.

Kopfschmerzen sind oft auf eine Überbelastung der Augen und des Halses zurückzuführen, und die meisten Menschen sind sich dessen gar nicht bewusst. Die schweren seelischen Bürden, die wir auf den Schultern tragen, führen zu Verspannungen, und darum gehen wir gebückt.

Außerdem ziehen wir den Brustkorb ein, als wollten wir das Herz vor seelischen Schmerzen schützen. Wir beschützen das Herz so gründlich, dass keine Liebe mehr hinein- oder herausfließen kann. Wenn wir die Schultern entspannen, können wir unsere Last abwerfen und den Brustkorb und das Herz ausdehnen.

Einige Asanas, bei denen wir uns nach hinten und nach vorn beugen und drehen, bauen Verspannungen ab und korrigieren die Haltung. Wenn die gesamte Wirbelsäule gestreckt und verdreht ist, wird sie flexibler.

Mit diesen Asanas üben wir Druck auf die Unterleibsorgane aus und revitalisieren sie. Die Bauchspeicheldrüse, der Dünndarm und der Dickdarm erhalten frisches Blut und neue Energie. Die Nieren und Nebennieren, die sich hinten unterhalb der Rippen befinden, genießen diese Asanas ebenfalls. Mit einem Lächeln stelle ich mir die Nieren vor und die Nebennieren als Batterien, die an einem kalten Tag geladen werden. Der alltägliche Stress belastet diese Organe und Drüsen sehr.

Wenn die Nebennieren morgens um zehn oder nachmittags um drei keine Energie mehr haben, machen wir weder eine Pause noch erfrischende Übungen, sondern schütten eine Tasse Kaffee hinunter. Das hilft, bis die Wirkung des Koffeins nachlässt und wir uns wieder schlapp fühlen. Also brauchen wir noch einen Kaffee, und wenn wir dann schlafen wollen, können wir uns nicht entspannen. Sie können diese Asanas auch am Schreibtisch machen, um morgens oder nachmittags neue Energie zu tanken.

Wenn wir den Körper in die einzelnen Positionen bringen, bewegen sich der Kopf und das Herz manchmal in die gleiche, manchmal in eine andere Richtung als die Gliedmaßen. Das ist eine Metapher für das tägliche Leben. Wenn wir Herz und Kopf in Einklang bringen – unabhängig davon, was der restliche Körper oder die Welt tut oder sagt –, dann sind wir im Einklang mit uns selbst.

Diese Asanas bringen großen körperlichen und seelischen Nutzen. Das Herz pumpt Blut in die Adern und versorgt den Körper mit Nährstoffen. Die Arterien mit ihren Muskeln leiten das Blut mit Hilfe der Schwerkraft bis in die Finger und Zehen. Schwieriger ist es, dieses Blut in die Lungen zurückzuholen, denn die Venen haben keine Muskeln und sind daher auf die Unterstützung der Beinmuskeln angewiesen. Venenklappen verhindern, dass das Blut absackt. Manchmal kommt es zu Schwellungen oder gar Krampfadern (geschädigten Venenklappen). Viele Menschen sitzen oder stehen stundenlang. Die Schwerkraft und fehlende Muskelaktivität bewirken, dass sich Blut in den Füßen und Beinen ansammelt. Ein täglicher Spaziergang, Sport und Gymnastik fördern den Rückfluss des Blutes.

Krampfadern entstehen auch am Mastdarm als Hämorrhoiden, und auch sie verschlimmern sich bei ständigem Sitzen. Alle diese Beschwerden lassen sich heilen, wenn das Blut ungehindert in die Lungen und ins Herz zurückfließen kann.

Der Schulterstand fördert den Rückfluss des Blutes, denn dabei heben wir die Füße, die Beine und das Becken über den Kopf.

Als ich damit begann, meinen Herzpatienten den Schulterstand beizubringen, hatten manche Leute Bedenken, weil es einem kranken Herzen schwerer fällt, Blut nach oben zu pumpen. Aber solange das Gehirn gut mit Sauerstoff versorgt war, schien das Herz zufrieden zu sein und hatte keine Mühe, Blut in die Beine hinaufzupumpen. Wir stellten fest, dass das Herz sich im Schulterstand sogar ausruhen kann, dass die Durchblutung der Beine sich verbessert. Die Patienten fühlten sich besser und wollten mit dem Schulterstand gar nicht mehr aufhören.

Das Lymphsystem ist ein Teil des Immunsystems und spielt eine wichtige Rolle bei der Abwehr von Infektionen und Krebszellen. Da dieses System keine zentrale Pumpe besitzt, wird die Lymphe nur durch die Aktivität der Skelettmuskeln bewegt, ähnlich wie das Blut in den Venen. Bei der Abwärtsbewegung hilft die Schwerkraft mit. Die Lymphgefäße sind mit Klappen versehen, die dazu beitragen, Lymphe nach oben zu befördern. Wenn wir auf der Schulter stehen, kann die Lymphe leichter aus den Füßen und Beinen zurückfließen. Davon profitiert auch das Immunsystem.

Der Schulterstand ist auch für die Schilddrüse sehr nützlich. Diese Drüse, die einem Schmetterling gleicht, steuert den Stoffwechsel des Körpers. Beim Schulterstand wird die Kehle sanft an die Brust gedrückt und übt ihrerseits Druck auf die schwammige Schilddrüse aus. Sobald der Druck nachlässt, strömt frisches Blut in die Drüse und macht sie vitaler und leistungsfähiger.

Der „Fisch“ ist eine dieser umgekehrten Stellungen. Im Gegensatz zum Schulterstand befinden sich hier jedoch nur der Kopf, der Hals und der Brustkorb unten. Die Kehle und der Brustkorb weiten sich, wenn sie sich nach hinten biegen. Auch der Kopf ist nach hinten geneigt und ruht mit dem Scheitel auf dem Boden. Dieses Asana fördert die Durchblutung des Apex (das ist der oberste Teil der Lungen). Die Schilddrüse ist von jedem Druck befreit und kann sich mit neuem Blut und Vitalität füllen. Der konkave Brustkorb dehnt sich aus und schafft Raum für das Herz. Das ist eine gute Ergänzung für den Schulterstand.

Probieren Sie eine der umgekehrten Asanas, wenn Sie wieder einmal nervös oder von der Welt enttäuscht sind. Betrachten Sie die Welt aus einem neuen Blickwinkel; dann sieht alles anders und vielleicht etwas weniger bedrohlich aus.

Wenn die Asanas beendet sind, empfinden wir ein Gefühl des körperlichen und seelischen Gleichgewichts – wir fühlen uns besser, sehen besser aus und können die Welt besser machen. Dann brauchen wir eigentlich keine Erklärungen mehr. Dennoch suchen viele Leute weiter nach Erklärungen.

Wenn Sie täglich ein paar einfache Asanas machen, verbessern sich die Verdauung und die Durchblutung, die Sinne und das Denken werden klarer, und der Stoffwechsel und die Drüsen arbeiten harmonischer. Es fällt Ihnen leichter, das Idealgewicht zu bewahren, und Sie sehen jünger und gesünder aus und fühlen sich auch so. Dadurch nimmt die Freude am Leben zu.

Die Vorbereitung auf die Asanas

Die Übungszeit hängt von Ihrem Tagesplan ab. Der frühe Morgen ist oft gut geeignet, weil der hektische Tag noch nicht begonnen hat und der Geist noch ruhig ist. Außerdem ist es vorteilhaft, mit leerem Magen zu üben. Vielleicht wird die Haltung später am Tag besser, aber Asanas in der Frühe tragen dazu bei, den Körper von der Milchsäure zu befreien, die morgens die Gelenke steif macht. Wenn Sie den Tag entspannt und locker beginnen, ist er leichter zu bewältigen.

Üben Sie in einem ruhigen Zimmer, und stellen Sie das Telefon ab. Ein gut gepolsterter Fußboden ist zu empfehlen. Wenn Sie sich nicht wohl fühlen, können Sie viele der folgenden Asanas auch im Bett üben.

Der Raum sollte weder zu warm noch zu kalt sein, sodass Sie sich gut entspannen können. Zum Abstützen und Zudecken brauchen Sie mindestens zwei Kissen und Decken.

Wenn Sie in einer lauten Gegend wohnen oder durch Geräusche im Haus abgelenkt werden, hilft Ihnen ein Band mit entspannender Musik bei der Konzentration. Sie können auch Kassetten mit spezieller Musik für Yogaübungen kaufen, die sogar auf die notwendigen Pausen hinweisen. Wenn Sie eine gewisse Routine entwickelt haben, geraten Sie vielleicht in Versuchung, auf die Pausen zu verzichten. Tun Sie es nicht. Diese Ruhephasen sind ebenso wichtig wie die Asanas selbst.

DIE ASANAS IN DER PRAXIS

Die folgenden Asanas eigenen sich für Menschen in jedem Alter und auch für die meisten Kranken. Sie müssen selbst entscheiden, was Ihnen gut tut und was zu unbequem ist. Wenn Sie an schweren oder chronischen Krankheiten leiden, sollten Sie sich mit Ihrem Arzt absprechen. Gehen Sie langsam und sanft vor, damit Sie mögliche Probleme im Voraus erkennen. *Wenn Sie Schmerzen haben, müssen Sie die Position aufgeben, sich entspannen und tief atmen.* Lassen die Schmerzen nach, überlegen Sie, ob Sie weitermachen oder aufhören. Manchmal tun Sie mehr, wenn Sie weniger tun.

Wählen Sie einige ausgewogene Asanas als Grundübungen aus, und variieren Sie sie je nach verfügbarer Zeit. Eine gute Serie für eine einstündige Übung könnte so aussehen: kurze Entspannung, 20 Minuten Asanas mit Hals- und Schulterstand, Übungen für die Hände und Handgelenke, eine oder mehr Übungen mit Vorwärts- und Rückwärtsbeugen, Schulterstand, Fisch, halbe Drehung der Wirbelsäule, Yoga-Siegel.

Der Sonnengruß ist eine sehr gute Dehnübung für den ganzen Körper. Wenn Sie viel mit den Augen arbeiten, dürfen Sie Augenübungen nicht vergessen. Der erste Teil mit der Entspannung und den Asanas dauert etwa 30 Minuten.

Nach den Asanas folgen Tiefenentspannung (15 Minuten), Atemübungen (5 Minuten), Visualisieren (5 Minuten) und Meditation (5 Minuten). Visualisieren können Sie natürlich auch während der tiefen Entspannung. Das sind insgesamt 60 ausgewogene Minuten.

Sobald es Ihnen leichter fällt, still zu sitzen und zu meditieren, können Sie den physischen Teil der Übungsfolge kürzen.

DIE VORBEREITENDE ENTSPANNUNG

Beginnen Sie mit einer Entspannungsübung. Sie hilft Ihnen, sich von der äußeren Welt zu lösen, und stimmt Sie auf die folgenden Übungen ein.

Legen Sie sich auf den Rücken. Die Beine sind etwa schulterbreit gespreizt, die Arme liegen locker neben dem Rumpf, und die Handflächen zeigen nach oben, sofern das nicht unbequem ist. Schließen Sie die Augen und die Lippen.

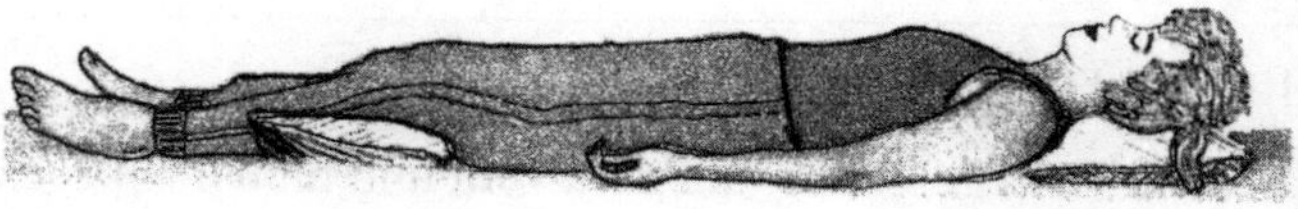

ENTSPANNUNG AUF DEM RÜCKEN

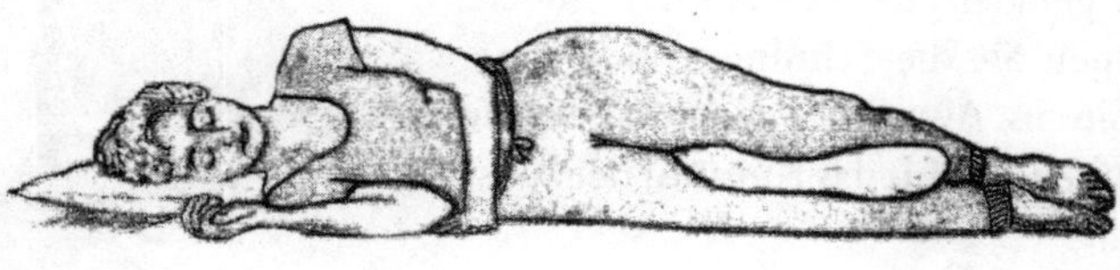

ENTSPANNUNG AUF DER SEITE

Legen Sie ein Kissen unter den Kopf und die Knie, damit der Rükken bequem liegt und sich völlig entspannen kann. Wenn Sie auf der Seite liegen, schieben Sie ein Kissen unter den Kopf. Sie können sich auch auf einen bequemen Stuhl setzen. Atmen Sie ein paar Mal tief ein, und lösen Sie beim Ausatmen Verspannungen auf.

Beobachten Sie, wie der Atem sacht in die Nase und hinaus strömt. Beseitigen Sie Verspannungen in den Zehen, Füßen, Beinen und Hüften, dann in den Fingern, Händen und Armen, vorn am Körper und in der Kehle. Der Kopf und der Hals entspannen sich, während sie sich dem Boden nähern. Das Gesicht wird glatt, die Gedanken beruhigen sich. Stille und Ruhe durchdringen den Körper und den Geist.

Machen Sie diese Entspannungsübung zwischen den Asanas, und beobachten Sie dabei den Körper und den Geist. Welche Körperteile berühren den Boden? Herrscht Ausgewogenheit zwischen der rechten und linken Seite? Welche Körperteile sind schwer, welche leicht?

Achten Sie darauf, was sich während der Übungen ändert. Wenn Sie Verspannungen entdecken, atmen Sie tief ein und stellen sich vor, wie frische Energie in die betroffenen Körperteile fließt und wie die Spannung beim Ausatmen verschwindet.

Vielleicht kommt diese Übung Ihnen sehr einfach vor; aber manchen sehr aktiven Menschen fällt sie schwer. Es kommt darauf an, sich vollständig von der äußeren Welt zu lösen (siehe dazu Kapitel 3).

Wenn Sie sich aus der Rückenlage aufsetzen wollen, drehen Sie sich zuerst auf die Seite, ziehen die Knie an und bleiben ein paar Minuten so liegen. Das stabilisiert den Blutdruck und beseitigt Benommenheit.

ÜBUNGEN FÜR DEN HALS

Wir können den Hals seitlich und nach vorn und hinten bewegen. Da die Halswirbel keine Kugelgelenke sind, ist es nicht ratsam, den Hals kreisen zu lassen – selbst wenn es sich anfangs gut anfühlt, kann es mit der Zeit Beschwerden auslösen.

Setzen Sie sich bequem auf einen Stuhl oder mit geradem Rücken auf den Boden. Entspannen Sie die Schultern und Arme. Atmen Sie ein. Atmen Sie aus, während Sie den Kopf senken, bis das Kinn auf der Brust ruht.

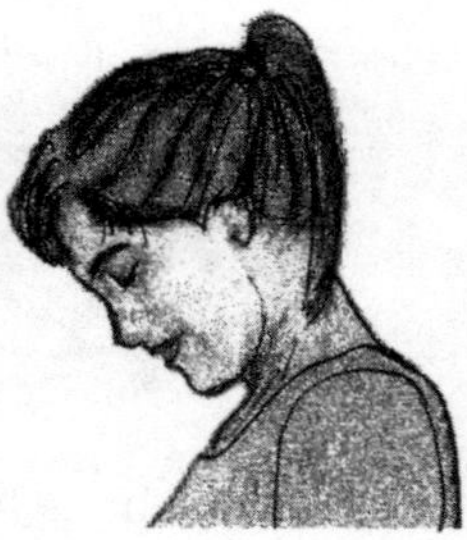

Atmen Sie normal weiter, während Sie alle Muskeln entspannen. Spüren Sie bei jedem Ein- und Ausatmen den sanften Zug im Nacken. Das Gewicht des Kopfes unterstützt die Bewegung.

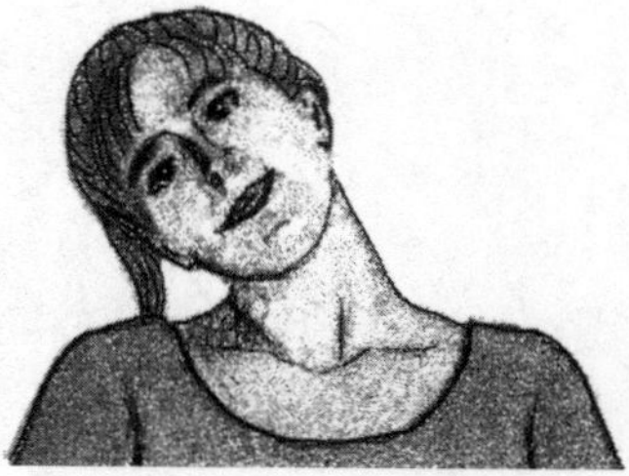

Atmen Sie ein, und führen Sie den Kopf zurück in die mittlere Position. Atmen Sie aus. Entspannen Sie sich.

Atmen Sie ein. Atmen Sie aus, während Sie das rechte Ohr langsam der Schulter nähern. Spüren Sie den Zug an der linken Seite des Halses. Die Schultern bleiben entspannt und nähern sich den Ohren nicht. Neigen Sie einfach den Kopf zur Schulter hin. Atmen Sie regelmäßig, und spüren Sie, wie der Hals sich bei jeder Ausatmung entspannt. Atmen Sie ein, und führen Sie den Kopf zurück in die normale Position. Atmen Sie aus, und entspannen Sie sich.

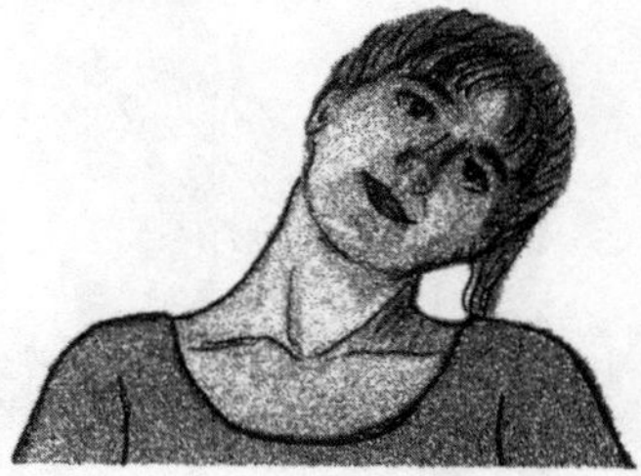

Atmen Sie ein. Atmen Sie aus, während Sie das linke Ohr der Schulter nähern. Entspannen Sie den Kopf, und atmen Sie normal. Spüren Sie, wie die rechte Seite des Halses sich entspannt. Atmen Sie ein, und führen Sie den Kopf zurück. Atmen Sie aus, und entspannen Sie sich.

Schließen Sie die Augen. Der Hals ist jetzt völlig entspannt.

SCHULTERKREISEN

Lassen Sie die Arme und Hände locker an den Seiten hängen, sodass das Gewicht der Arme die Entspannung erleichtert.

Atmen Sie ein, und heben Sie die Schultern in Richtung Ohren. Atmen Sie aus, und führen Sie die Schultern nach vorn, als wollten sie sich unter dem Kinn begegnen. Atmen Sie ein, und führen Sie die Schultern nach unten. Atmen Sie aus, und führen Sie die Schultern nach hinten, sodass die Schulterblätter einander nahe sind. Spüren Sie, wie der Brustkorb sich ausdehnt.

Machen Sie in Ihrem eigenen Tempo weiter. Atmen Sie gleichmäßig, und bewegen Sie die Schultern langsam, vor allem wenn Sie eine Verspannung bemerken. Nach einigen Wiederholungen entspannen Sie die Schultern und schütteln die Arme sanft aus.

Wiederholen Sie die gleichen kreisförmigen Bewegungen in die andere Richtung. Atmen Sie normal, entspannen Sie die Arme. Spüren Sie, wie die Verspannung aus den Schultern weicht.

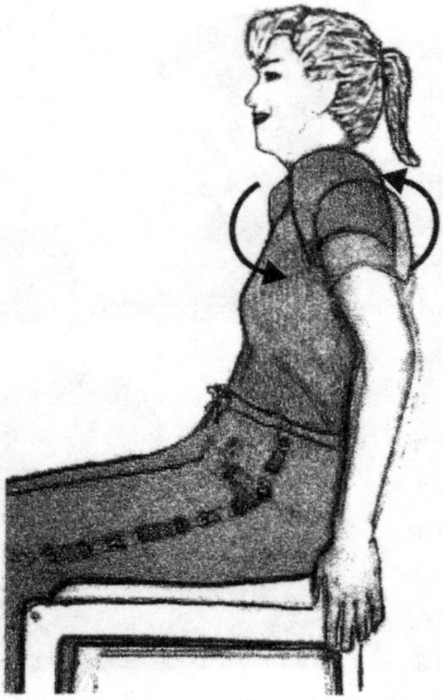

Schütteln Sie die Arme sanft, und entspannen Sie sich mit geschlossenen Augen. Der Hals und die Schultern sind jetzt ganz locker.

Lächeln Sie, während Sie die Entspannung genießen und die Energie ungehindert vom Herzen zum Kopf und umgekehrt fließt.

Alle Nerven, die den Sinnesorganen zuarbeiten, laufen durch den Hals und die Schultern. Wenn Sie dort verspannt sind, wird der Energiestrom behindert und die Sinne werden dumpf. Sobald die Verspannungen beseitigt sind, werden die Sinne schärfer: Sie sehen klarer und hören besser. Bleiben Sie noch eine Weile still sitzen, und achten Sie auf solche Veränderungen.

KREISEN DER HANDGELENKE

Die Hände machen viele Bewegungen, die sich ständig wiederholen (Schreiben, Computerarbeit usw.). Darum ist es wichtig, dass die Hände und Arme geschmeidig und entspannt bleiben. Ein paar kurze Übungen, einmal in der Stunde, können viel dazu beitragen.

Strecken Sie die Arme, und lassen Sie die Hände ähnlich wie beim Hula-Hula im Uhrzeigersinn langsam kreisen. Atmen Sie regelmäßig, und machen Sie anfangs nur kleine Kreise. Können Sie beide Hände in die gleiche Richtung bewegen? Entspannen Sie sich.

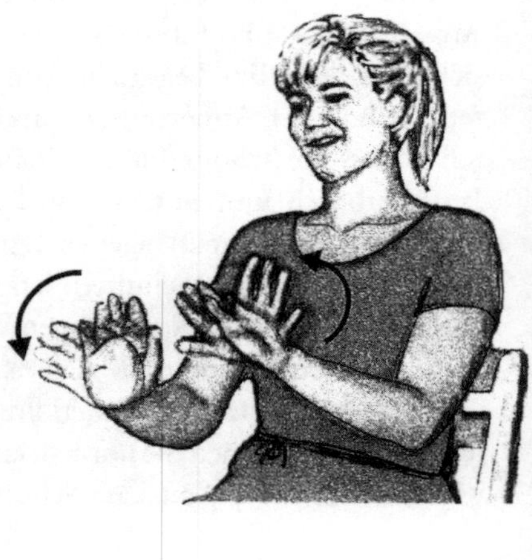

Wiederholen Sie diese Übung nun gegen den Uhrzeigersinn. Fällt Ihnen das leichter oder schwerer? Schütteln Sie die Hände sanft aus. Ballen Sie die Finger ein paar Mal zu Fäusten, und wackeln Sie mit ihnen. Entspannen Sie sich dann mit lockeren Händen.

KREISEN DER FÜSSE

Wenn wir altern, verlieren wir unter anderem unseren federnden Gang. Die Zehen und Knöchel werden steif, und je weniger wir sie bewegen, desto steifer werden sie. Wir sitzen und stehen viel, sodass das Blut in die Beine und Füße absackt. Einfaches Fußkreisen kann diese Entwicklung hemmen.

Setzen Sie sich auf einen Stuhl oder auf den Boden, und strecken Sie die Beine so, dass die Fersen den Boden berühren. Atmen Sie normal, und lassen Sie die Füße langsam im Uhrzeigersinn kreisen. Die Beine bleiben ruhig, denn die Bewegung geht von den Knöcheln aus. Vergrößern Sie die Kreise drei- oder viermal, während die Knöchel lockerer werden. Entspannen Sie sich.

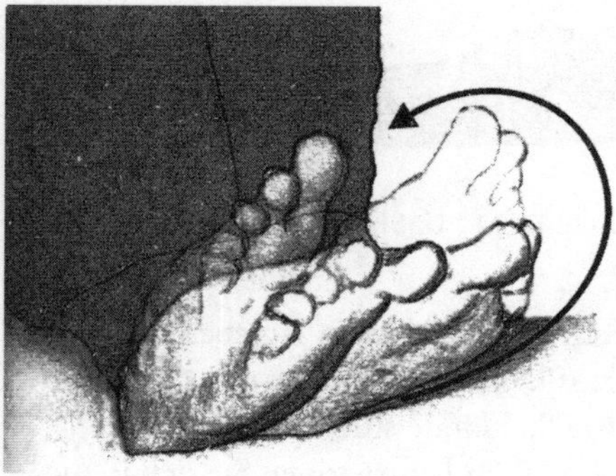

Wiederholen Sie die Übung gegen den Uhrzeigersinn. Schütteln Sie die Beine dann sanft aus, wakkeln Sie mit den Zehen, und entspannen Sie sich. Vielleicht spüren Sie ein sanftes Prickeln, wenn das Blut durch die Füße strömt.

Beugungen nach hinten

Legen Sie sich auf den Bauch. Eine Wange berührt den Boden. Die Arme sind ein wenig vom Rumpf entfernt, die Hände liegen neben den Schultern oder neben dem Kopf. Wenn Sie diese Stellung unbequem finden, können Sie sich auf die Seite legen und ein Kissen unter den Kopf und zwischen die Knie schieben.

Die folgenden Asanas können Sie auf dem Boden oder auf einem Stuhl machen, je nachdem, was Ihnen leichter fällt.

DIE KOBRA

In dieser Stellung ahmen Sie die Bewegungen der Kobra nach. Sie krümmen sich nach hinten, weiten den Brustkorb und legen den Kopf majestätisch zurück.

Legen Sie sich auf den Bauch, führen Sie die Beine und Fersen zusammen, und entspannen Sie sie. Die Handflächen liegen auf dem Boden unterhalb der Schultern, die Finger zeigen nach vorn. Die Ellbogen sind gebeugt, liegen eng am Rumpf und zeigen nach oben. So spüren Sie eine leichte Mulde zwischen den Schulterblättern hinter dem Herzen. Legen Sie die Stirn auf den Boden. Wenn Sie sitzen, ruhen die Füße auf dem Boden.

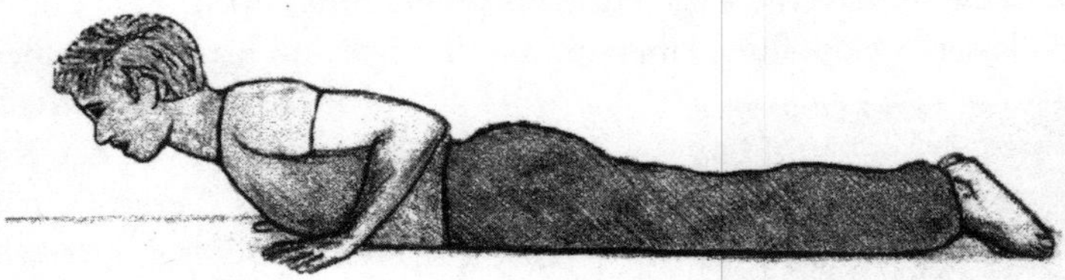

DIE KOBRA AUF DEM FUSSBODEN

Atmen Sie ein, während Sie das Kinn nach vorn schieben. Heben Sie den Kopf, den Hals und die Brust langsam und ohne mit den Händen nachzuhelfen vom Boden hoch. Die Hände stützen nur ab.

Atmen Sie aus. Atmen Sie normal, und entspannen Sie sich in dieser Stellung. Der Bauch liegt auf dem Boden, die Beine sind geschlossen. Bauch und Beine sind nicht angespannt.

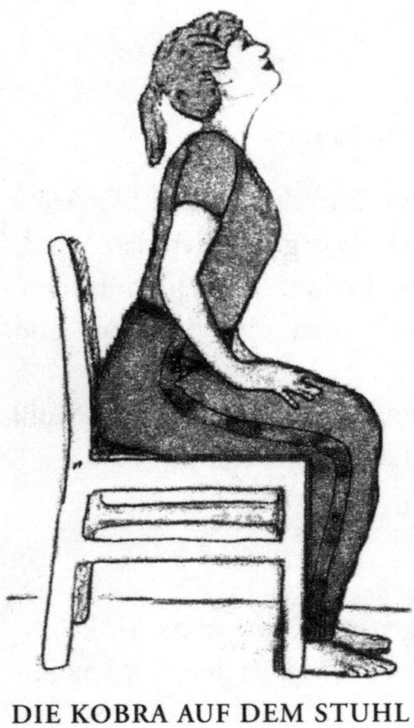

DIE KOBRA AUF DEM STUHL

Konzentrieren Sie sich auf die Stelle zwischen den Schulterblättern und auf die Expansion des Brustkorbs und des Herzchakras. Behalten Sie diese Position einige Sekunden bei, jedoch ohne Anstrengung. Strecken Sie sich nur so weit, wie es mühelos geht (das kann von Mal zu Mal unterschiedlich sein).

Atmen Sie ein, strecken Sie sich, und atmen Sie dann aus, während Sie sich langsam und fließend nach vorn abrollen. Zuerst berührt das Kinn den Boden, dann die Stirn. Drehen Sie den Kopf zur Seite. Lockern Sie die Arme und Beine, und entspannen Sie sich.

DIE HALBE HEUSCHRECKE

Dieses Asana befasst sich mit dem unteren Rücken, dem Bauch und den Beinen. Die Hüften liegen flach auf den Boden, ein Bein ist ein paar Zentimeter angehoben.

Legen Sie sich auf den Bauch. Das Kinn berührt den Boden, die Arme liegen neben oder unter dem Rumpf, die Ellbogen sind einander zugewandt, und die Handflächen zeigen nach oben. Wenn Sie stehen, stützen Sie sich mit den Händen auf eine Stuhllehne.

Konzentrieren Sie sich auf das rechte Bein. Strecken Sie es von der Hüfte aus. Atmen Sie ein, während Sie das Bein langsam 10 oder 20 Zentimeter anheben. Atmen Sie aus, und lassen Sie das Bein einige Sekunden angehoben, während Sie normal atmen.

Konzentrieren Sie sich dann auf den unteren Rücken. Spannen Sie das Gesäß oder das linke Bein an, um das rechte hochheben zu können? Wenn ja, senken Sie das rechte Bein, bis es sich mit Hilfe des unteren Rückens selbst stützt.

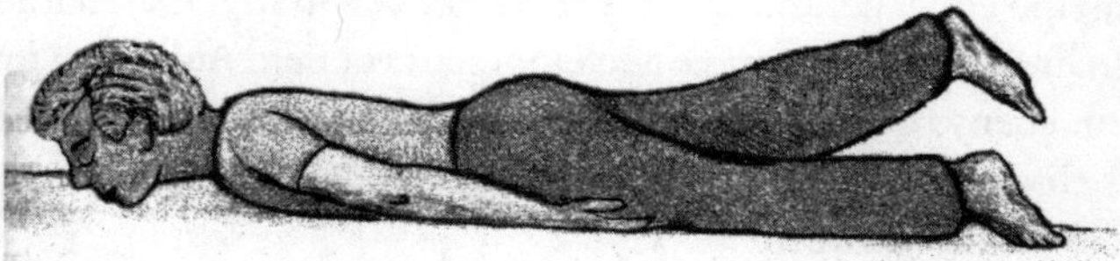

DIE HALBE HEUSCHRECKE AUF DEM BODEN

Senken Sie das Bein langsam, drehen Sie den Kopf zur Seite, und entspannen Sie sich.

Wiederholen Sie die Übung mit dem linken Bein. Drehen Sie dann den Kopf zur Seite, und entspannen Sie sich.

Drehen Sie sich nun auf den Rücken, und entspannen Sie sich völlig (siehe vorbereitende Entspannung, Seite 161).

Wie fühlt der obere und untere Rücken sich an? Haben Sie sich zu stark gestreckt oder zu wenig oder genau richtig? Sind

DIE HALBE HEUSCHRECKE AM STUHL

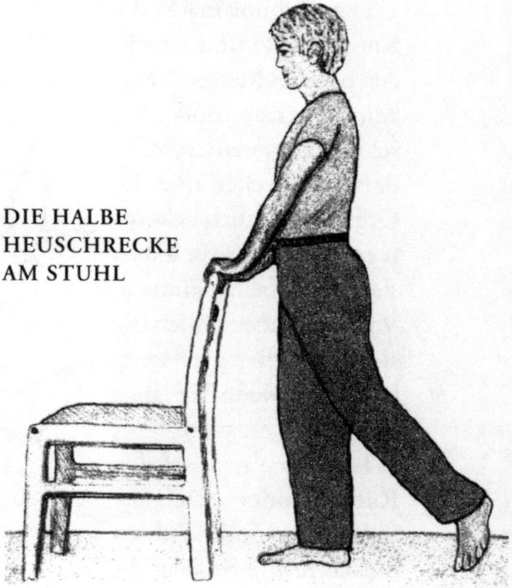

Sie von der normalen Atmung abgewichen? Achten Sie auf die inneren Signale. Lernen Sie, zwischen einer korrekten und einer falschen Dehnübung zu unterscheiden.

Beugungen nach vorn

Wenn Sie sich nach vorn beugen, dehnen Sie die Muskeln des Rückens; die inneren Organe werden massiert und die Wirbelsäule wird geschmeidiger. Wichtig ist, dass Sie sich nach vorn, nicht nach unten beugen. Der Körper folgt der Blickrichtung. Achten Sie besonders auf den oberen Brustkorb und auf das Herzchakra – beide sollen weit sein, nicht zusammengesunken. Diese Asanas helfen Ihnen, im Leben vorwärts zu streben und dabei vom Herzen auszugehen.

BEUGEN DER BEINE VOR DER BRUST

Das ist eine einfache und doch sehr nützliche Übung, die Steifheit im Rücken lindert. Sie können sie auch morgens vor dem Aufstehen im Bett machen, ebenso abends vor dem Einschlafen. Im Büro können Sie dabei auf einem Stuhl sitzen und die Beine abwechselnd anziehen.

Diese Übung macht die Knie flexibel und streckt den unteren Rücken. Rükkenschmerzen und Verspannungen werden gelindert, das Becken und die Organe im Bauch bekommen mehr Energie, sodass sie besser arbeiten können. Vor allem aber fühlen Sie sich hinterher großartig, besonders wenn Sie lange Zeit sitzen mussten.

Legen Sie sich auf den Rücken, oder setzen Sie sich auf den Stuhl. Führen Sie das rechte Knie an die

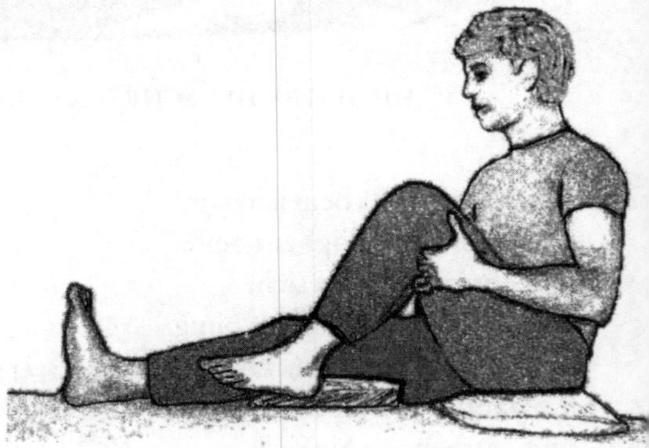

BEIN ANZIEHEN AUF DEM BODEN

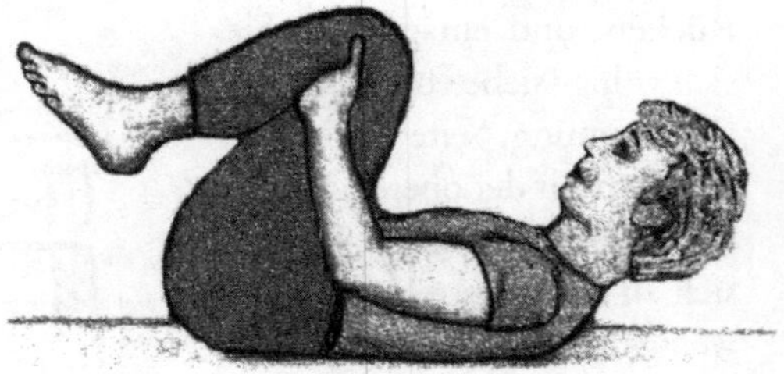

Brust. Atmen Sie ein, und greifen Sie dabei mit beiden Händen unter die Kniekehlen. Atmen Sie aus, und ziehen Sie die Knie behutsam an die Brust. Bleiben Sie in dieser Stellung, und atmen Sie normal. Konzentrieren Sie sich auf den unteren Rücken.

Wenn Sie es ohne Mühe schaffen, können Sie beim Einatmen den Kopf zu den Knien führen, während der Rücken sich entspannt. Atmen Sie dann aus, und führen Sie den Kopf entspannt zurück. Setzen Sie den Fuß sanft auf den Boden. Entspannen Sie sich. Wiederholen Sie die Übung mit dem linken Bein und, wenn es keine Mühe macht, mit beiden Beinen zugleich. Achten Sie darauf, während der ganzen Übung gleichmäßig zu atmen. Spüren Sie, wie entspannt das Kreuz ist?

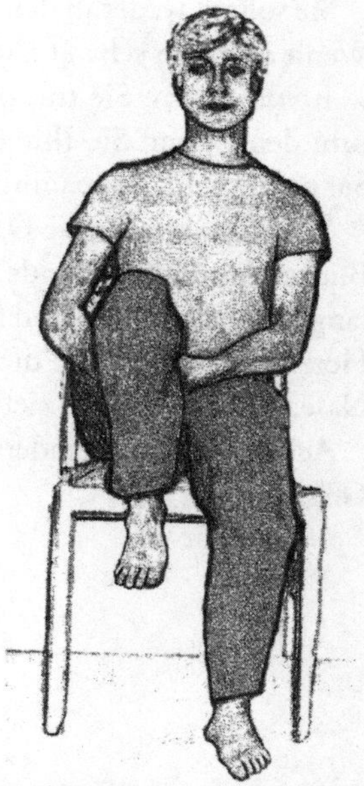

BEIN ANZIEHEN AUF EINEM STUHL

RUMPFBEUGUNG NACH VORN

Setzen Sie sich auf den Boden, und strecken Sie die Beine. Die Zehen zeigen nach oben. Legen Sie ein Kissen unter die Knie. Die Übung ist leichter, wenn Sie sich auf ein gefaltetes Kissen setzen; dann sind die Hüften etwas nach vorn geneigt. Wenn Sie auf einem Stuhl sitzen, ruhen die Füße bequem auf dem Boden. Stellen Sie die Füße auf ein Kissen, wenn Ihre Beine zu kurz sind.

Legen Sie die Hände nebeneinander flach aufs Herz, verschränken Sie die Daumen, strecken Sie die Arme, und heben Sie sie senkrecht hoch. Atmen Sie ein, strecken Sie sich, heben Sie den Kopf. Atmen Sie aus, beugen Sie sich nach vorn auf die Wand vor Ihnen zu. Blicken Sie dabei zu den Händen. Atmen Sie ein. Atmen Sie aus, und beugen Sie sich über die gestreckten Beine noch weiter nach vorn. Der Rücken ist von der Basis der Wirbelsäule bis zum Hals gerade. Fassen Sie die Beine an einer geeigneten Stelle, und entspannen Sie Kopf, Hals und Schultern. Der Brustkorb bleibt weit, die Augen schauen nach vorn.

Sie sollten weder in den Beinen noch im Rücken Unbehagen spüren. Wenn es Ihnen schwer fällt, dürfen Sie sich in dieser Haltung nicht so weit vorbeugen. Sie tun mehr für Ihre Gesundheit, wenn Sie weniger tun, denn wenn Sie Ihre derzeitigen Grenzen überschreiten, erzeugen Sie noch mehr Verspannungen.

Verschränken Sie die Daumen, und strecken Sie die Arme nach vorn. Blicken Sie auf die Hände, und setzen Sie sich auf. Führen Sie die Arme langsam nach unten, und legen Sie die Hände nebeneinander flach aufs Herz. Entspannen Sie die Arme. Atmen Sie tief und leicht durch die Nase. Entspannen Sie sich vollständig.

Achten Sie auf Veränderungen im Körper. Entspannen Sie Körper und Geist völlig.

BEUGUNG NACH VORN
AUF EINEM STUHL

BEUGUNG NACH VORN AUF DEM BODEN

Schulterstand

Wenn Sie an Bluthochruck, Nierenkrankheiten, einer Verengung der Karotis oder Halsproblemen leiden, müssen Sie Ihren Arzt fragen, bevor Sie diese Übungen machen. Die erste Phase eignet sich für die meisten Menschen, wenn sie leicht abgewandelt wird.

Eine ebene, gut gepolsterte Fläche ist hilfreich. In der ersten Phase legen Sie die Füße auf einen Stuhl, der an der Wand steht. Wenn Ihnen diese erste Phase leicht fällt, gehen Sie zur zweiten über und legen die Beine an die Wand. Im dritten Stadium „gehen Sie die Wand hoch", und der Körper ist der Vertikalen näher.

Lockern Sie Ihre Kleider, vor allem am Hals und an der Kehle. Achten Sie auf Schwindelgefühle, Benommenheit oder Unbehagen. Geben Sie die Position beim ersten Anzeichen sofort auf, und entspannen Sie sich (siehe Seite 161).

Im Idealfall behalten Sie diese Stellung mindestens drei Minuten bei, denn so lange braucht das Blut, um durch den ganzen Körper zu fließen. Wichtig ist aber, dass Sie sich nicht unwohl fühlen.

Wenn Sie die Position ohne Probleme beibehalten können, schließen Sie die Augen und wenden den Blick nach innen.

Diese Übung stärkt auch die Schilddrüse.

PHASE I: SCHULTERSTAND MIT STUHL

Legen Sie sich auf den Rücken, und legen Sie die Füße auf einen stabilen, geraden Stuhl, der an der Wand steht. Die Beine liegen bis zu den Kniekehlen auf dem Stuhl. Wenn nötig, drehen Sie den Stuhl so, dass die Lehne seitwärts steht. Sollte die Stuhlkante in die Beine schneiden, müssen Sie ein Kissen unter die Knie legen, damit die Durchblutung nicht behindert wird.

Legen Sie ein Kissen oder eine Decke so unter Kopf und Nacken, dass die gefaltete Seite den Hals stützt. Dadurch kommt das Kinn nach vorn und übt leichten Druck auf die Kehle und die Schilddrüse aus.

Unter das Gesäß schieben Sie ein zweites gefaltetes Kissen, damit das Becken ein wenig nach vorn kippt. So können Blut und Energie besser von den Beinen zurück in den Oberkörper fließen.

Atmen Sie normal. Behalten Sie die Stellung anfangs nur eine Minute bei. Sobald sie Ihnen leichter fällt, steigern Sie diese Zeit allmählich.

Entfernen Sie dann das Kissen. Beugen Sie langsam die Knie, und stellen Sie die Füße auf den Boden. Strecken Sie die Beine, und entspannen Sie den Rücken.

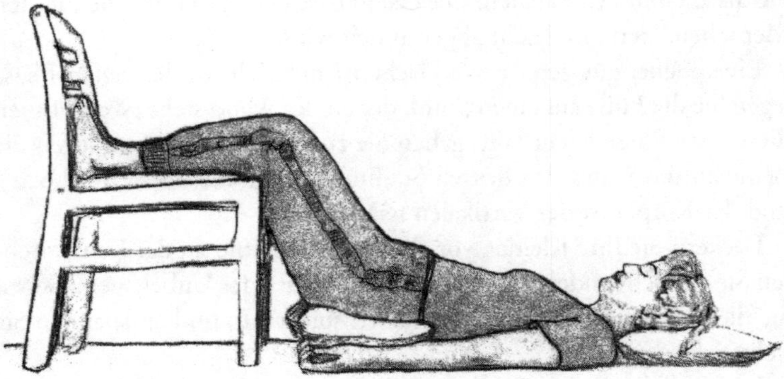

PHASE II: SCHULTERSTAND AN DER WAND

Hier stützen Sie sich an einer leeren Wand ab. Setzen Sie sich mit gebeugten Knien vor der Wand auf den Boden. Die rechte Hüfte berührt die Wand. Drehen Sie sich dann so, dass Sie zur Wand blicken und das Gesäß an der Wand liegt. Die Füße sind angehoben. Legen Sie sich auf den Rücken, und setzen Sie die Fußsohlen mit gebeugten Knien an die Wand. Unter den Kopf und das Gesäß legen Sie ein Kissen wie in Phase I.

Strecken Sie nun die Beine. Achten Sie auf Zeichen des Unbehagens beim Atmen, im Kreuz oder im Brustkorb. Wenn Sie solche Anzeichen bemerken, geben Sie die Position auf und entspannen sich (siehe Seite 161).

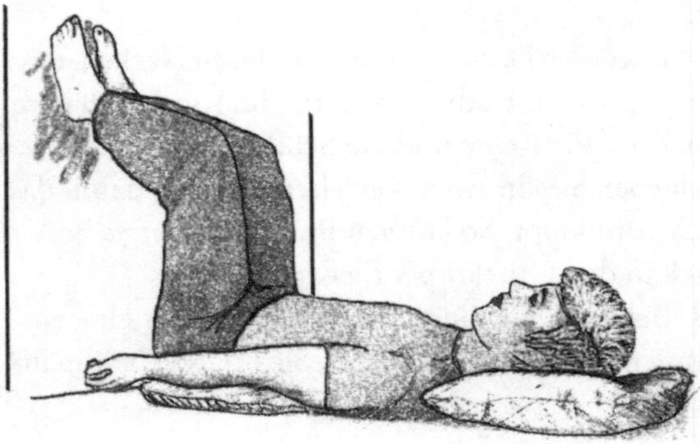

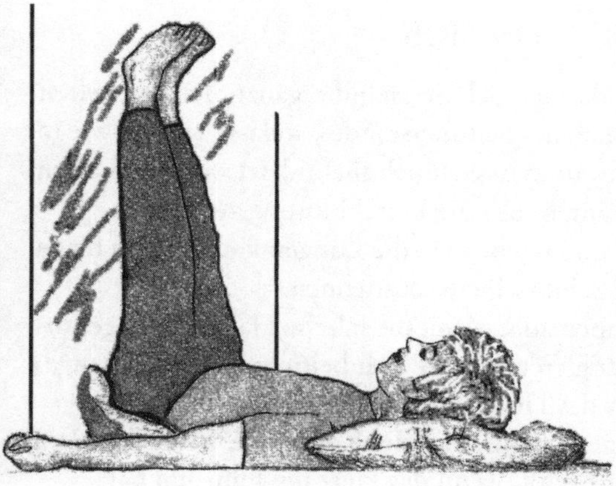

Wenn Sie keine Mühe haben, behalten Sie die Stellung eine Minute oder länger bei.

Entfernen Sie die Kissen, strecken Sie sich, und entspannen Sie sich in der Rükkenlage.

PHASE III: DIE WAND HOCHGEHEN

Bereiten Sie sich wie in Phase II vor. Diesmal schieben Sie aber kein Kissen unter Kopf, Hals und Gesäß.

Fangen Sie an, „die Wand hochzugehen", zuerst mit dem einen, dann mit dem anderen Fuß. Stützen Sie sich mit den Händen an den Hüften ab. Gehen Sie nur so weit, wie Sie es ohne Mühe schaffen. Strecken Sie die Knie, und lassen Sie das Gewicht des Körpers an der Wand ruhen. Atmen Sie normal.

Behalten Sie diese Position eine Minute oder länger bei, solange sie nicht unbequem wird.

Gehen Sie dann langsam die Wand hinab, und senken Sie das Gesäß auf den Boden. Lassen Sie die Knie gebeugt, bis die Füße flach auf dem Boden stehen. Strecken Sie dann die Beine vollständig, und entspannen Sie sich auf dem Rücken.

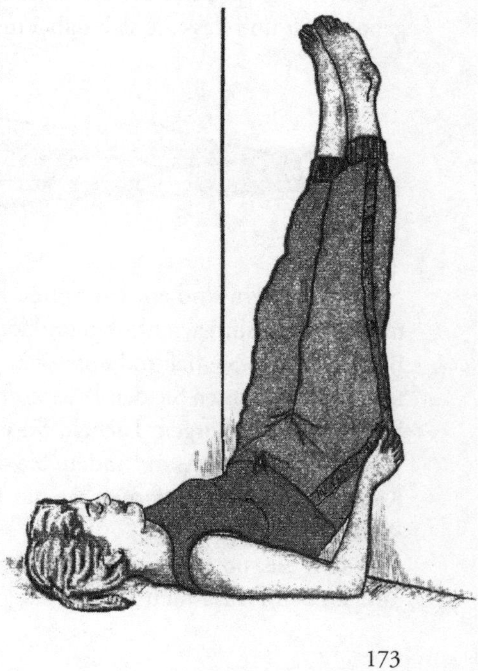

Der Fisch

Der Fisch ist ein Asana, das den Schulterstand ergänzt, denn er befreit die Schilddrüse vom Druck des Schulterstandes, sodass das Blut wie in einen ausgedrückten Schwamm in sie hineinfließt. Jetzt strecken Sie den Hals noch weiter nach hinten, um die Durchblutung zu fördern.

Der Brustkorb weitet und wölbt sich, die Lungen können sich bis in den Apex unterhalb des Schlüsselbeins ausdehnen.

Diese Position hilft Ihnen außerdem, die falsche Haltung (eingesunkener Brustkorb) zu korrigieren, die Sie sich beim langen Sitzen angewöhnen, und sie schützt das Herz vor seelischen Schmerzen.

Der Fisch drückt körperlich aus, dass der Kopf folgt, wenn das Herz ihn führt. Wir fühlen uns stark, wenn das Herz die Führung hat!

DER FISCH – VERSION I

Sie liegen nach dem Schulterstand auf dem Rücken. Sobald Sie bereit sind, schieben Sie ein Kissen der Länge nach zwischen die Schultern. Seine Kante sollte den Nacken und die Schädelbasis stützen. Der Hals ist leicht nach hinten gebeugt, der obere Teil des Kopfes ragt über das Kissen hinaus. Das Herzchakra und der Brustkorb sind geweitet.

Achten Sie darauf, dass der Kopf nur ein klein wenig nach hinten gebogen ist und dass Sie sich dabei nicht unbehaglich fühlen.

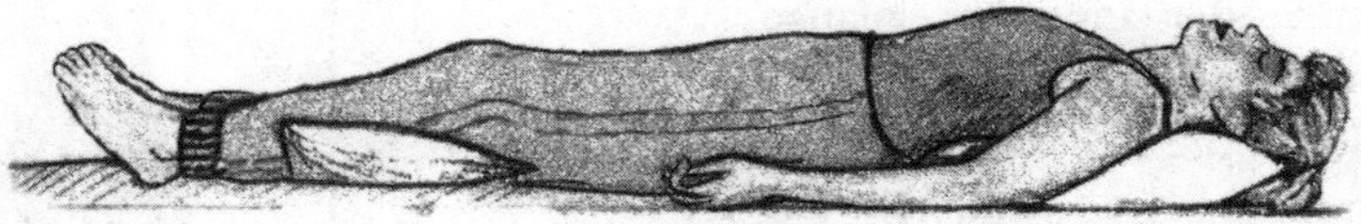

Die Schultern sind entspannt und breit, die Arme liegen an den Seiten, die Beine sind geschlossen und locker. Legen Sie die Hände auf den Boden. Atmen Sie tief und ungezwungen durch die Nase ein, und weiten und entspannen Sie den Brustkorb, um den ganzen Körper mit viel Sauerstoff zu versorgen. Lächeln Sie ein wenig.

Beenden Sie das Asana, indem Sie den Kopf langsam heben und aufs Kissen legen; oder entfernen Sie das Kissen. Entspannen Sie sich eine Weile (siehe Seite 161).

Prüfen Sie, ob ein Körperteil verspannt ist, und lösen Sie Verspannungen beim Ausatmen auf.

DER FISCH – VERSION II

Beginnen Sie wie bei Version I, diesmal jedoch mit einem Kissen unter den Schultern. Lassen Sie den Kopf zurücksinken, sodass der obere Teil auf dem Boden liegt. Das Herzchakra und der Brustkorb sind geweitet. Achten Sie auf Anzeichen für Benommenheit.

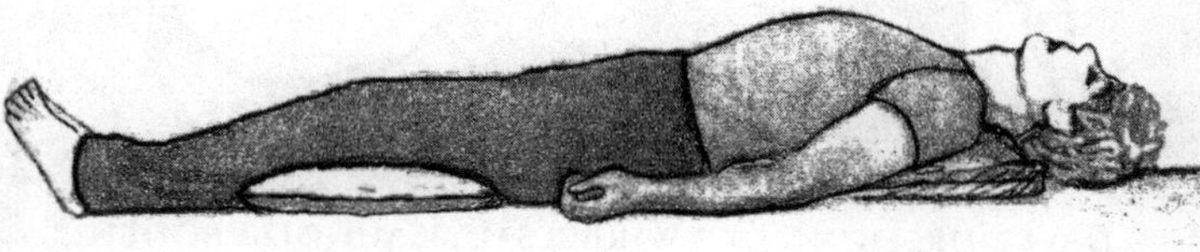

Die Schultern sind entspannt und breit, die Arme liegen an den Seiten. Atmen Sie tief und locker durch die Nase ein. Weiten und entspannen Sie den Brustkorb, um den ganzen Körper mit viel Sauerstoff zu versorgen. Lächeln Sie ein wenig.

Beenden Sie das Asana, indem Sie den Kopf langsam heben und aufs Kissen legen; oder entfernen Sie das Kissen. Entspannen Sie sich eine Weile (siehe Seite 161).

Prüfen Sie, ob ein Körperteil verspannt ist, und lösen Sie Verspannungen beim Ausatmen auf.

Wirbelsäulendrehung

DIE HALBE DREHUNG

Für viele Leute sieht dieses Asana wie eine „echte" Yoga-Position aus. Ich nenne es manchmal „Brezelstellung".

Setzen Sie sich auf einen Stuhl mit gerader Lehne oder auf den Boden, und legen Sie den rechten Fuß über das linke Bein. Auf dem Boden strecken Sie das linke Bein und setzen die rechte Fußsohle flach auf den Boden zwischen Knie und Knöchel.

Stützen Sie sich mit der rechten Hand an der Stuhllehne oder auf dem Boden knapp hinter dem Körper ab. Die Finger zeigen vom Körper weg. Die linke Hand drückt gegen das rechte Knie.

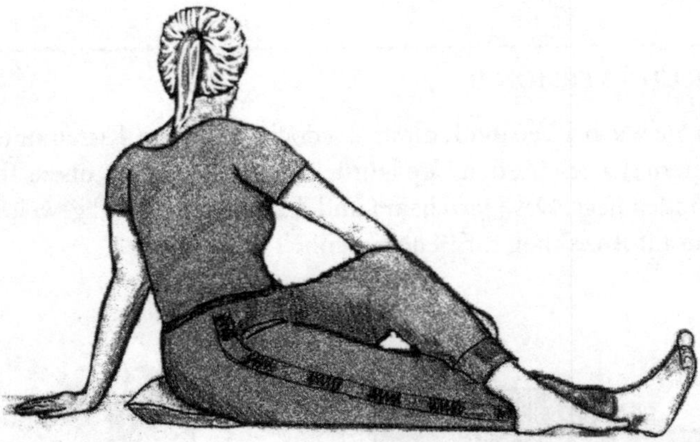

HALBE DREHUNG DER WIRBELSÄULE AUF DEM BODEN

Greifen Sie nun zum linken Knie, oder beugen Sie den rechten Arm, und legen Sie ihn auf die rechte Hüfte. Die Schultern bleiben entspannt. Atmen Sie ein, und strecken Sie den Oberkörper. Atmen Sie dann aus, und drehen Sie die Wirbelsäule und den Kopf langsam nach rechts, sodass Sie über die rechte Schulter blicken. Führen Sie den Kopf mit dem Herzen.

Entspannen Sie sich. Atmen Sie normal und ohne Anstrengung.

In dieser Haltung werden die Bauchorgane massiert, vor allem die Nieren und Nebennieren.

Atmen Sie ein. Kehren Sie zur normalen Sitzhaltung zurück. Atmen Sie aus, und entspannen Sie sich. Strecken Sie die Arme und Beine, und schütteln Sie sie behutsam.

Wiederholen Sie die Übung nach der anderen Seite. Diesmal legen Sie das linke Bein über das rechte und drehen sich nach links. Denken Sie an die Atmung.

Spüren Sie einen Unterschied, was die Geschmeidigkeit beider Seiten anbelangt? Ist eine Seite verspannt? Hängt es damit zusammen, wie Sie die beiden Körperseiten im Alltag benutzen?

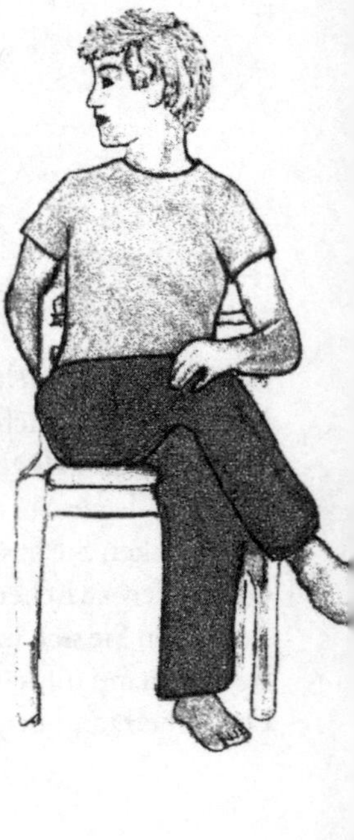

HALBE DREHUNG DER WIRBELSÄULE AUF DEM STUHL

DAS SIEGEL DES YOGA ODER DAS YOGA-MUDRA

Dieses Asana ist eine wundervolle Beugung nach vorn. Sie versiegelt einen Teil der Energie, die andere Asanas erzeugen. Darum sollten Sie diese Übung am Schluss Ihrer Serie machen. Sie spüren ihren Nutzen deutlicher, wenn Sie sich so langsam wie möglich aufrichten, als würden die Lungen Sie bei jedem Einatmen ein Stück weiter emporheben, wie Schwimmflügel im Wasser. Sie können bei jeder Ausatmung wieder ein Stückchen zurücksinken und sich mit der nächsten Einatmung erneut aufrichten. Das kann eine Minute oder länger dauern, je nachdem, wie nahe der Kopf dem Boden kommt. Wenn Sie sich langsam und mit geschlossenen Augen aufrichten, spüren Sie tiefen Frieden. Bleiben Sie danach eine Weile still sitzen, und genießen Sie dieses Gefühl.

Setzten Sie sich auf einen Stuhl oder in bequemer Haltung mit gekreuzten Beinen auf den Boden. Schließen Sie die Augen.

Führen Sie die Arme hinter den Rücken, und packen Sie das rechte Handgelenk. Atmen Sie tief ein, und strecken Sie den Oberkörper.

Atmen Sie aus, und strecken Sie das Kinn nach vorn. Beugen Sie sich ohne Anstrengung mit geradem Rücken nach vorn über die Beine, sodass der Bauch die Oberschenkel berührt. Entspannen Sie dann den Kopf und den Körper mit geradem Rücken.

Atmen Sie tief ein, während Sie das Kinn nach vorn schieben. Bei jedem Einatmen heben die Lungen den Kopf und den Körper ein Stück weiter hoch. Bei jeder Ausatmung sinken Sie ein Stückchen zurück. Fahren Sie damit fort, bis Sie wieder aufrecht sitzen.

Schließen Sie die Augen, und legen Sie die Hände auf den Schoß. Sitzen Sie ganz still, und genießen Sie die Wirkung des Yoga-Siegels und den inneren Frieden.

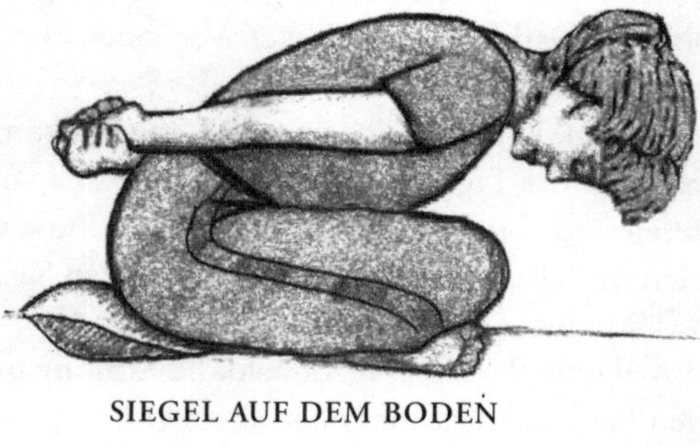

SIEGEL AUF DEM BODEN

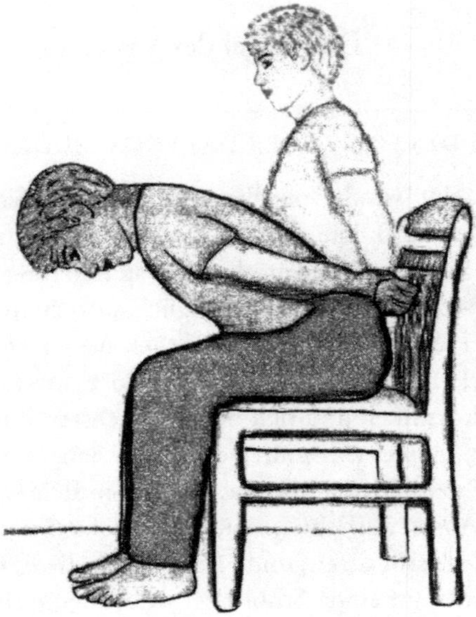

SIEGEL AUF EINEM STUHL

Der Sonnengruß

Diese Reihe von Asanas vereinigt viele Wirkungen der vorangegangenen Positionen. Beim Sonnengruß strecken Sie den Körper nach vorn und nach hinten. Wenn Sie bewusst vorgehen, profitiert der ganze Organismus von den Streckungen. Beginnen Sie langsam, und steigern Sie das Tempo, wenn der Körper geschmeidiger wird. Diese Übung eignet sich auch zum Aufwärmen vor dem aeroben Sport oder zum Entspannen danach. Auch wenn Sie wenig Zeit haben, macht der Sonnengruß Sie geschmeidig.

Da Sie den Körper während dieser Bewegungsfolge auf und ab bewegen, müssen Sie vorsichtig sein, damit Ihnen nicht schwindelig wird. Ich stelle Ihnen drei Versionen des Sonnengrußes vor. Beginnen Sie im Sitzen, und probieren Sie die beiden anderen Versionen erst, wenn Sie im Sitzen keine Probleme haben.

Mit dem Sonnengruß können Sie den neuen Tag willkommen heißen oder sich im Laufe des Tages strecken. Stellen Sie sich vor, dass Sie die Sonne begrüßen und von ihr heilende Energie bekommen. Je tiefer Sie sich nach innen zurückziehen, desto deutlicher spüren Sie die Sonne in der Mitte Ihres Wesens.

Atmen Sie normal und gleichmäßig. Sobald die Atmung unregelmäßig wird, bewegen Sie sich langsamer oder hören auf.

DER SONNENGRUSS IM SITZEN

Setzen Sie sich auf einen Stuhl mit gerader Lehne, und stellen Sie die Füße flach auf den Boden oder auf ein Kissen.

POSITION 1: Sitzen Sie aufrecht mit geschlossenen Beinen. Falten Sie die Hände vor dem Herzchakra.

POSITION 2: Verschränken Sie die Daumen. Strecken Sie die Arme vor dem Herzchakra. Heben Sie die Arme langsam hoch, und folgen Sie dabei den Händen mit den Augen. Strecken Sie sich von der Wirbelsäulenbasis bis zu den Fingerspitzen.

POSITION 3: Die Arme bleiben neben dem Kopf, und Sie folgen den Händen weiter mit dem Blick. Beugen Sie sich langsam aus den Hüften vor. Entspannen Sie den Kopf und die Arme, indem Sie den Kopf locker gegen die Beine senken und die Arme neben dem Körper hängen lassen.

POSITION 4: Halten Sie die rechte Kniekehle mit beiden Händen, und heben Sie das Bein hoch, sodass es am Bauch liegt.

POSITION 5: Halten Sie das Bein weiter. Machen Sie ein leichtes Hohlkreuz, nehmen Sie die Schultern zurück, und schauen Sie nach oben.

POSITION 6: Führen Sie den Kopf zurück in die normale Position, und lassen Sie das Bein los. Strecken Sie die Arme, verschränken Sie die Daumen, sehen Sie die Hände an, und beugen Sie sich langsam aus der Hüfte vor, sodass der Bauch sich den Oberschenkeln nähert. Entspannen Sie den Kopf und die Arme.

POSITION 7: Richten Sie sich auf, und legen Sie die Handflächen auf die Oberschenkel. Die Finger zeigen nach vorn, die Ellbogen sind gebeugt. Machen Sie ein leichtes Hohlkreuz, weiten Sie den Brustkorb, strecken Sie den Hals, und legen Sie den Kopf ein wenig nach hinten. Schauen Sie nach oben.

POSITION 8: Führen Sie den Kopf zurück in die normale Stellung. Packen Sie die linke Kniekehle mit beiden Händen, und heben Sie das Bein hoch, sodass es am Bauch liegt.

POSITION 9: Heben Sie den Kopf, machen Sie ein leichtes Hohlkreuz, nehmen Sie die Schultern zurück, und schauen Sie nach oben. Führen Sie den Kopf zurück in die normale Position, und lassen Sie das Bein los.

POSITION 10: Strecken Sie die Arme, verschränken Sie die Daumen, und sehen Sie die Hände an. Beugen Sie sich langsam aus der Hüfte nach vorn, sodass der Bauch sich den Oberschenkeln nähert. Entspannen Sie den Kopf und die Arme.

DER SONNENGRUSS IM SITZEN

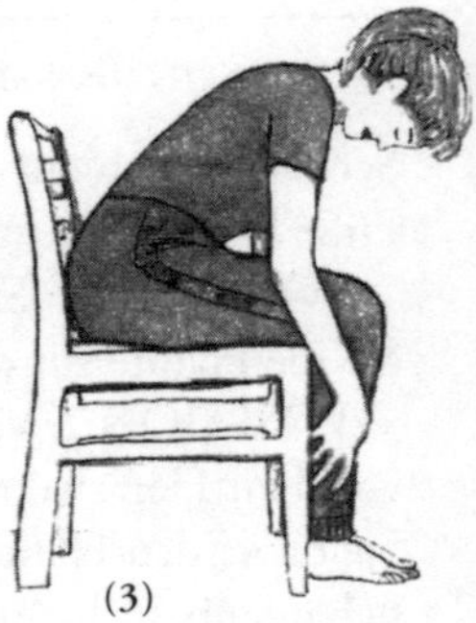

(3)

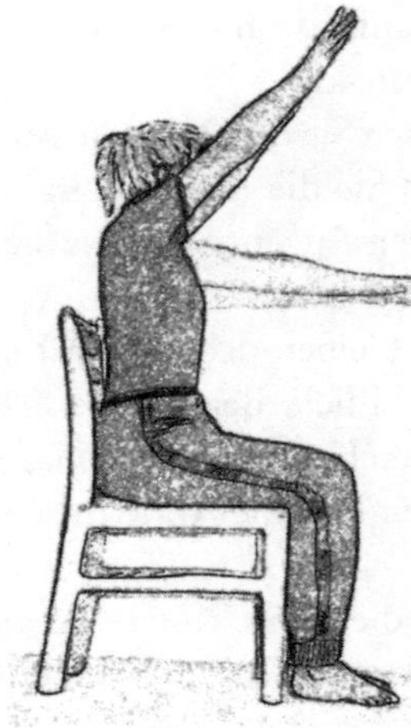

(2)

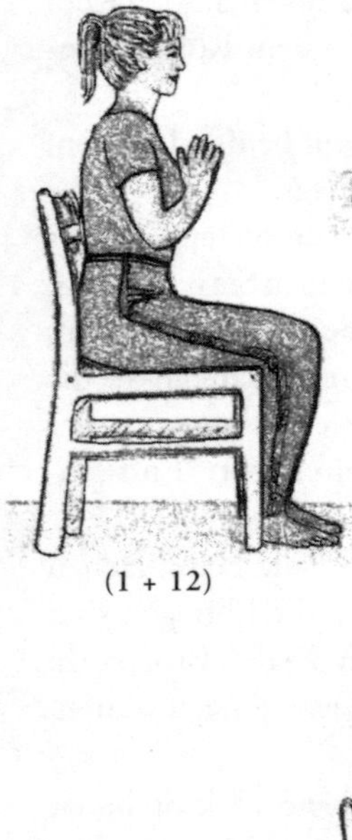

(1 + 12)

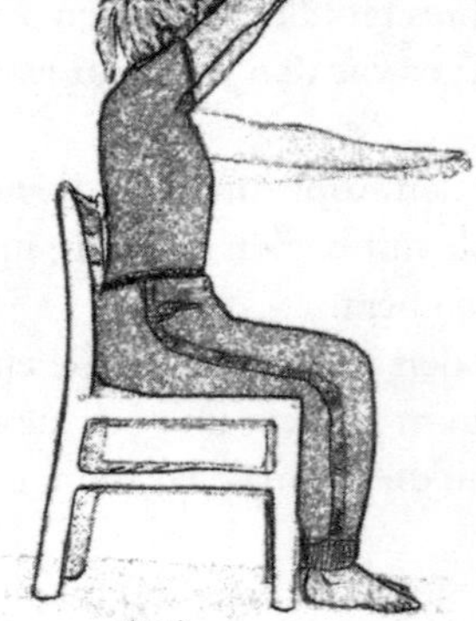

(11)

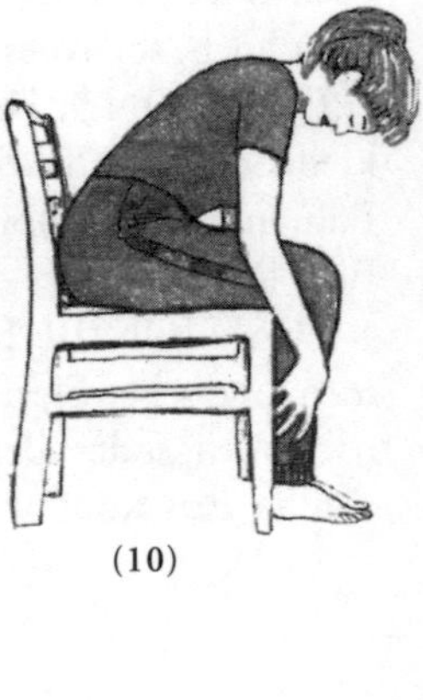

(10)

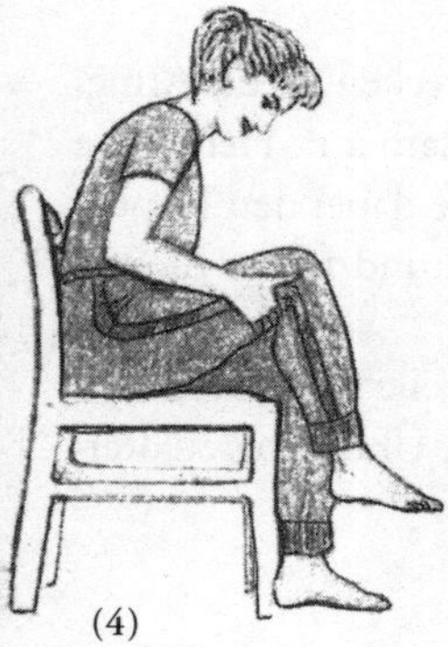

(4)

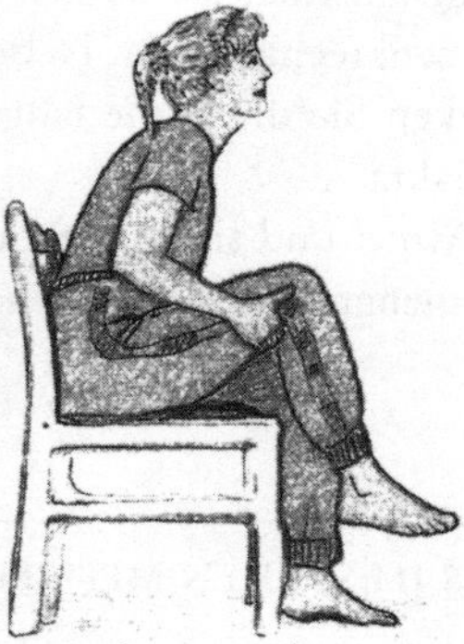

(5)

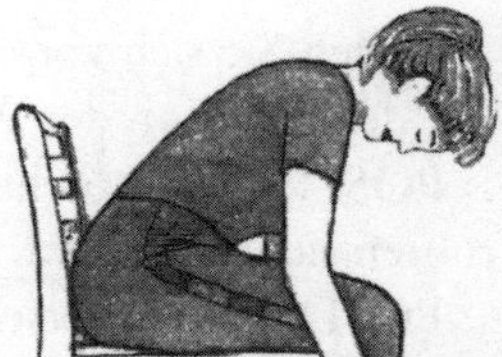

(6)

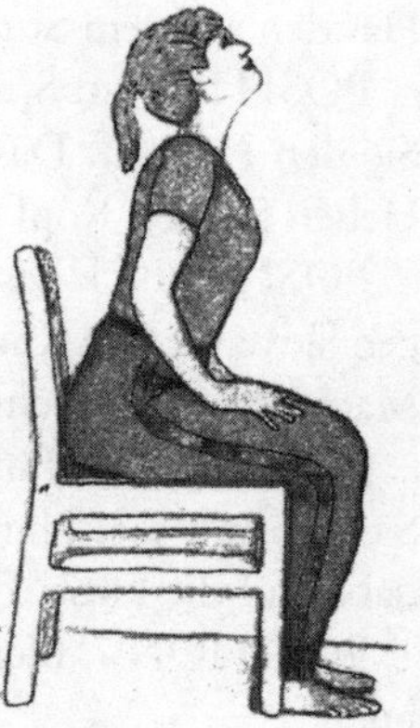

(7)

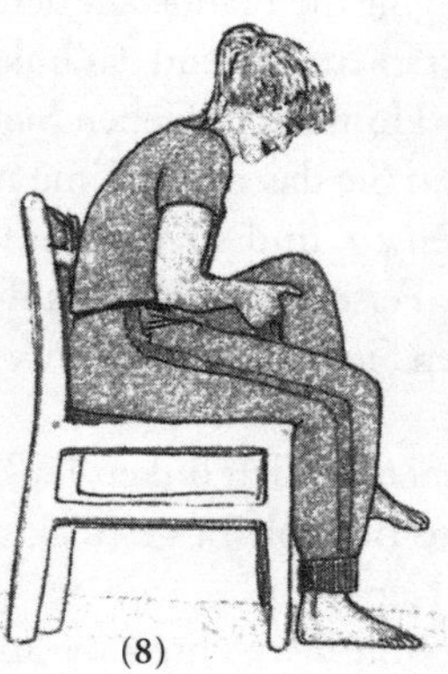

(8)

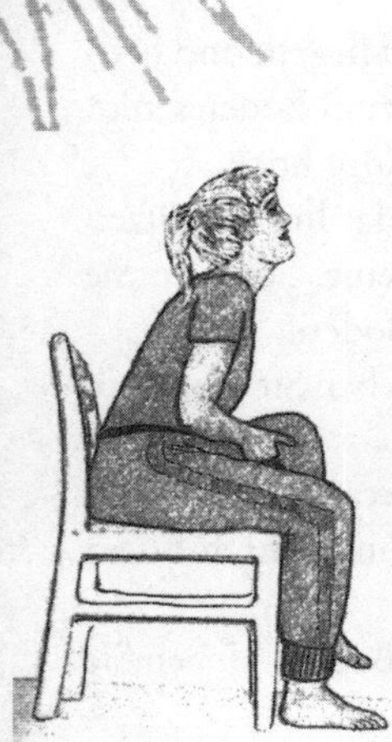

(9)

POSITION 11: Verschränken Sie die Daumen, strecken Sie die Arme, und sehen Sie die Hände an. Richten Sie sich langsam auf. Heben Sie die Arme weiter, bis sie senkrecht stehen. Heben Sie dabei den Kopf.

POSITION 12: Senken Sie die Arme langsam, und falten Sie die Hände vor dem Herzchakra.

Entspannen Sie die Arme, und sitzen Sie eine Weile still. Genießen Sie die Wirkung des Sonnengrußes. Sie können diese Übung bis zu dreimal wiederholen.

DER SONNENGRUSS IM STEHEN MIT STUHL

Stellen Sie sich vor einen Stuhl mit gerader Lehne. Der Stuhl steht mit der Lehne an der Wand, damit er stabil ist.

POSITION 1: Stehen Sie aufrecht. Die Beine sind geschlossen, berühren sich aber nicht. Falten Sie die Hände vor dem Herzchakra.

POSITION 2: Verschränken Sie die Daumen. Strecken Sie die Arme vor dem Herzchakra. Heben Sie die Arme langsam hoch, und folgen Sie dabei den Händen mit den Augen. Strecken Sie sich von der Wirbelsäulenbasis bis zu den Fingerspitzen.

POSITION 3: Die Arme bleiben neben dem Kopf, und Sie folgen den Händen weiter mit dem Blick. Beugen Sie sich langsam und mit leicht gebeugten Knien aus den Hüften vor. Stützen Sie sich mit den Händen auf dem Stuhl ab, und entspannen Sie den Kopf.

POSITION 4: Strecken Sie das linke Bein nach hinten, und setzen Sie den Fuß auf. Das Bein bleibt gerade, das rechte Knie ist gebeugt. Heben Sie den Kopf hoch.

POSITION 5: Lassen Sie die Hände auf dem Stuhl liegen, und beugen Sie das rechte Knie stärker, während das linke sich zum Boden senkt. Machen Sie ein leichtes Hohlkreuz. Heben Sie den Kopf hoch.

POSITION 6: Führen Sie das rechte Knie neben das linke. Stützen Sie sich mit den Händen ab, und strecken Sie die Beine. Schauen Sie dabei auf die Füße. Die Fersen senken sich auf den Boden.

POSITION 7: Bleiben Sie in dieser Stellung, und heben Sie den Kopf hoch.

POSITION 8: Schieben Sie den linken Fuß nach vorn, und beugen Sie das Knie. Das rechte Bein bleibt gestreckt, der Fuß steht auf dem Boden. Heben Sie den Kopf.

POSITION 9: Senken Sie das rechte Knie auf den Boden. Heben Sie den Kopf, und machen Sie ein leichtes Hohlkreuz.

POSITION 10: Lassen Sie die Hände auf dem Stuhl, schieben Sie das rechte Bein neben das linke, und strecken Sie die Beine. Entspannen Sie Kopf, Hals und Schultern.

POSITION 11: Verschränken Sie die Daumen. Strecken Sie die Arme, und schauen Sie auf die Hände. Heben Sie die Arme, bis sie senkrecht stehen, und strecken Sie dabei die Knie, bis Sie aufrecht stehen. Heben Sie den Kopf.

POSITION 12: Senken Sie langsam die Arme, und falten Sie die Hände vor dem Herzchakra. Entspannen Sie sich.

Bleiben Sie eine Weile ruhig stehen, und achten Sie auf den Herzschlag und die Atmung. Sobald beide normal werden, setzen Sie sich und entspannen sich.

Diese Übung können Sie bis zu dreimal wiederholen.

DER SONNENGRUSS IM STEHEN

POSITION 1: Stehen Sie aufrecht. Die Beine sind geschlossen, berühren sich aber nicht. Falten Sie die Hände vor dem Herzchakra.

POSITION 2: Verschränken Sie die Daumen. Strecken Sie die Arme vor dem Herzchakra. Heben Sie die Arme langsam hoch, und folgen Sie dabei den Händen mit den Augen. Strecken Sie sich von der Wirbelsäulenbasis bis zu den Fingerspitzen.

POSITION 3: Die Arme bleiben neben dem Kopf, und Sie folgen den Händen weiter mit dem Blick. Beugen Sie sich langsam und mit leicht gebeugten Knien aus den Hüften vor, und entspannen Sie den Kopf und die Arme.

WICHTIG: Üben Sie die Positionen 1 bis 3 ein paar Tage, bis der Blutdruck sich an das Auf und Ab des Kopfes gewöhnt hat. Machen Sie erst dann weiter.

POSITION 4: Gehen Sie tief in die Knie, und legen Sie die Handflächen außen neben die Füße. Strecken Sie das linke Bein nach hinten, und setzen Sie den Fuß und das Knie auf den Boden. Das rechte Knie bleibt auf dem Boden zwischen den Händen und an der Brust. Machen Sie ein leichtes Hohlkreuz, und heben Sie den Kopf.

POSITION 5 A: Schieben Sie den rechten Fuß nach hinten, und setzen Sie das rechte Knie neben das linke. Beide Hände liegen auf dem Boden. Heben Sie den Kopf. (Sie können Position 5 auslassen.)

POSITION 5: Heben Sie das Gesäß hoch, sodass der Körper ein Dreieck bildet. Hände und Füße (auch die Fersen) bleiben auf dem Boden. Schauen Sie nach hinten zu den Füßen.

DER SONNENGRUSS IM STEHEN MIT STUHL

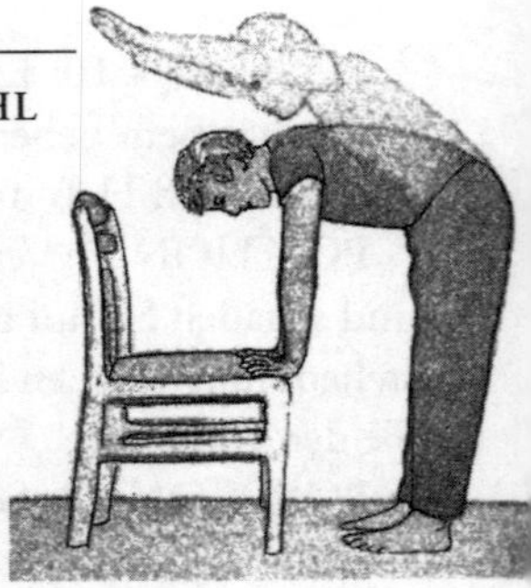

(3)

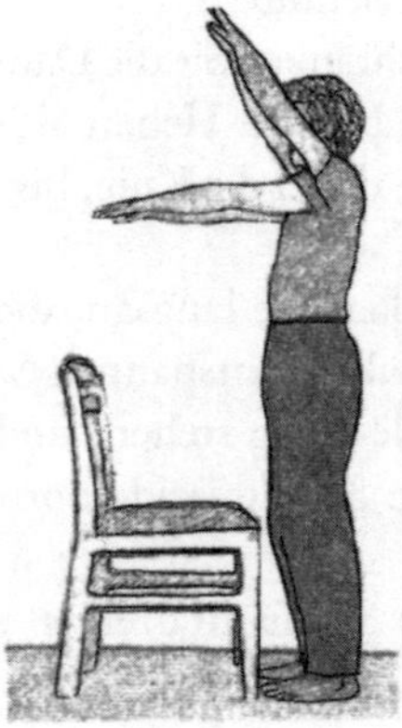

(2)

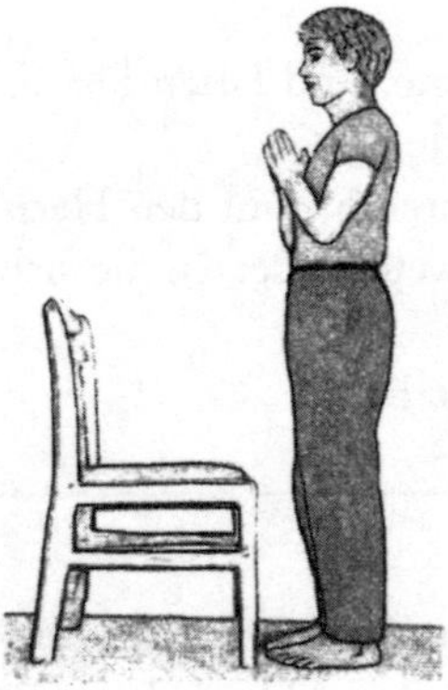

(1 + 12)

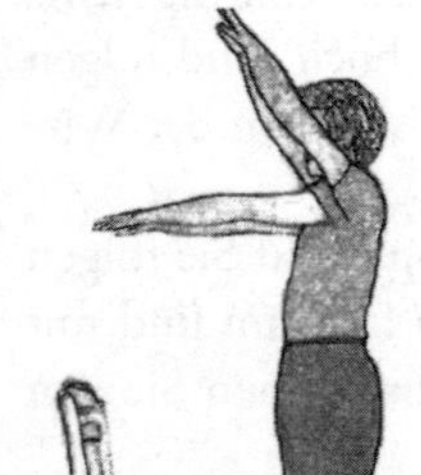

(11)

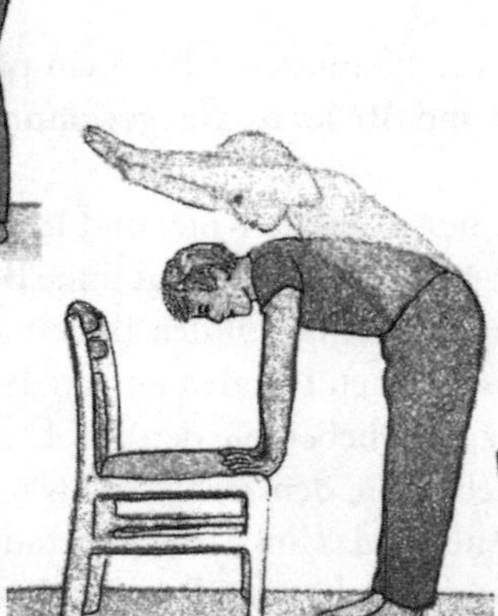

(10)

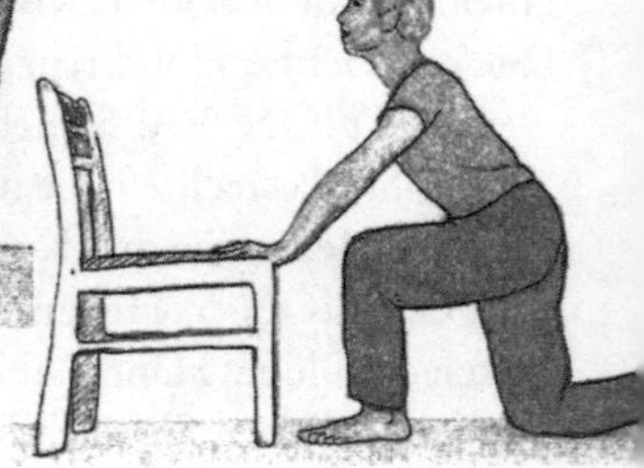

(9)

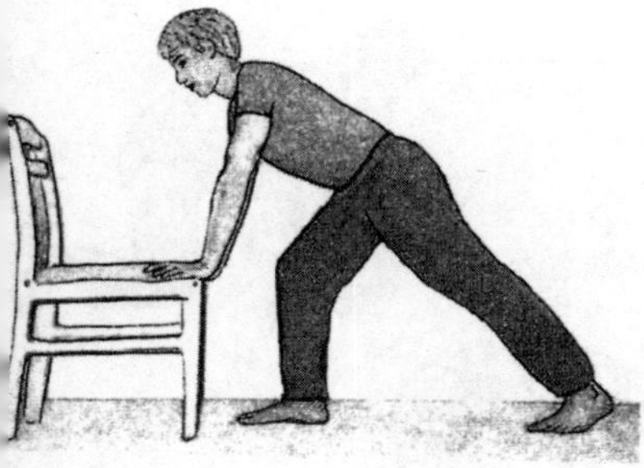
(4)

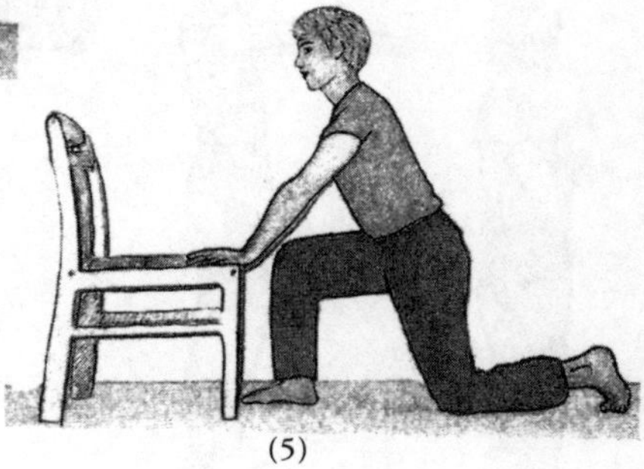
(5)

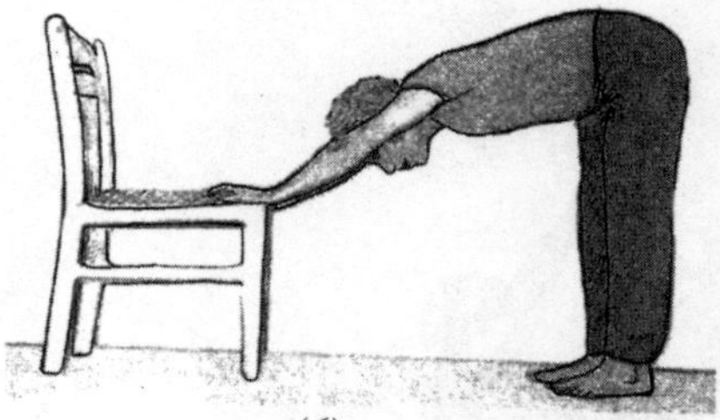
(6)

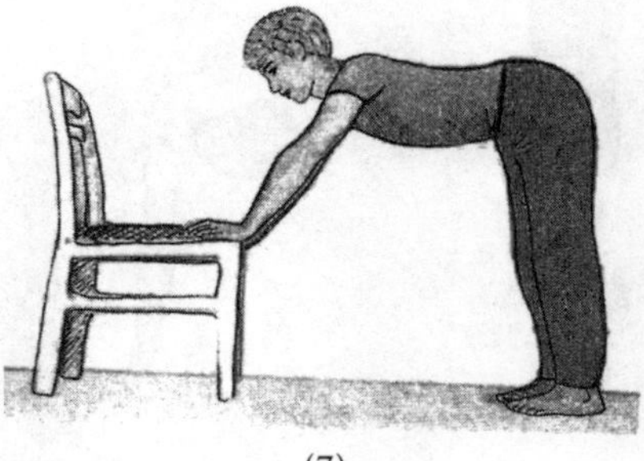
(7)

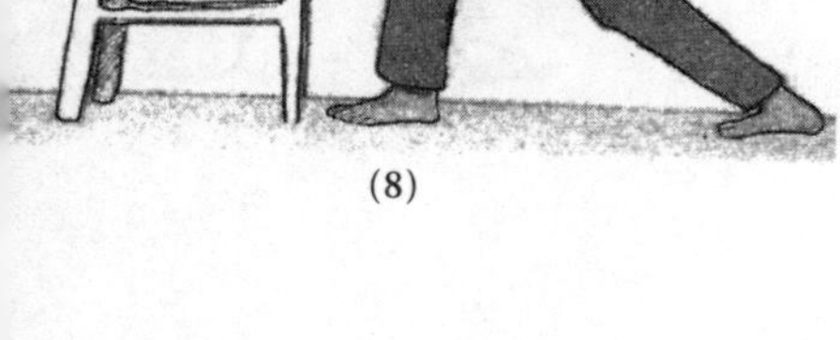
(8)

DER SONNENGRUSS IM STEHEN

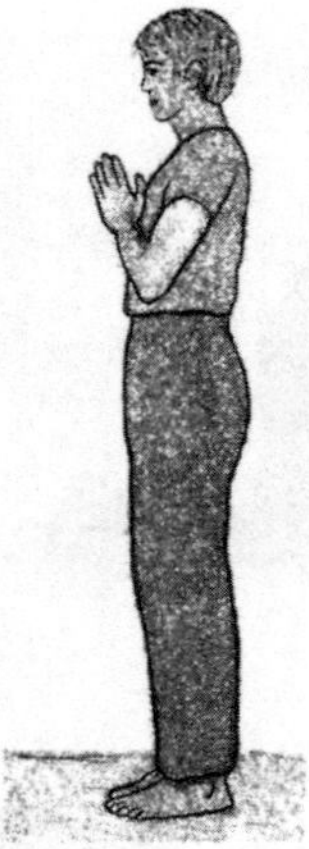

(1 + 12)

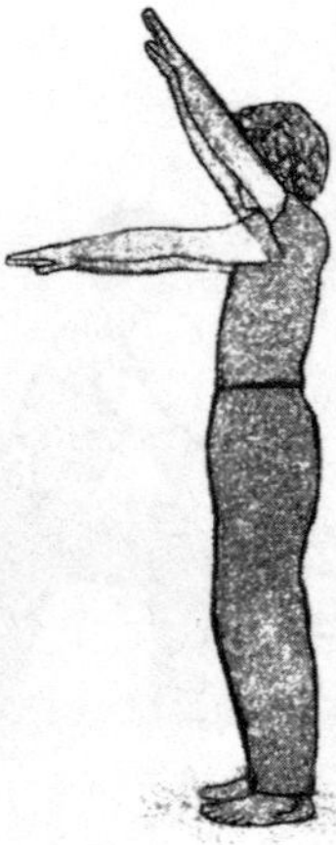

(2)

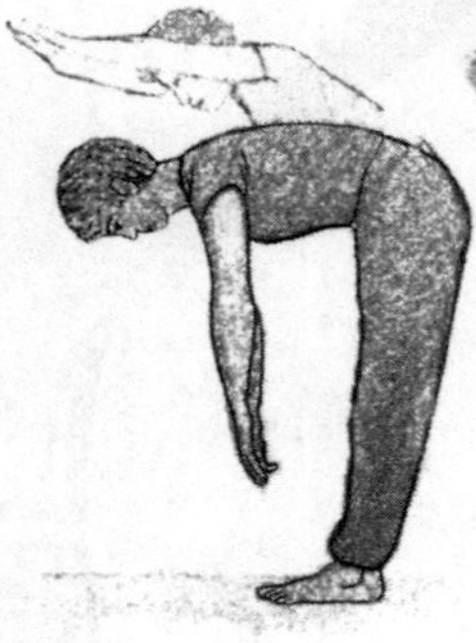

(3)

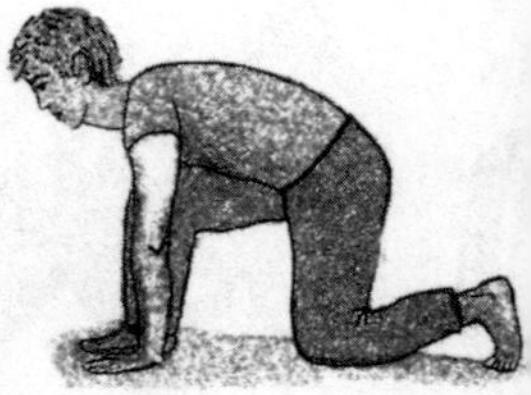

(4)

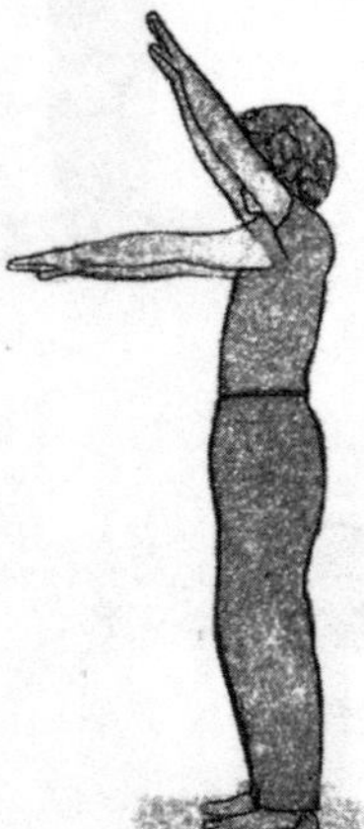

(11)

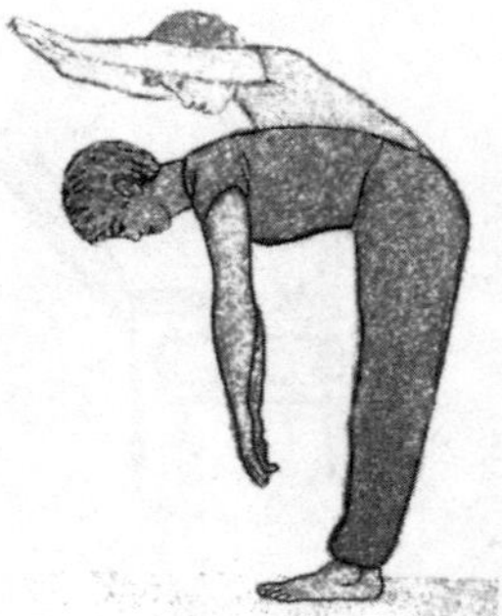

(10)

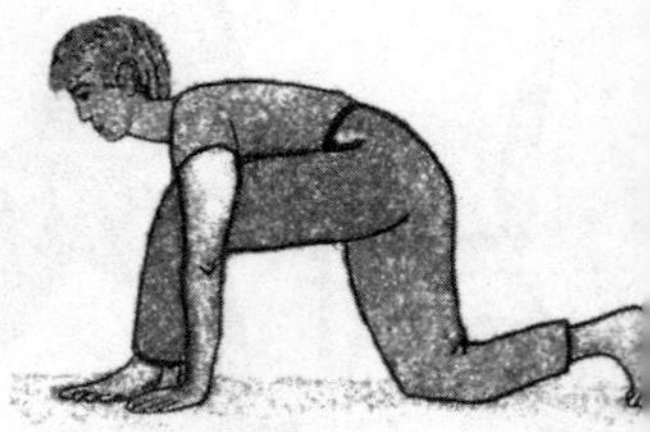

(9)

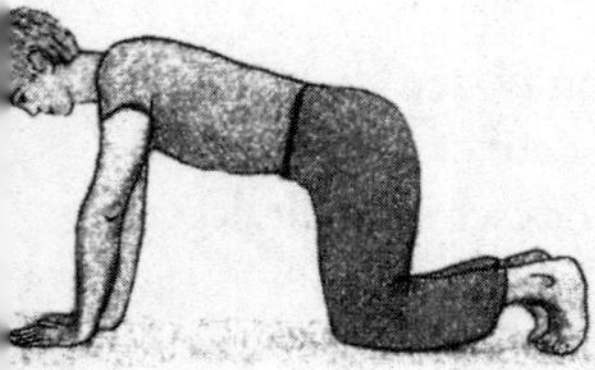

(5 A)

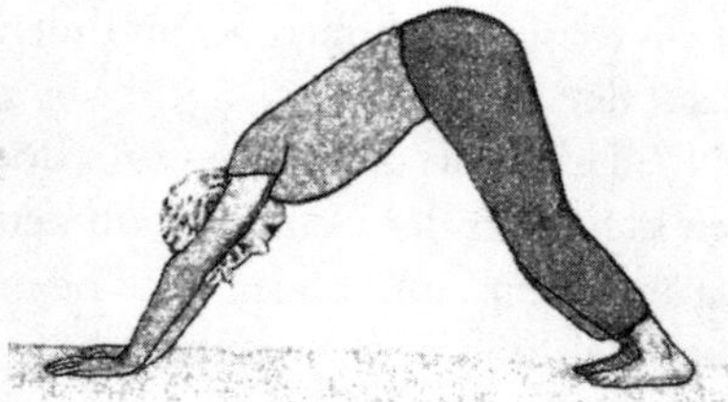

(5)

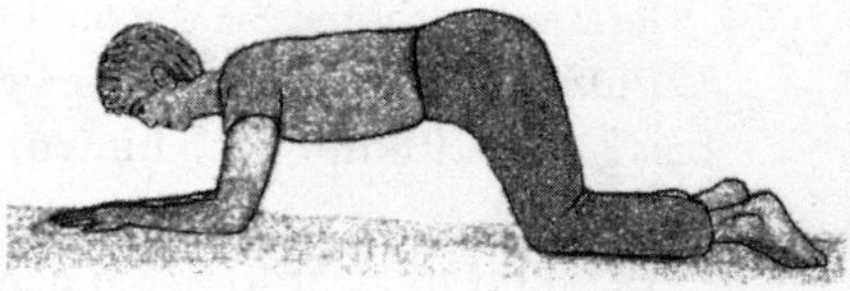

(6)

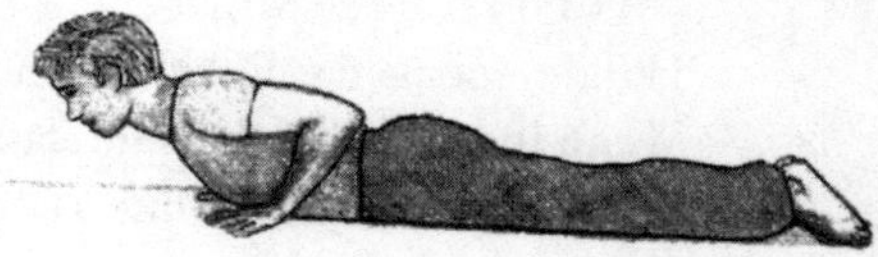

(7)

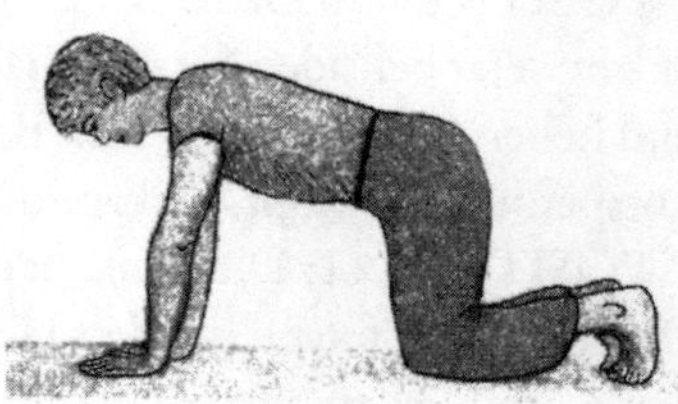

(8 A)

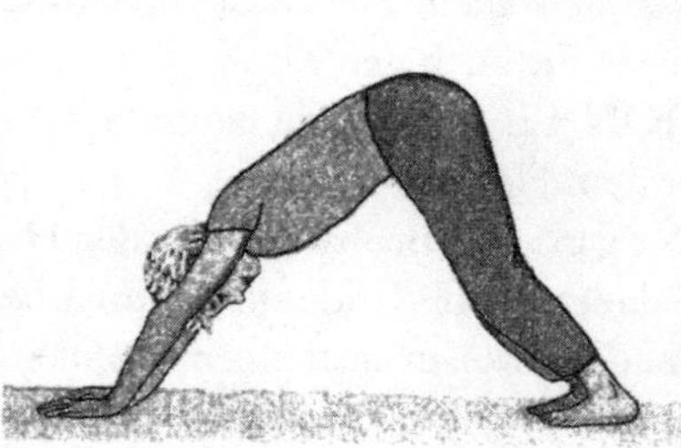

(8)

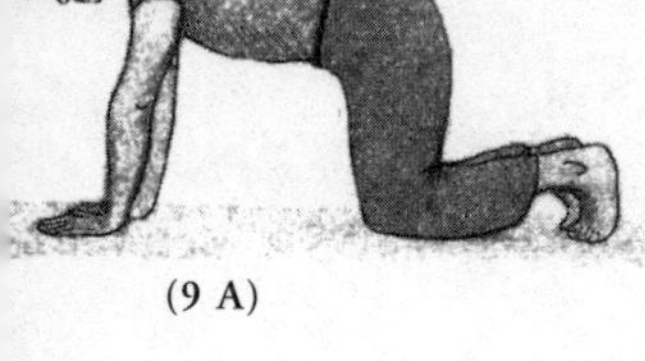

(9 A)

POSITION 6: Senken Sie die Knie langsam zum Boden ab, und rutschen Sie nach vorn. Dabei sinken Kinn und Brust auf den Boden. Das Becken bleibt ein wenig angehoben (wenn Ihnen das schwer fällt, legen Sie sich flach auf den Boden).

POSITION 7: Lassen Sie das Becken zum Boden sinken. Die Handflächen stützen sich unter den Schultern auf dem Boden ab, die Ellbogen liegen eng am Rumpf und zeigen nach oben. Strecken Sie sich mit dem Kopf, dem Hals und dem Brustkorb sanft nach oben. Die Ellbogen bleiben dabei leicht gebeugt eng am Körper. Stemmen Sie sich nicht mit den Armen hoch.

Jetzt wiederholen Sie die Stellungen in die andere Richtung.

POSITION 8 A: Stützen Sie sich auf die Hände und Füße, und schieben Sie den Rumpf nach hinten, bis Sie knien. (Sie können Position 8 auslassen.)

POSITION 8: Stützen Sie sich auf die Hände und Füße, und heben Sie das Gesäß hoch, sodass der Körper ein Dreieck bildet.

POSITION 9 A: Senken Sie das Gesäß ab, bis Sie wieder knien.

POSITION 9: Schieben Sie den linken Fuß nach vorn zwischen die Hände, sodass das linke Knie an der Brust liegt. Heben Sie den Kopf. Wenn Ihnen das schwer fällt, fassen Sie mit der linken Hand den linken Knöchel und schieben ihn nach vorn. Das rechte Bein bleibt mit dem Knie auf dem Boden.

POSITION 10: Schieben Sie den rechten Fuß nach vorn neben den linken. Jetzt befinden Sie sich in der Hocke. Strecken Sie nun die Beine, und heben Sie die Hände vom Boden. Die Knie bleiben leicht gebeugt. Entspannen Sie Kopf, Hals und Schultern.

POSITION 11: Die Arme hängen noch herab. Verschränken Sie die Daumen, und folgen Sie den Händen mit dem Blick. Strecken Sie die Arme, und heben Sie sie hoch bis an die Ohren. Richten Sie sich langsam auf, bis Sie stehen. Heben Sie die Arme weiter, bis sie senkrecht stehen. Heben Sie auch den Kopf.

POSITION 12: Senken Sie langsam die Arme, und falten Sie die Hände vor dem Herzchakra.

Stehen Sie ganz still. Beobachten Sie den Herzschlag und die Atmung. Wie lange dauert es, bis beide sich normalisieren? Mussten Sie sich bei den einzelnen Positionen anstrengen? Können Sie sich noch weiter strekken?

Entspannen Sie sich mit den Armen an den Seiten.

Sobald Sie diese Übungen mühelos bewältigen, können Sie sie zwei- oder dreimal wiederholen.

Übungen für die Augen

Setzen Sie sich aufrecht hin. Entfernen Sie Ihre Brille oder die Kontaktlinsen. Die folgende Übung dehnt die Augenmuskeln in alle Richtungen, ohne sie anzustrengen. Wenn einige Stellen ungewöhnlich stark verspannt sind, gehen Sie noch langsamer vor. Der Kopf bleibt ruhig, das Gesicht, die Schultern und der Hals sind entspannt. Nur die Augen bewegen sich. Atmen Sie ruhig und gleichmäßig.

DER GANZE KREIS IM UHRZEIGERSINN

Stellen Sie sich das Zifferblatt einer Uhr vor. Öffnen Sie die Augen, und schauen Sie hinauf zur Zwölf. Lassen Sie dann die Augen langsam kreisen: zur Eins, Zwei, Drei, Vier, Fünf, Sechs, Sieben bis zur Zwölf. Bewegen Sie die Augen flüssig im Uhrzeigersinn. Wenn die Augen eine Ziffer überspringen wollen (vor allem zwischen der Vier und der Sechs oder zwischen der Sechs und der Acht), atmen Sie tief und bewegen sie noch langsamer. Umkreisen Sie die Uhr mehrere Male. Jedes Mal, wenn Sie die Zwölf erreichen, schließen Sie die Augen und entspannen sie. Achten Sie darauf, wie die Augen sich anfühlen.

DER GANZE KREIS GEGEN DEN UHRZEIGERSINN

Stellen Sie sich das Zifferblatt einer Uhr vor. Öffnen Sie die Augen, und schauen Sie hinauf zur Zwölf. Lassen Sie dann die Augen langsam kreisen: zur Elf, Zehn, Neun und so weiter bis zur Zwölf. Bewegen Sie die Augen flüssig gegen den Uhrzeigersinn. Wenn die Augen eine Ziffer überspringen wollen (vor allem zwischen der Sechs und der Vier oder zwischen der Acht und der Sechs), atmen Sie tief und bewegen sie noch langsamer. Umkreisen Sie die Uhr mehrere Male. Jedes Mal, wenn Sie die Zwölf erreichen, schließen Sie die Augen und entspannen sie. Achten Sie darauf, wie die Augen sich anfühlen.

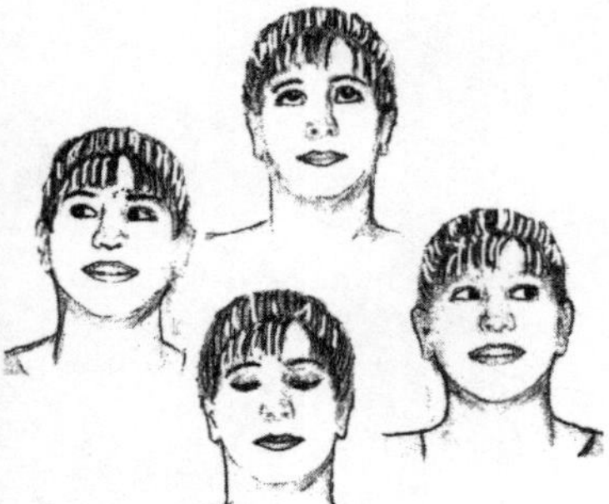

Spüren Sie einen Unterschied zwischen dem Kreis im Uhrzeigersinn und dem Kreis gegen den Uhrzeigersinn?

„Mitgefühl für mich selbst ist das stärkste aller Heilmittel." Theodore Isaac Rubin

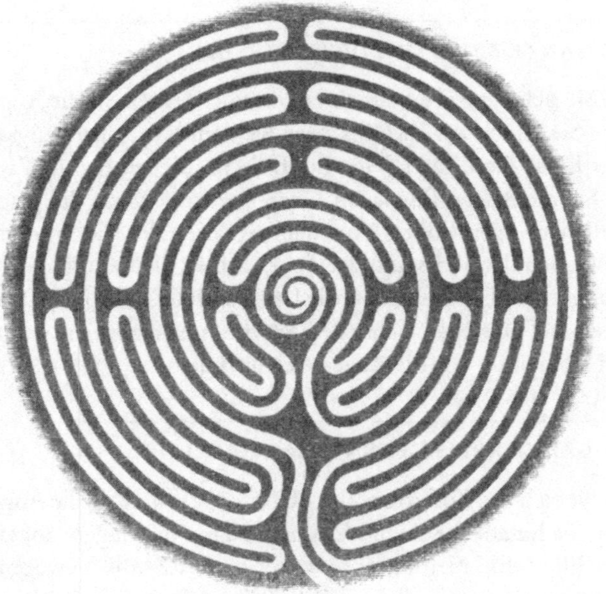

KAPITEL 7

Essen, um ganz zu werden

Timothy, ein Kriegsgefangener, der in Isolationshaft saß, bekam nur ein Glas Wasser und eine Scheibe Brot am Tag. Obwohl sein Körper hungerte, siechte vor allem seine Seele dahin. Wenn er seine magere Ration bekam, konnte er nur daran denken, sie mit anderen zu teilen – dieser Gedanke war seine einzige Freude. Er stellte sich vor, wie er die Brotscheibe in vier kleine Stücke schnitt und jeden Tag beim Frühsport drei dieser Stücke heimlich seinen Kameraden gab.

> „Der Mensch lebt nicht vom Brot allein, sondern von jeglichem Wort Gottes."
>
> Altes Testament

Sein hungriges Herz wurde warm und fühlte sich getröstet, wenn er nur an dieses Ritual dachte, das von Tag zu Tag riskanter wurde. Jedes Mal, wenn er Erfolg gehabt hatte, ging er dankbar in seine Zelle zurück und betete stumm. Langsam und bewusst verzehrte er das vierte Stückchen Brot, als sei es ein Festmahl. Er konnte seine drei „Gäste" fast berühren. So genoss er jeden Krümel, und sein Herz und seine Seele bekamen mehr Nahrung als sein Körper.

Als er aus dem Gefängnis befreit wurde, war er dünn und schwach, aber gesund. Im Gegensatz zu seinen Kameraden empfand er keinen Groll, weil der Geist der Dankbarkeit und der Gemeinschaft ihn erfüllte.

Ahimsa („Nicht-Schaden") ist die Grundlage der Yoga-Ernährung. Was wir essen und wie wir essen, sollte anderen möglichst wenig Leid zufügen.

Einmal sprach ich vor Herzkranken über diese Idee, und viele sahen mich verständnislos an. Sie aßen brav ihre fettarme Kost aus Gemüse, Getreide und Obst und dachten nur daran, wie sie ihre Arterien säubern konnten. Die vielen anderen Vorteile sahen sie nicht.

Schließlich hob eine sanfte Seele (mit Doktortitel) einen Finger. „Haben Sie eine Frage oder eine Anmerkung?", fragte ich hoffnungsvoll.

„Ich ernähre mich seit über einem Jahr vegetarisch, habe aber nie an Ahimsa gedacht. Jetzt frage ich mich, ob das der Grund ist, warum Schmetterlinge sich auf mir niederlassen."

Mit Tränen in die Augen sagte ich: „Ja, das könnte der Grund sein."

Wahres Ahimsa verlangt, dass wir keinem Wesen schaden, selbst wenn wir die Kraft hätten, es zu tun. Wir müssen alles Leben als heilig betrachten.

Eines Tages aß ich mittags ein Sandwich mit Gemüse. Neben mir saß ein Junge, der ein Sandwich mit Rindfleisch verspeiste. Er sah meinen Imbiss fragend an – was war der Unterschied? Das gleiche Brötchen, der gleiche Ketchup, die gleiche Tomate ... aber etwas war anders.

„Was ist das?", frage er nach langem Zögern.

„Das ist ein Sandwich mit Gemüse", sagte ich.

„Warum essen Sie das?"

„Weil ich keine Tiere töten will, um sie zu essen."

Er dachte lange nach und sprach dann folgende weise Worte: „Bestimmt haben alle Tiere Sie sehr lieb!"

Debra Kesten, eine Ernährungsberaterin und die Autorin der Bücher *Feeding the Body, Nourishing the Soul* und *The Healing Secrets of Food*, berichtet über die spirituelle Bedeutung der Nahrung in den meisten Kulturen.

Wenn wir unser Essen bewusst auswählen und zubereiten, gibt es uns Lebenskraft. Juden müssen Tiere ohne Gewalt schlachten und dabei beten; das verlangt ihr Gesetz über koscheres Essen. Jainas essen nur, was auf die Erde fällt; sie pflücken also keine Früchte vom Baum. Indianer sprechen zur Seele des Tieres, ehe sie es töten, und versprechen ihr, nichts zu vergeuden. Der Koran rät, nicht viele kleine Tiere, sondern ein großes Tier zu töten, damit viele Menschen von seinem Fleisch essen können; denn es ist besser, ein Leben zu nehmen als viele.

Tiere und alle anderen Wesen spüren es, wenn Sie Ahimsa befolgen. Behalten Sie diese Einstellung auch bei der Zubereitung bei. Was immer Sie essen, bleiben Sie im Herzen gewaltfrei.

Kesten erzählt eine herzerweichende Geschichte aus der jüdischen Überlieferung, die das Töten eines Tieres als heilige Handlung betrachtet.

Ein großer Rabbi, der das Schlachten von Tieren beaufsichtigt hatte, starb, und ein sanfter junger Rabbi war sein Nachfolger. Viele beobachteten seine erste Amtshandlung.

„Wie war er?", wollten die anderen wissen.

„Oh, sehr gut", lautete die Antwort.

„Hat er alles richtig gemacht?"

„Ja."

„Hat er die Gebete gesprochen?"

„Ja."

„Hat er das Messer geschärft?"

„Ja."

Hat er die Klinge befeuchtet?"

„Ja."

„Dann hat er also keinen Fehler gemacht?"

„Nun ja ..." sagte ein Mann zögernd. „Unser alter Rabbi weinte, wenn er das Messer befeuchtete."

Viele Menschen fragen sich, was in ihrem Essen enthalten ist, aber die wenigsten denken darüber nach, wie die Nahrung sie sonst noch beeinflusst. Bekannt ist nur, dass der Körper bestimmte Nährstoffe braucht, um gesund zu bleiben.

Wissenschaftler haben nachgewiesen, dass eine ballaststoffreiche, fettarme Kost Herzkrankheiten und Krebs verhindern und sogar heilen kann. Immer mehr Menschen begreifen, dass sie zuviel Fett, Zucker und Salz zu sich nehmen und dass die Nahrung mehr ist als eine Verbindung aus Eiweiß, Kohlenhydraten, Fett, Vitaminen und Mineralien. Wenn Sie wissen wollen, ob ein Nahrungsmittel gesund ist, sollten Sie überlegen, wie nahe es seinem natürlichen Zustand ist. Lesen Sie auch die Angaben auf dem Etikett. Wenn Sie dort Worte finden, die Sie nicht kennen oder nicht aussprechen können, *essen Sie das Produkt nicht.* Nahrhafte Speisen sind einfach und brauchen keine Zutaten. Es ist besser, wenn Sie nicht raten müssen, was Sie essen und welche Nebenwirkungen drohen.

Manchmal missachten wir unsere Erkenntnisse über gesundes Essen, weil wir auch unseren emotionalen Körper ernähren. Wenn das nicht gelingt, trösten wir uns mit Völlerei und „Leckerbissen", die viel Fett und Kalorien enthalten. Da wir hektisch leben, nehmen wir zu große Mahlzeiten unregelmäßig und unachtsam ein. Wir müssen uns fragen: Wie kann ich den Körper, die Seele und den Geist gesund ernähren?

Einmal machten wir ein Experiment mit den Teilnehmern eines Seminars. Jeder wurde gefragt, was er am liebsten zu Mittag essen würde, und alle Wünsche wurden, soweit möglich, reichlich erfüllt.

Nach dem üppigen Mahl teilten wir die Gruppe willkürlich in zwei Hälften, die wir in verschiedenen Räumen unterbrachten. Dort fanden sie Leckerbissen in Hülle und Fülle vor: Chips, Brezeln, Bonbons, Schokolade, Limonaden und Säfte. Ein Kindheitstraum ging in Erfüllung! Als die Teilnehmer an ihrem Tisch Platz genommen hatten, sprach zur ersten Gruppe ein lebhafter, geistreicher Redner über ein interessantes Thema. Die zweite Gruppe musste mit einem langweiligen Redner vorlieb nehmen, dessen Thema niemanden interessierte. Nach den Vorträgen prüften wir, wie viel die Leute verzehrt hatten.

Die erste Gruppe hatte die Speisen und Getränke kaum angerührt. Das Mittagessen hatte sie völlig satt gemacht, und der interessante Vortrag hatte auch den Geist befriedigt.

Die zweite Gruppe hatte alle Leckereien verspeist und teilweise sogar um Nachschlag gebeten. Auch diese Teilnehmer waren satt gewesen, aber der Vortrag hatte ihren Geist nicht gesättigt, und weil keine andere geistige Speise zur Verfügung stand, diente ihnen das materielle Essen als Ersatz.

Trotz aller Informationen über richtige Ernährung und trotz aller Ernährungsumstellungen fühlen sich viele Menschen nicht gesund und vital. Sind wir nicht nur, *was* wir essen, sondern auch *wie* wir essen?

Beim Frühstück lesen Sie in der Zeitung: „Der Dow Jones ist um zweihundert Punkte gefallen!" „Verbrecher nehmen Bankkunden als Geiseln." „Regen am Wochenende erwartet" (in Ihrem einzigen Urlaub). Und natürlich ist der Benzinpreis wieder einmal gestiegen.

Schmeckt Ihnen das Frühstück noch?

Mittags essen Sie im Schnellimbiss oder aus Zeitmangel gleich am Schreibtisch, vielleicht sogar im Auto auf dem Weg zu einem Termin – Sandwich in der einen, Handy in der anderen Hand.

In den Abendnachrichten sehen Sie einen Bericht über die Hungersnot in Afrika und über die Unruhen im Nahen Osten mit Bildern von ausgezehrten Kindern und Toten. Wie schmeckt Ihnen Ihr Lieblingsgericht?

Können wir unser Essen genießen, verdauen und verwerten, wenn wir mit den Gedanken ganz woanders sind? Der Mund kaut und der Rachen schluckt automatisch; aber wir denken an die Börse, an Krieg und Gewalt. Ist es da noch ein Wunder, dass so viele Menschen Medikamente für die Verdauung einnehmen?

Gehen Sie in eine Apotheke oder Drogerie. Sie sehen unzählige Tabletten und Tinkturen, die gegen Sodbrennen, Magenbeschwerden, Blähungen, Verstopfung oder Durchfall wirken sollen. Hinzu kommen Präparate gegen Schmerzen, deren Ursache schlechte Verdauung ist. Pharmakonzerne verdienen Milliarden mit unseren schlechten Essgewohnheiten. Leider bringen all diese Mittel nur vorübergehend Linderung. Wenn wir *gesund* werden wollen, müssen wir unsere Gewohnheiten ändern.

Wo beginnt die Verdauung? Im Magen? Im Mund? Sie beginnt schon, wenn wir ans Essen denken. Angenommen, Sie wählen im Restaurant ein herrliches Menü aus. Ihnen läuft „das Wasser im Mund zusammen", noch bevor das Essen serviert wird. Der Verdauungsprozess hat bereits begonnen – obwohl Ihnen der Kellner fünf Minuten später erklärt, dass Ihr Wunschgericht heute nicht erhältlich ist. Es fällt Ihnen schwer, etwas Neues zu bestellen, denn der Geist, der Mund und der Magen haben sich ja schon auf Ihre erste Wahl eingestellt! Obwohl der Mund dieses Menü nie geschmeckt hat, haben die Gedanken die Verdauung in Gang gesetzt.

Essen oder sprechen?

Haben Sie schon einmal an einem „Geschäftsessen“ teilgenommen? Das Thema ist schwierig, aber Sie essen weiter. Erst als die Gabel nichts mehr findet, merken Sie, dass der Teller leer ist – aber Sie können sich gar nicht daran erinnern, gegessen zu haben. Ihr Körper hat Nahrung bekommen, aber nahrhaft war sie nicht.

Als ich im Krankenhaus arbeitete, musste ich meine Kollegen immer wieder ermahnen, bewusst zu essen. Wir sollten immer nur eines tun, erklärte ich: entweder essen oder eine Besprechung abhalten. Wenn ich einmal keine Zeit hatte, an einer Besprechung um die Mittagszeit teilzunehmen, bekam ich scherzhafte Bemerkungen zu hören: „Wunderbar! Wenn du nicht dabei bist, können wir essen *und* reden!“ Ja, es ist nicht immer leicht, das Gewissen einer Gruppe zu sein.

Die magische Zutat ist Liebe

Es ist kein Wunder, dass heutzutage viele Menschen unter Essstörungen leiden. Ihnen fehlt eine Zutat, die weder in der Imbisskost noch in den Produkten der Reformhäuser enthalten ist: Liebe.

Warum haben Omas Kuchen so gut geschmeckt? Sie verwendete Zutaten, wie sie auch in anderen Backwaren enthalten sind: Weißmehl, weißen Zucker, echte Butter und echte Schokolade in ordentlichen Mengen. Das meiste davon war ungesund – aber wir waren glücklich und fühlten uns wohl, wenn wir die Kuchen aßen. Außer Zucker und Schokolade backte die Großmutter nämlich mit Liebe, der wichtigsten aller Zutaten. Wenn sie das Mehl abwog, dachte sie: *Meine süße Enkelin mag diesen Kuchen.* Und wenn sie die Schokolade einrührte, sah sie ihren Enkel vor Augen: *Von diesem Kuchen wird er groß und stark!* Erstaunlicherweise hatte sie recht. Schon wenn wir an der Haustür den Kuchenduft rochen, freuten sich Herz und Magen. Vielleicht riechen Sie manchmal etwas, was Sie an Omas Kuchen erinnert und ein Gefühl der Wärme und Liebe auslöst.

Oder war Ihnen als Kind unwohl, wenn Sie bestimmte Speisen aßen, etwa zu viele Pfannkuchen oder Krabbensalat, der möglicherweise nicht mehr ganz frisch war? Ihre Sinne warnten Sie: *Es sieht nicht gut aus, und es riecht nicht gut.* Trotzdem aßen Sie es. Aber hinterher waren Sie wochen- oder monatelang außerstande, diese Speisen zu essen, und selbst heute verziehen Sie das Gesicht, wenn Sie daran denken.

Vor einigen Jahren hatte ich ein Erlebnis mit getrockneten Äpfeln. Ich kaufte sie im Reformhaus, steckte sie in eine Plastiktüte und knabberte bei der Arbeit daran. Bald wurde ich sehr durstig. Ich trank ein Glas kühles, frisches Wasser, dann noch ein Glas. Danach aß ich wieder das Dörrobst. Nach einer Weile begann mein Bauch anzuschwellen wie bei einer Schwangeren im neunten Monat. Leider war mir keine leichte Geburt vergönnt. Es dauerte lange, bis ich die getrockneten Äpfel nicht mehr roch und schmeckte, und noch heute, nach dreißig Jahren, kann ich keinen getrockneten Apfel essen.

Wenn Sie das nächste Mal in ein Restaurant gehen, sollten Sie einen Blick in die Küche werfen, um festzustellen, in welcher Stimmung der Koch ist. Und wie steht es mit dem Kellner – ist er freundlich und fröhlich? All diese Schwingungen beeinflussen die Speisen und somit Ihren Körper und Ihre Gefühle. In Los Angeles gab es einmal ein Restaurant, dessen Chef jeden Morgen die körperliche und seelische Gesundheit seiner Mitarbeiter überprüfte. Wer keine Gnade vor ihm fand, durfte bei vollem Gehalt nach Hause gehen.

Einer meiner Freunde, der Yoga unterrichtete und einen vollen Terminkalender hatte, konnte vor seinem nächsten Kurs nicht mehr zu Mittag essen, da er noch eine Stunde fahren musste. Da kam ihm eine seiner Schülerinnen zu Hilfe. Sie schenkte ihm eine hübsch verpackte Schachtel mit selbst gebackenen Keksen. Er freute sich über das Geschenk und über das gute Timing. Auf der Fahrt zum nächsten Kurs verspeiste er das Gebäck, dessen Duft ihn auch noch auf der Heimfahrt begleitete.

Zu Hause begrüßte ihn seine Frau mit einer Umarmung – und er schrie sie an. Daraus entwickelte sich ein handfester Streit, und er verbrachte die Nacht auf dem Sofa. Am nächsten Morgen war der Ärger verpufft, und die beiden redeten über den vergangenen Abend. Was war geschehen? Sie hatten sich nur begrüßt, und sofort zu streiten begonnen – zum ersten Mal, seit sie sich kannten. Jetzt umarmten sie sich reumütig und gingen zur Arbeit.

Eine Woche später bedankte mein Freund sich noch einmal bei seiner Schülerin für die köstlichen Kekse. „Haben Sie Ihnen wirklich geschmeckt?“, fragte sie zögernd.

„Ja, sie waren großartig!“

Erleichtert sagte sie: „Ich war ein wenig besorgt, weil ich Streit mit meinem Mann hatte. Noch als die Kekse buken, schrieen wir uns an. Ich habe versucht, ihnen beim Einpacken gute Schwingungen mitzugeben.“

Das war also des Rätsels Lösung! Ohne die guten Schwingungen zum Schluss hätte mein Freund sich vielleicht tagelang mit seiner Frau gestritten.

Bewusste Zubereitung

Die Zubereitung und das Servieren eines Gerichts kann ein Akt der Liebe, ja sogar ein Gottesdienst sein.

Wenn wir verliebt sind oder für einen besonderen Menschen kochen, ist jeder Schritt wichtig für das Ganze. Wir wählen sorgfältig das Gemüse, die Nüsse und die Körner aus, stellen alles harmonisch zusammen und bereiten daraus eine delikate Mahlzeit. Jede Zutat trägt dazu bei, das Gericht wohlschmeckend und nahrhaft zu machen.

Es ist interessant, dass Speisen trotz gleicher Zutaten unterschiedlich schmecken, je nachdem, welcher Koch sie zubereitet. Das Schneiden, das Geschick und die Konzentration des Kochs sind unsichtbare Zutaten.

Als ich im Aschram lebte, merkten wir immer am Geschmack des Essens, ob die Köchin verliebt war. Wenn ja, schmeckte es besonders gut!

Drei Aspekte der Natur

Yoga lehrt, dass die ganze Natur, also auch das Essen, drei Aspekte hat, von denen einer dominiert. Diese drei *gunas* sind *sattva* (Ausgewogenheit), *rajas* (Überaktivität) und *tamas* (Trägheit). Die Welt und alles, was darin ist, bewegt sich ständig zwischen diesen drei hin und her. Man kann sie sich als Wippe vorstellen: An einem Ende ist Überaktivität, am anderen Ende Trägheit, und wenn der Balken gerade steht, herrscht Ausgewogenheit.

Der Sonnenaufgang und der Sonnenuntergang gelten in vielen Kulturen als günstige Zeiten für das Gebet und die Meditation. Während des Tages (*rajas*) ist das Licht stark, und wir sind nach außen gewandt und aktiv. Nachts (*tamas*) zieht das Licht sich zurück, und wir werden ruhig und passiv. Nur wenn der Tag in die Nacht oder die Nacht in den Tag übergeht, finden wir Ausgewogenheit (*sattva*) vor. Dieses Gleichgewicht der Natur wollen wir durch Essen und Trinken dem Geist und dem Körper vermitteln.

Sattva – Gleichgewicht

Ausgewogene Nahrung macht den Körper gesund und vital und ist dem Geist eine Freude. Solche Nahrung ist einfach, schmackhaft und möglichst naturbelassen. Wenn die Nahrung natürlich ist, essen wir weniger; dennoch wird der Körper satt und mit Nährstoffen versorgt, und der Geist empfindet Harmonie. Ausgewogenes Essen befriedigt unsere Bedürfnisse, nicht unsere Gier, und wir können aufhören, wenn wir genug haben, ohne uns einzureden: „Nur noch ein kleines Stück – es schmeckt so gut!" Ich erinnere mich an eine berühmte Chip-Werbung, die den Zuschauer einlud, nur einen einzigen Chip zu essen? Die Produzenten wussten genau, wie schwer es ist, nur *einen* Chip zu essen. Aber wenn Kartoffeln in dünne Scheiben geschnitten, in Öl frittiert und kräftig gesalzen werden, sind sie weit von ihrem natürlichen Zustand entfernt. Darum ist es kein Problem, die ganze Packung zu verspeisen. In moderaten Mengen sind Kartoffeln, Öl und Salz bekömmlich; aber in größeren Mengen sind sie nicht ausgewogen und schwer verdaulich.

Wie viele Äpfel können Sie essen? Einen oder zwei? Schneiden Sie die Äpfel in Stücke, streuen Sie viel Zimt, Gewürze und Zucker darauf, und backen Sie daraus einen Kuchen. Wie viele Äpfel können Sie jetzt essen?

Sattva-Speisen besitzen natürliche Vitalität. Ganze, nicht verarbeitete Nahrung kauen wir gründlicher, sodass der Körper mehr Verdauungssäfte und Enzyme produziert. Wenn das Essen in seine Bestandteile zerlegt wird, darf es keine Gifte abgeben. Kauen Sie Ihr Essen gründlich, ehe Sie es schlucken; dann ist es schon halb verdaut. Frische, ganze Nahrungsmittel kann der Körper vollständig verwerten, und er hat keine Mühe, unverdauliche Reste auszuscheiden.

Wenn Sie wissen wollen, wovon ich rede, machen Sie das folgende Experiment: Legen Sie eine ungeschälte Kartoffel und ein Ei hinten in den Kühlschrank, und holen Sie beides nach zehn Wochen heraus. Wenn Sie das Ei aufschlagen, riecht es faulig, und natürlich wächst daraus nie ein neues Ei. Die Kartoffel hat dagegen Wurzeln getrieben, und Sie können sie immer noch in die Erde pflanzen und nach einiger Zeit neue Kartoffeln ernten. Obwohl auch bei ihr der Verfall begonnen hat, bringt sie immer noch neues Leben hervor. Das ist *sattvische* Nahrung. Andere Beispiele für Sattva-Nahrungsmittel sind Obst, Gemüse, Getreide, Brot, Bohnen, Nüsse und Samenkerne.

Sattva finden wir aber auch in Getränken. Wasser ist lebenswichtig, und unser Körper besteht zum größten Teil aus Wasser. Aber die meisten Menschen trinken kein Wasser, sondern stattdessen Kaffee, Tee, Limonade und Alkohol. Wir können viele Beschwerden allein dadurch heilen, dass wir reines Wasser trinken.

Ein Arzt, mit dem ich befreundet bin, erinnert uns immer wieder daran, dass nicht unbedingt das Aspirin unsere Schmerzen lindert, sondern vielleicht das große Glas Wasser, mit dem wir es hinunterspülen.

Ein Hund und ein Mann wurden gewogen, und beide mussten sich eine Stunde lang auf dem Laufband plagen. Dann durften sie soviel Wasser trinken, wie sie wollten. Der Hund trank so viel, dass er wieder das gleiche Gewicht wie vor dem Versuch erreichte. Der Mann trank nur halb soviel. Offenbar spüren wir Menschen nicht mehr, was der Körper braucht.

Ausgewogenes Essen hält den Körper gesund und beruhigt den Geist.

Rajas – Anregung

Speisen, die uns zu stark stimulieren, lösen Unruhe, Krankheiten und Nervosität aus. Fleisch und Alkohol regen zunächst an und machen uns dann träge. Nach einigen alkoholischen Getränken sind Sie vielleicht die Seele der Party; aber wenn die Wirkung nachlässt, können Sie kaum noch den Kopf heben.

Die Nahrung liefert uns Energie und Wärme, entsprechend dem Klima, in dem wir leben. In einem heißen Klima bewegen wir uns langsamer, da wir uns sonst überhitzen und müde werden. Außerdem verderben Speisen in der Hitze schneller. Gewürze halten das Essen frisch und verhindern Erschöpfung durch Hitze, außerdem fördern sie die Schweißbildung, die den Körper kühlt. Die gleichen Nahrungsmittel können in einem kühlen Klima entwässern und übermäßig stimulieren.

Wenn wir bei kaltem Wetter zu viele Gewürze essen, wirken sie nicht mehr angenehm aufmunternd, sondern sie machen uns hektisch. Die Folgen sind Verdauungsstörungen und Launenhaftigkeit, weil der Körper zuviel Wärme erzeugt. In mäßigen Mengen regen Gewürze die Verdauung an und erfreuen den Gaumen.

Nahrungsmittel, die zu stark stimulieren, entfachen die Leidenschaft und machen uns unruhig. Als Nonne war ich mir dessen sehr wohl bewusst. Einmal besuchte ich Montreal und wurde in ein Karmeliterkloster eingeladen. Da die Karmeliter einem meditativen Orden angehören und meist schweigen, waren Gäste selten. Die Äbtissin erkundigte sich nach meiner Ernährung und wollte ein paar Rezepte haben. Überrascht fragte ich sie, ob die Nonnen sich ebenfalls vegetarisch ernährten. „Ja", sagte sie, „das tun die meisten kontemplativen Orden. Es macht den Geist ruhiger, sodass er besser meditieren und beten kann."

Ich freute mich darüber, dass auch andere Religionen zu diesen Erkenntnissen gekommen waren. Wenn die Erfahrungen gleich sind, dann sind die Schlussfolgerungen es ebenfalls.

Rajas-Nahrung sind zum Beispiel Kaffee und Schwarztee, die den Körper und den Geist nervös machen. Ist Ihnen aufgefallen, dass der Puls sich beschleunigt, wenn Sie Kaffee getrunken haben? Viele Menschen trinken Kaffee, um wach zu bleiben, etwa weil sie lernen oder nachts Auto fahren müssen.

Ich kannte einmal einen Mann, der sehr nett war, solange er keinen Schwarztee trank. Nach einer Tasse Tee wurde er sarkastisch, und wenn wir ihm erklären wollten, welchen Einfluss sein Verhalten auf andere hatte, reagierte er abwehrend und behauptete, das sei lächerlich. Manchmal merken wir nicht, wie unsere Worte und Taten sich auswirken, und es ist schwer zu glauben, dass eine Tasse Tee uns so verändern kann. Rajas macht den Körper und den Geist unruhig.

Tamas – Trägheit

Tamas-Speisen rauben dem Körper und dem Geist Energie. Solche Nahrungsmittel sind alt, kalt, zu stark vergoren, schimmelig oder überkocht. Tote und verdorbene Nahrungsmittel enthalten keine Lebenskraft. Die Suppe von der vorigen Woche, die Sie hinten im Kühlschrank gefunden haben, ist nicht mehr viel wert. Werfen Sie Speisen ohne Energie lieber weg, anstatt sie zu essen.

Nahrungsmittel verderben sogar im Kühlschrank, und in einem 37 °C warmen Körper zersetzen sie sich noch schneller.

Manche „Lebensmittel" enthalten derart wenig Nährstoffe, dass sie uns Energie rauben. Eine meiner Freundinnen machte ein Experiment mit einem abgepackten Kuchen, der weder nahrhaft noch schmackhaft ist. Zehn Monate bevor ich mit diesem Kapitel begann, kaufte sie eine Pakkung, öffnete sie und ließ sie in der Küche liegen. Der Kuchen weist heute noch kein Anzeichen von Verfall auf! Allerdings wird er bei feuchtem Wetter schwammig und bei trockenem Wetter hart. Jedes Mal, wenn ich meine Freundin besuche, erkundige ich mich nach dem Kuchen. Wollen Sie so etwas essen, um Körper und Geist zu ernähren? Wie dem auch sei – von diesen Kuchen werden jährlich mehrere Millionen verspeist.

Wenn wir zuviel essen, stumpfen wir ab – gegenüber der Familie, unseren Freunden und unserem Leben. Feiertage sind heutzutage Fresstage. Wir bereiten Speisen in riesigen Mengen zu und essen, soviel wir können. Dann warten wir ein paar Stunden und essen noch mehr. Wir werden müde und schlafen ein. Nach dem Aufwachen essen wir wieder. Und am nächsten Tag klagen wir: „Mir geht es schrecklich! Ich habe gestern zuviel gegessen." Essen Sie am nächsten Feiertag bewusst. Genießen Sie jeden Bissen, und seien Sie dankbar für die Fülle, die Ihnen gegeben wird.

In vielen Kulturen ist es verpönt, Speisen aufzuwärmen oder aufzukochen. Die Menschen wissen, dass dieses Essen seine Energie verloren hat, also *tamasisch* ist. Aber ist es nicht schade um die Reste vom Sonntag? Denken Sie an die Stapel von Hamburgern unter grellen, heißen Lampen. Wie viel Lebenskraft enthalten sie wohl nach mehreren Stunden oder Tagen? Glauben Sie wirklich, dass Sie damit einen Arbeitstag überstehen?

Ich esse gerne in Italien, weil es dort viele frische Nudeln, grüne Salate und Gemüsegerichte gibt. Als ich in diesem Land Yogakurse gab, wussten bald alle Kellner, dass mir Nudeln und frisches Gemüse am liebsten waren. Darum brachten sie mir Nudeln und Gemüse nicht als Beilagen, sondern als Hauptgericht. Italiener legen großen Wert darauf, dass Nudeln frisch gemacht, gekocht und heiß serviert werden, sodass sie schmackhaft und nahrhaft sind.

Eines Abends wartete ich geduldig auf meine Nudeln, als mir einfiel, dass ich etwas sehr Wertvolles in meinem Zimmer offen liegengelassen hatte. Ich wollte gerade gehen, da kamen die Nudeln – herrlich, frisch und verlockend. „Bitte pass auf, dass mir niemand die Nudeln wegnimmt", bat ich meinen Tischnachbarn. Dann eilte ich in mein Zimmer, versteckte meinen Schatz und war nach einer Minute wieder im Speisesaal – leider zu spät! Der Teller mit den leckeren Nudeln war fort. „Ich konnte nichts dagegen tun", sagte mein Wächter. „Der Kellner bestand darauf, dass du frische und dampfend heiße Nudeln bekommst. Sie sind eben dabei, neue für dich zu machen." Meine Geduld schwand, und mein Appetit nahm zu, während ich noch einmal wartete. Aber die Nudeln waren himmlisch!

Yoga lehrt, dass sich im Körper und im Geist Giftstoffe bilden können. Das sind unerwünschte Substanzen, die der Körper nicht als Brennstoff verwenden kann, zum Beispiel Milchsäure, Harnsäure oder zuviel Fett und Zucker. Diese Gifte rufen Beschwerden und schließlich Krankheiten hervor. Psychische Symptome sind Müdigkeit, Unruhe und Reizbarkeit. Wenn die Nahrung nicht vollständig verdaut oder aufgenommen wird, entstehen Gifte im Körper und im Geist.

Haben Sie schon einmal ein Geschenk bekommen, das Ihnen nicht gefiel, das Sie aber weder ablehnen noch wegwerfen konnten? Schließlich war es ein liebevolles Geschenk. Vielleicht haben Sie es in einem Schrank verstaut. Solche „Schränke" besitzt auch der Körper. Dort lagert er alles, was er nicht verwerten kann. Mit überflüssigem Fett und Cholesterin verputzt er die Wände der Arterien. Giftstoffe entsorgt er in den Gelenken. Leider werden die Arterien mit der Zeit verstopft, und die Gelenke schwellen an und schmerzen. Wenn wir leichtere, bekömmlichere Speisen zu uns nehmen, die wir verdauen und absorbieren können, braucht der Körper diese Müllhalden nicht mehr.

Tamasische Nahrungsmittel rauben uns Nährstoffe, anstatt uns welche zu geben.

Ein Atem und ein Gebet

Die drei Aspekte der Natur sind nicht nur in den Nahrungsmitteln erkennbar, sondern auch in unseren Essgewohnheiten. Wir können die meisten Speisen bekömmlicher machen, wenn wir sie segnen oder vor dem Mahl ein Dankgebet sprechen. Dieser Brauch hat sich über die Jahrtausende hinweg erhalten, in Hungersnöten wie an Festtagen. Ein Augenblick der Stille kann das Essen und seinen Geschmack transformieren und zu Ambrosia für die Seele machen.

Die meisten Traditionen empfehlen uns, zu beten, zu singen oder einen Moment still zu sein, um den Körper auf die Nahrung vorzubereiten. In Indien habe ich viele heilige Menschen getroffen. Manche lebten allein an heiligen Flüssen, in Wäldern oder im Gebirge; andere wohnten in einem Aschram. Einer dieser Lehrer war für mich ein großartiges Beispiel, das ich nie vergessen werde.

Wir saßen im Bus und verließen Rishikesh, die „Stadt der Heiligen", als sich eine Gruppe von Kindern versammelte und um Essen bettelte. An solche Szenen waren wir gewöhnt, und unser Herz hatte sich in diesem Land der Gegensätze verhärtet. In unseren Augen sahen die Kinder gut genährt aus (für indische Verhältnisse). Der Bus setzte sich in Bewegung. Dann sah ich *ihn*. Er stand ruhig ganz hinten in der Menge schreiender Kinder. Seine Augen funkelten wie Diamanten. Die Hände hatte er vor dem Herzen gefaltet. Das war eine grüßende Geste: *namaste*. Mit seinem stillen Blick bat er um Essen. Als meine Augen diesem Blick begegneten, wusste ich, dass ich ihm Nahrung für seinen physischen Körper geben musste. „Bitte halten Sie an", sagte ich zum Busfahrer. In meiner Reisetasche fand ich einige reife Bananen. Ich ging zur offenen Tür und reichte dem bescheidenen und doch mächtigen Mann meine kleine Gabe über das Meer der ausgestreckten Hände hinweg. Die Tür schloss sich, und der Bus begann zu fahren. Ich schaute zu, wie der Mann langsam und würdevoll eine Banane schälte. Er war offensichtlich hungrig; dennoch hielt er inne. Er legte die Hände segnend zusammen, sah mich aus tiefen, strahlenden Augen an und dankte mir für das schlichte Geschenk. Die reifen Bananen sahen aus wie Staubgefäße in der Mitte einer Blume, geformt von seinen Händen. Er hatte sich einen Augenblick Zeit genommen, bevor er aß, und darum hatte die Essenz der Früchte ihn gestärkt und mich gesegnet, noch bevor er mit dem Essen begonnen hatte. Das war eine unvergessliche Lektion für mich.

Wenn Sie sich an den Tisch setzen, nehmen Sie sich einen Moment Zeit, die Speisen zu würdigen. Denken Sie an die Menschen, die das Feld bestellt haben, an den Regen, der die Feldfrüchte bewässert hat. Atmen Sie tief ein, sammeln Sie sich, und seien Sie sich der Komplexität Ihres Körpers bewusst, der das Essen in Haut und Haare, Knochen und Muskeln, Gedanken und Liebe verwandelt. Denken Sie auch an die Energie, die Ihr Körper braucht, um die Speisen zu verdauen und zu absorbieren. Sprechen Sie ein Gebet oder ein Gedicht vor dem Mahl, oder seien Sie einen Moment still und lassen Sie Ihr Herz sprechen.

Wenn ich bei einem befreundeten Ehepaar eingeladen war, pflegten ihre Kinder vor dem Essen ein paar Minuten zu singen: „Segne, Vater, diese Speise, uns zur Kraft und dir zum Preise." Es war süß und einfach und lustig, und wir stimmten alle mit ein.

Ein Segen, den ich oft benutze, stammt aus der Yoga-Tradition:

Geliebte Mutter Natur, du bist bei uns in Gestalt unserer Nahrung. Du bist unendliche Fülle und die Wohltäterin aller Wesen. Gib uns Gesundheit und Kraft, Weisheit und klaren Blick, damit wir Frieden und Freude für immer finden. Möge das ganze Universum ewig mit Frieden und Freude, Liebe und Licht erfüllt sein.

Können Gebete und Meditation vor dem Essen wirklich die Verdauung beeinflussen? Mit dieser Frage hat sich sogar die moderne Wissenschaft befasst!

Forscher stellten zwei Gruppen zusammen. Die Mitglieder der ersten Gruppe meditierten vor der Mahlzeit fünf Minuten lang, die Mitglieder der zweiten Gruppe lösten fünf Minuten lang schwierige Rechenaufgaben. Man stellte fest, dass die Produktion von Alpha-Amylase (das ist ein Enzym im Speichel, das mit der Verdauung von Kohlenhydraten beginnt) bei der ersten Gruppe zugenommen und bei der zweiten um 22 Prozent abgenommen hatte!

Wenn Sie wenigstens eine Minute still sitzen, tun Sie etwas für die Gesundheit Ihres Körpers und für Ihren Seelenfrieden. Sie brauchen ein wenig Übergangszeit zwischen der Aktivität des Tages und dem Essen.

Beteiligen Sie alle Sinne

Wenn wir an Essen denken, ist vor allem der Geschmack wichtig. Aber an einer nahrhaften Mahlzeit sollten alle Sinne beteiligt sein.

Während meiner Seminare verteile ich drei oder vier verschiedene Nahrungsmittel an jeden Teilnehmer (mehr dazu am Ende dieses Kapitels). Dann führe ich sie durch die einzelnen Sinneswahrnehmungen, wobei der Geschmack zuletzt kommt. Die Teilnehmer sind erstaunt, wenn sie merken, dass die Ohren das Essen hören, während die Augen es sehen, die Nase es riecht und die Zunge es schmeckt.

In vielen Kulturen ist die Präsentation der Speisen äußerst wichtig. Wenn die Augen entzückt sind, freuen wir uns noch mehr auf den Geschmack. Das Aroma des Mahles lädt den Geruchssinn zum Mitmachen ein. Manche Leute hören es gern, wenn sie Popcorn oder Chips lautstark zermalmen; es trägt zum Gesamterlebnis bei.

Der Tastsinn spielt beim Essen die geringste Rolle. Wir fassen unser Essen nur selten an, außer in der Kindheit. Aber selbst Kinder werden ermahnt, wenn sie mit ihrem Essen herumspielen. Erwachsenen dürfen nur bestimmte Speisen „mit den Fingern essen“, zum Beispiel belegte Brote oder Chips. Es ist undenkbar, dass reife Erwachsene Kartoffelbrei oder Salat mit den Händen in den Mund führen.

Der Tastsinn ist mit dem Herzen verbunden, dessen liebevolle Energie in die Arme und Hände fließt. Das spüren wir deutlich, wenn jemand uns umarmt.

Ist Ihnen schon einmal aufgefallen, dass das Essen anders schmeckt, wenn es mit Maschinen zerkleinert und zubereitet wurde? Wenn Sie Gemüse selbst hacken, kann die Energie des Herzens hineinströmen, und das Essen behält seine Lebenskraft. Denken Sie an den wunderschönen Salat auf den Salattheken, der oft so fade schmeckt.

Der Geschmacksinn und die Sprache sind Funktionen desselben Organs. Die Zunge wird während des Tages stark beansprucht. Sie vermischt das Essen im Mund und hilft uns, Worte zu formen – aber sie sollte nicht beides zugleich erledigen. Haben Sie sich schon einmal beim Essen auf die Zunge gebissen? Wenn Sie sich beim Essen unterhalten, kann die Zunge keine ihrer beiden Aufgaben optimal erfüllen. Versuchen Sie, eine ganze Mahlzeit lang nicht zu sprechen, zu lesen oder fernzusehen. Konzentrieren Sie sich aufs Essen und seine sinnlichen Aspekte. Dadurch fördern Sie zudem die Verdauung.

Wenn ich in andere Länder reise, wundere ich mich immer wieder darüber, wie unterschiedlich die Essgewohnheiten sind. Die Gabel, die bei uns so wichtig ist, sieht im Grunde wie eine gefährliche Waffe aus – wehe wenn wir damit den Mund verfehlen! In manchen Ländern verwendet man Gabel und Messer gleichzeitig. In diesem Fall empfiehlt es sich erst recht, den Mund zu halten; denn wenn jemand mit Messer und Gabel in der Hand wütend wird ... Immerhin verlangen die guten Sitten, dass die Spitze der Gabel nach unten und die Schneide des Messers zum Benutzer zeigt – eine sehr praktische Sitte.

In Asien sind die Esswerkzeuge weniger gefährlich. Man holt sich die einzelnen Bissen mit zwei hölzernen Stäbchen, die manchmal stumpf, manchmal spitz sind. Oft essen alle Anwesenden aus einer Schüssel, indem sie mit den Stäbchen aufspießen, was sie haben wollen. Mit dem weichen, gerundeten, harmlosen Löffel füttern wir Babys, und in vielen Ländern benutzen auch Erwachsene nur dieses Werkzeug.

In Indien, im Nahen Osten und in anderen Ländern ist die Hand das gebräuchlichste Esswerkzeug, sogar wenn man Suppe isst. Es ist gar nicht so einfach, mit der Hand Suppe zu essen, darum ziehen viele es vor, die Tasse oder den Teller zum Mund zu führen. Wer mit der Hand isst, hat unmittelbaren Kontakt mit dem Essen; er kann die Beschaffenheit genießen und die Temperatur prüfen, ohne sich die Zunge zu verbrühen.

Im Westen werden solche Sitten allenfalls bei Kindern unter drei Jahren toleriert. Dennoch sollten wir den Tastsinn lebendig erhalten. Experimentieren Sie zu Hause damit. Stellen Sie fest, wie der Geschmack sich ändert, wenn Sie mit Messer und Gabel, Essstäbchen, einem Löffel oder den Händen essen.

Feine und teure Restaurants bemühen sich, alle Sinne zu stimulieren. Wenn wir eintreten, begrüßen uns gedämpftes Licht und Kerzen. Der Teppich ist weich, die Musik leise; die Stühle sind vornehm, überall sind Blumen zu sehen, und die Kristallgläser funkeln mit den silbernen Messern, Gabeln und Löffeln um die Wette. Köstliche Düfte dringen aus allen Richtungen in die Nase und kitzeln die Verdauungsorgane. Selbst die Speisekarte reizt uns mit exotischen, verführerisch beschriebenen Gerichten. Sogar ein schlichter Kopfsalat scheint dort etwas Einzigartiges zu sein. Lange bevor wir zu essen beginnen, haben wir ausgiebig Schönheit und Anmut genossen.

Das alles ist auch bei Ihnen zu Hause möglich. Sie können eine gewöhnliche Mahlzeit zu einem Fest machen. Wenn ich an die Sonntage in meiner Kindheit zurückdenke, sehe ich leinene Tischtücher, feines Porzellan und Kristall – und die ganze Familie am Tisch. Heute führen wir ein hektisches Leben und haben nicht einmal Zeit zum Kochen. Einer meiner eiligen Freunde wurde einmal gefragt, ob er koche. „Kochen kann ich nicht", erwiderte er, „aber ich kann sehr gut warm machen."

Mein Mann und ich legen immer ein Tischtuch auf und stellen Kerzen auf den Tisch. So wird selbst eine Schale Haferflocken oder ein Sushi zu einem besonderen Erlebnis. In manchen Gegenden Nordeuropas zünden die Leute sogar beim Frühstück Kerzen an.

Eines Abends hatte ich ein paar Freunde zum Essen eingeladen und ein einfaches Gericht zubereitet. Der Tisch war gedeckt, die Kerzen brannten, leise Musik erklang. Als das elektrische Licht ausging und nur noch die Kerzen leuchteten, stieß einer der Gäste einen lauten Seufzer aus – er löste sich von den Gedanken und Sorgen des Alltags und fühlte sich erfrischt, noch ehe er den ersten Bissen aß.

Selbst wenn Ihnen nichts an einem schönen Tischtuch und an feinem Geschirr liegt, sollten Sie darauf achten, dass der Platz, an dem Sie essen, friedliche Schwingungen ausstrahlt.

Fasten

In unserer Zeit der Essstörungen und übersprungenen Mahlzeiten gibt es viele Missverständnisse über das Fasten. Einst galt es als spirituelle Übung und körperliche Reinigung.

Die Naturheilkunde und spirituelle Traditionen lehren, unverdautes Essen und die daraus entstehenden Gifte seien die Ursachen der Krankheiten. Wenn wir fasten, steigt der Appetit, und der Körper verbrennt die unerwünschten Schlacken, sodass wir schneller gesund werden.

Sri Swami Sivananda, ein großer Yogameister und Arzt, wies oft darauf hin, dass wir Krankheiten vorbeugen können, wenn wir den Magen erst wieder füllen, nachdem er sich geleert hat.

In vielen Religionen dient das Fasten der Läuterung des Körpers und des Geistes. Wer fastet, spürt seine innere Tiefe und versteht die heiligen Gebete, die er spricht.

Während der katholischen Fastenzeit verzichten die Gläubigen auf bestimmte Speisen und Getränke, um mit diesem kleinen Opfer das große Opfer Christi zu feiern.

Moslems dürfen im Ramadan erst nach Sonnenuntergang essen, damit sie sich tagsüber auf ihre Gebete konzentrieren können.

Im Judentum ist Jom Kippur der Tag der Buße. An diesem Tag schließt das strenge Fasten sogar den Verzicht auf Wasser ein. Dieser heiligste Tag des Jahres ist ein Tag der Reinigung, der dem Neujahrstag folgt.

Auch Hinduisten und Buddhisten fasten vor und während der heiligen Feiertage, bei Vollmond und Neumond und vor Übergangsriten, um Körper, Seele und Geist zu reinigen.

An Feiertagen und am Sabbat versammeln sich die Menschen am Tisch und freuen sich über die Fülle, die sie haben. Manchmal steht das materielle Essen zu sehr im Mittelpunkt, und die spirituelle Nahrung wird vernachlässigt.

Beginnen Sie langsam mit dem Fasten. Viele Menschen sind von der Idee so begeistert, dass sie sofort lange fasten und unangenehme Erfahrungen machen. Denken Sie auch daran, viel Wasser zu trinken.

Für Anfänger genügen ein paar Stunden. Nehmen Sie Ihr Frühstück zu sich, und verzichten Sie auf das Mittagessen. Nutzen Sie die Zeit für Asanas und Atemübungen. Wenn Sie am Nachmittag hungrig werden, trinken Sie Kräutertee, Gemüsesaft oder Brühe. Genießen Sie dann ein bescheidenes Abendessen.

Wenn Sie damit keine Probleme haben, können Sie einen Schritt weiter gehen. Verzichten Sie auf das Abendessen, und nutzen Sie die Zeit für Yogaübungen. Essen Sie am nächsten Morgen Ihr übliches Frühstück. Sie haben dann etwa 18 Stunden gefastet. Das war gar nicht so schwer, weil Sie während dieser Zeit acht Stunden geschlafen haben.

Als nächstes beginnen Sie nach dem Mittagessen mit dem Fasten und essen erst wieder am Mittag des folgenden Tages, also knapp 24 Stunden später. Wenn Sie etwas für Ihre Gesundheit tun wollen, genügt es, einmal in der Woche oder einmal im Monat 24 Stunden lang zu fasten.

Sobald Sie daran gewöhnt sind, können Sie sich an längere Fastenkuren wagen.

Es ist sehr wichtig, dass Sie nach dem Fasten nicht zuviel essen. Wenn Ihnen das schwer fällt, haben Sie zu lange gefastet. Trinken Sie viel Wasser, um den Körper zu reinigen und damit Sie nicht austrocknen. Kauen Sie langsam, wenn Sie nach dem Fasten wieder essen, damit Sie merken, wann Sie genug haben. Es dauert etwa zwanzig Minuten, bis der Blutzuckerspiegel sich normalisiert und Sie das Gefühl haben, satt zu sein. Bevor es soweit ist, haben Sie vielleicht schon mehr gegessen, als Sie brauchen, manchmal sogar mehr, als Sie verdauen können. Ich hoffe, dass das Fasten Ihnen Freude macht. Nutzen Sie die Zeit gut, die Sie sparen, weil Sie nicht einkaufen, kochen, essen und verdauen müssen.

MEDITIEREN BEIM ESSEN

Es macht Spaß, die Sinne auf diese Weise zu reinigen und zu schärfen, sodass sie Ihre inneren und äußeren Erfahrungen widerspiegeln.

Wählen Sie anfangs nur Nahrungsmittel aus, die deutliche Empfindungen hervorrufen und die Augen, die Ohren, die Nase und den Tastsinn ansprechen. Später können Sie auch subtilere Nahrungsmittel benutzen.

Legen Sie Folgendes auf einen Teller, der vor Ihnen steht:
einen dicken, frischen Kräcker
ein Schnitz einer frisch geschälten Zitrone
eine Scheibe einer sehr reifen Banane

Betrachten Sie den Teller, und schließen Sie dann die Augen, damit die anderen Sinne zum Zuge kommen.
Nehmen Sie den Kräcker in die Hand. Wie fühlt er sich an? Ist er glatt oder rau?
Führen Sie ihn mit beiden Händen ans Ohr. Brechen Sie ihn durch. Wie hört sich das an?
Führen Sie ihn an die Nase. Ist sein Aroma stärker, wenn er gebrochen ist?
Legen Sie ihn an die Lippen. Wie fühlt er sich jetzt an?
Beißen Sie ein Stückchen davon ab, und lassen Sie es im Mund zergehen, ohne es zu kauen. Beobachten Sie, wie es sich auflöst. Kauen Sie

nur die Reste, und achten Sie darauf, wie das Schlucken sich anfühlt. Spüren Sie, wie der Kräcker im Magen ankommt?
Bleiben Sie eine Weile still sitzen, und beobachten Sie, wie Sie sich fühlen. Nehmen Sie dann die Zitrone in die Hand. Wie fühlt das Stück sich an? Ist es nass? Kühl? Wie unterscheidet sich der innere Teil von der Rinde?
Führen Sie die Zitrone an die Nase, und riechen Sie an ihr. Macht schon das Riechen den Mund wässerig?
Führen Sie das Stück an die Lippen, und reiben Sie es innen an der Unterlippe. Schieben Sie es in den Mund. Welcher Teil der Zunge schmeckt die Säure? Was ist es für ein Gefühl, den Saft zu schlucken? Spüren Sie, wie er im Magen ankommt?
Bleiben Sie eine Weile still sitzen, und beobachten Sie, wie Sie sich fühlen. Nehmen Sie dann die Banane in die Hand. Führen Sie sie an die Nase. Wie riecht sie?
Zerdrücken Sie die Bananenscheibe mit den Fingern. Wie fühlt sie sich an? Verziehen Sie das Gesicht, während Sie die Banane zerquetschen? Riechen Sie noch einmal daran. Riecht sie stärker als vorhin?
Nehmen Sie ein kleines Stück in den Mund. An welcher Stelle nehmen Sie den Geschmack wahr? Bewegen Sie das Stück mit der Zunge hin und her. Löst es sich auf, ohne dass Sie es kauen? Wie fühlt es sich an, wenn Sie es schlucken? Spüren Sie, wie es im Magen ankommt?
Bleiben Sie eine Weile still sitzen, und beobachten Sie, wie Sie sich fühlen. Denken Sie daran, wie unterschiedlich die einzelnen Nahrungsmittel aussahen, sich anfühlten, rochen, sich anhörten und schmeckten und wie Ihre Sinne jedes Mal anders reagierten.

Nach dieser Meditation essen Sie Ihr tägliches Brot hoffentlich mit neuer Achtsamkeit. Sie können diese Meditation in etwas anderer Form sogar während einer Mahlzeit fortsetzen. Wahrscheinlich essen Sie dann weniger und genießen die Speisen mehr!

„Der Himmel ist das tägliche Brot der Augen."

Ralph Waldo Emerson

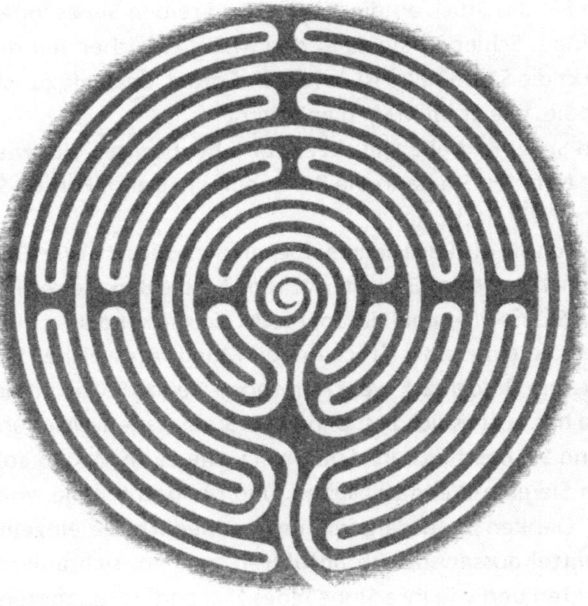

KAPITEL 8

Präludium zum Schlaf

Die Sterne am Firmament funkeln wie Diamanten. Die Sonne verschwindet hinter dem Horizont. Es ist Zeit, den Alltag hinter sich zu lassen und nach innen zu gehen.

> „Dass wir nicht viel kränker und verrückter werden, verdanken wir allein der seligsten und beseligendsten Gabe der Natur: dem Schlaf."
>
> Aldous Huxley

Es ist elf Uhr abends. Ein hektischer Tag geht zu Ende. Sie haben acht Stunden gearbeitet, kurz zu Mittag gegessen, mit einem Freund zu Abend gegessen, an einem Abendkurs teilgenommen, Ihre Post erledigt und alles für morgen vorbereitet. Erschöpft legen Sie sich ins Bett und wollen schlafen. Der Körper ist bereit, aber die Gedanken wirbeln immer noch – bis Sie endlich in einen unruhigen Schlaf fallen.

Mitten in der Nacht wachen Sie auf, und erneut beginnen Ihre Gedanken zu kreisen. Sie denken an die Arbeit, an die neuen Nachbarn, an Ihren Kurzvortrag morgen Vormittag und so weiter. Und mit jedem Gedanken entfernen Sie sich weiter von einem erholsamen Schlummer. Mit jedem Blick auf die Uhr machen Sie sich größere Sorgen: „Wie müde werde ich wohl morgen sein?" Dann dämmert der Morgen, und Ihnen ist zumute, als hätten Sie einen schweren Boxkampf hinter sich.

In unserem ersten Schlafzimmer waren wir alle zufrieden und haben gut geschlafen. Wir haben sogar fast immer geschlafen, während eine angenehm warme Flüssigkeit uns vor der Schwerkraft schützte. Unsere Welt war einfach, und alle Bedürfnisse wurden erfüllt, ohne dass wir etwas dafür tun mussten. Wundervolle Ruhe und Liebe waren unsere ständigen Begleiter. Doch eines Tages wurden wir in diese fremde Welt hinausgestoßen und müssen seitdem ihre Luft atmen. Gaia ist nicht so zärtlich zu uns wie der Mutterleib. Hier müssen wir atmen, essen und uns bewegen, wenn wir überleben wollen. Anfangs ist es schwer, sich dieser etwas feindseligen Atmosphäre anzupassen. Vielleicht schreien wir deshalb sofort nach unserem ersten Atemzug.

Dank des Schlafes bleiben wir mit unserer tiefen Quelle verbunden. Als Neugeborene schlafen wir fast ständig. Je besser wir uns an die physikalische Welt anpassen, desto weniger schlafen wir. Kinder brauchen etwa zwölf, Heranwachsende zehn und Erwachsene acht Stunden Schlaf. Alte Menschen schlafen kurz und unregelmäßig, und sie lösen allmählich das Band mit der Erde – es ist, als wollten sie ihre restlichen Tage besser nutzen. Nach dem letzten Atemzug setzen wir unsere Reise anderswo fort. Insgesamt verschlafen wir ein Drittel unseres Lebens.

Mehr als die Hälfte der Bevölkerung klagt über Schlafstörungen. Manche schlafen schwer ein, andere schlafen unruhig oder haben Albträume. Woran liegt das? Nun, wir dürfen uns zwar vieler materieller Vorteile erfreuen, aber wir leiden auch sehr unter Stress.

Den ganzen Tag lang sammeln wir Worte, Bilder und Laute. Und alles, was wir denken und tun, wird im materiellen und feinstofflichen Körper gespeichert. Was wir lesen, sehen, hören und essen, beeinflusst den Schlaf erheblich.

Sobald wir nachts eingeschlafen sind, beginnen der materielle und der feinstoffliche Körper mit einem Großreinemachen. Alles, was die Sinne tagsüber aufgenommen haben, wird sortiert und absorbiert, ausgeschieden oder gespeichert. Im Traum und im Tiefschlaf befreien Körper und Geist sich von überflüssigen Schlacken und Gedanken.

Dieser Vorgang ähnelt der Verdauung bei Wiederkäuern. Wenn eine Kuh Gras frisst, wandert dieses zunächst in einen von mehreren Mägen. Nicht alles, was sie gefressen hat, ist als Nahrung geeignet. Darum würgt sie es später wieder hoch und spuckt das Unerwünschte – zum Beispiel Äste und Steine – aus.

Die „Äste und Steine“ sind bei uns zuviel Zucker und Fett, aber auch Ängste und Sorgen. Wie wir sie im Schlaf verarbeiten, hängt davon ab, wie wir den Tag verbracht haben. Erst nach dem Sortieren und Absorbieren finden wir Ruhe.

Wenn wir zur falschen Zeit zuviel essen, haben wir nicht genug Zeit für die Reinigung, Reparatur und Verjüngung. Wenn Körper und Geist sich nicht *beide* auf das Essen konzentrieren, ist die Verdauung gestört. Die Arbeit, die nach dem Essen hätte erledigt werden sollen, wird aufgeschoben, und der Magen muss Überstunden machen, oft nachts.

Der Mensch lebt bekanntlich nicht vom Brot allein. Achten Sie darauf, was Sie beeinflusst und welche geistige Nahrung Sie sich vor dem Schlafengehen zuführen. Warum hatten Sie diesen verrückten Traum?

Ihre Lektüre beeinflusst Ihre Träume. Der Geist nimmt die Worte und Bilder auf, und vielleicht erwachen Sie manchmal und fühlen sich wie zerschlagen. Könnte der Roman die Ursache sein, den Sie gestern Abend gelesen haben? Am Abend, wenn alles still ist, versinken Sie in die Welt, die ein Buch schildert, und werden selbst zum Star der Handlung. Fördern die Bücher auf Ihrem Nachttisch einen friedlichen Schlaf, oder werden Sie den Spion die ganze Nacht lang jagen?

Kinder lieben Gutenachtgeschichten, in denen es oft um Helden geht, manchmal auch um hohe Ziele, die den kleinen Schläfer auf einer Wolke ins Traumland führen. Ich wundere mich allerdings darüber, dass manche Gebete und Gutenachtlieder einen Inhalt haben, der selbst Erwachsene erschrecken kann: „Wenn ich sterb vor dem Erwachen, wird Gott mich gleich zum Engel machen." Das sind keine erhebenden Gedanken vor dem Einschlafen.

Es gibt viele Bücher mit kurzen Geschichten, die inspirieren oder Spaß machen. Lesen Sie eine nette Geschichte, die Sie tröstet, optimistisch stimmt oder zum Schmunzeln bringt.

Der Geist spielt den ganzen Tag noch einmal durch. Immer mehr Leute haben ein Fernsehgerät im Schlafzimmer, und manche Apparate sind sogar mit einer Zeitschaltuhr versehen, sodass die Zuschauer mit Fernsehbildern im Kopf einschlafen. Oft sind die Tagesnachrichten das Letzte, was sie vor dem Schlaf sehen und hören. Wenn ich Patienten darauf aufmerksam mache, dass diese Unsitte ihren Schlaf stören kann, sind sie überrascht. Aber was auf den Bildschirm am Fuße unseres Bettes projiziert wird, kann auch Eingang in unsere Träume finden. Bilder und Töne von Kriegen und Verbrechen sind heute die Schlaflieder der Erwachsenen.

Man schätzt, dass Fernsehgeräte nach dem Abschalten noch drei Stunden lang Strahlung abgeben. Computer, Radios, Fernseher und Mikrowellenherde bombardieren uns ständig mit Strahlen aller Art. Im Schlafzimmer sollten wir von diesen störenden und mitunter gefährlichen Strahlen verschont bleiben.

Wenn Sie Ihr Fernsehgerät oder Ihren Computer aus Platzmangel im Schlafzimmer unterbringen müssen, sollten Sie es wenigstens abschirmen und vom Bett abwenden, bevor Sie schlafen gehen. Sie werden den Unterschied spüren.

Der Schlaf und die Träume sind Heiler auf der körperlichen, seelischen und geistigen Ebene.

Das Schlafzimmer

Auch die Lage und die Ausstattung des Schlafzimmers beeinflussen den Schlaf und entscheiden daher mit darüber, ob wir friedlich und fröhlich oder unruhig leben.

Das Schlafzimmer erleichtert den Übergang vom geschäftigen Tag in die ruhige Nacht. Ist Ihr Schlafzimmer ein friedlicher Ort, frei von Gerümpel? Helfen die Bilder und Farben Ihnen, nach innen zu gehen? Steht neben dem Bett ein Schreibtisch mit Aktenbergen, die Sie daran erinnern, wie viel noch zu tun ist? Wie werden Sie morgens geweckt, um den neuen Tag zu begrüßen? Steht auf dem Nachttisch ein Telefon, sodass Sie ständig mit Anrufen rechnen müssen?

Das subtile Gleichgewicht zwischen Schlaf und Wachzustand kann sich in der Ausstattung des Schlafzimmers widerspiegeln. *Alles* beeinflusst Ihren Schlaf und Ihre Träume; darum sollten Sie nur feierliche und sanfte Schwingungen einlassen. Im Rest des Hauses sind Ihre Sinne nach außen gerichtet; hier ziehen Sie sich zurück.

Wählen Sie Farben und Muster bewusst. Welche Bilder hängen an den Wänden? Wenn selbst die Augen nach innen schauen, werden taktile Wahrnehmungen wichtiger: Wir genießen den flauschigen Teppich unter den Füßen, die sauberen, kühlen Bettlaken im Sommer und die angenehm warmen Flanelltücher im Winter, das weiche Kissen, auf dem der Hals sich entspannen kann.

Einmal besuchte ich eine Freundin in einer fernen Stadt, und sie bestand darauf, dass ich die Nacht bei ihr blieb und das Schlafzimmer ihres Sohnes benutzte. Nach einem fröhlichen Tag und einem reichlichen Abendessen mit Nachtisch und Konversation zog ich mich mit halb geschlossenen Augen automatisch aus und kroch ins Bett. Es dauerte lange, bis ich einschlief, und plötzlich wachte ich auf. Die Bettlaken waren ein Chaos, das Kissen lag auf dem Fußboden. Ich blinzelte im Morgenlicht – und sah ein schreckliches, riesiges Ungeheuer mit blutigen, spitzen Zähnen über meinem Kopf schweben! Erschrocken wich ich zurück, und als ich den Blick abwandte, wurde ich zum intergalaktischen Raumfahrer. Rasch sprang ich aus dem Bett und entkam dem Monster nur mit knapper Not. Die aufgehängten Bilder und Figuren hatten meinen Schlaf und meine Träume beeinflusst.

Meine Freundin merkte mir die Müdigkeit an und entschuldigte sich für das wilde Schlafzimmer. Ich rieb mir die Augen, unterdrückte ein Gähnen und lächelte, während ich an meine eigenen Teenagerjahre dachte. Wie das Leben sich ändert! Eine ruhige Umgebung trägt zu einem ruhigen Schlaf und einem ruhigen Leben bei.

Schlafen Sie wie eine Königin

Benutzen Sie natürliche Stoffe im Schlafzimmer. Im Schlaf repariert und erneuert der Körper sich selbst. Er bildet neue Zellen, baut alte Zellen ab und absorbiert Nährstoffe. Außerdem verlieren wir im Schlaf etwa einen Liter Wasser. Weiche Bettwäsche aus Baumwolle nimmt diese Feuchtigkeit auf. Natürliche Fasern stärken zudem unsere Verbindung mit der ganzen Natur und fördern dadurch die Heilung des Körpers und des Geistes. Die Folge ist Ganzheit.

Eine meiner Freundinnen wollte sich verwöhnen und kaufte sehr teure Bettwäsche aus natürlichem Stoff. Als ihr Mann davon erfuhr, schimpfte er über diesen Luxus. Aber sie blieb bei ihrer Entscheidung, und ihre Worte klingen heute noch in meinen Ohren: „Ich arbeite jeden Tag wie ein Pferd. Aber nachts will ich wie eine Königin schlafen!"

Dunkelheit und Licht

Sonnenlicht und Dunkelheit sollten im Schlafzimmer ausgewogen sein. Wir schlafen tiefer und länger, wenn es dunkel ist. Es ist viel schwerer, an einem dunklen Wintermorgen aufzustehen, als an einem hellen Sommermorgen.

Leider wird es in unserer modernen Welt selten dunkel. Nur weit draußen auf dem Land können wir das unendliche Dach über unseren Köpfen wirklich bewundern. In der Stadt hindern uns unzählige Lichter daran. Benutzen Sie schwere Vorhänge oder Fensterläden, um sich vor dem Licht der Straßenlampen zu schützen, und wickeln Sie sich in den Mantel der Dunkelheit, um tief und erholsam zu schlafen.

Für einen tiefen und erholsamen Schlaf brauchen wir das Hormon Melatonin, das die Zirbeldrüse produziert – aber nur, wenn es dunkel ist.

Als ich in Italien ein Seminar hielt, wollten die Teilnehmer nach dem Mittagessen ihre gewohnte Siesta einlegen. Hinterher sprachen wir darüber, warum dieser gesunde Brauch allmählich verschwindet. Unser voller Terminkalender duldet keine „Zeitverschwendung", selbst wenn es sich um eine alte Tradition handelt. Ein Teilnehmer, ein Wissenschaftler, nannte uns gute Gründe, die für den Mittagsschlaf sprechen. Man hat festgestellt, dass Melatonin schon dann ins Blut fließt, wenn wir die Augen bei Dunkelheit schließen und uns für kurze Zeit dem Schlafzustand nähern. Daraus schöpfen wir Energie, die uns hilft, den Rest des Tages zu bewältigen.

Am Tag sollte jedoch Licht ins Schlafzimmer strömen. Öffnen Sie die Fenster ganz, und lüften Sie den Raum täglich. Sonnenschein und frische Luft entfernen Muffigkeit, Gerüche und unerwünschte Gedanken und Gefühle. Die Indianer haben einen aus Federn geflochtenen runden Fächer, den sie Traumfänger nennen. Damit fangen sie böse Träume und lassen sie erst am Morgen frei. Wenn Sie Ihr Zimmer lüften, vertreibt frische Energie alle schlechten Gedanken und Träume.

Als ich in Deutschland unterrichtete, lüfteten wir den Raum jedes Mal, wenn wir eine Pause einlegten, auch im Winter und bei Regenwetter. Alle Türen und Fenster wurden weit geöffnet, und wir atmeten tief. Das erfrischte den Körper und den Geist und machte uns wach für den folgenden Unterricht.

Alarm!

Sie haben Ihr schönes Heim verlassen, um an einen See zu fahren. Der Himmel ist klar, die Sonne wärmt die Haut, und die Luft duftet nach Blumen. Bienen tanzen über den Blüten. An Ihrem Lieblingsplatz angekommen, entspannen Sie sich. Auf einmal hören Sie einen schrecklichen, lauten Lärm. Sie fürchten sich. Und das Geräusch wird noch lauter! Sie wollen weglaufen, aber die Beine streiken. Was sollen Sie tun? Das Herz pocht laut, der Blutdruck steigt, die Pupillen weiten sich, und Blut strömt in die Arme und Beine. Jetzt sind Sie bereit, um Ihr Leben zu rennen.

Diese Reaktion hat Ihr Wecker ausgelöst. Die meisten Menschen wachen jeden Morgen auf diese gewaltsame Weise auf. Sie könnten ihren Stress wenigstens zum Teil abbauen, wenn sie den neuen Tag anders begrüßen würden.

Wie lautet der erste Gedanke, der Ihnen kommt, wenn Sie so aufgeweckt werden? „Oh, ...!" Füllen Sie die Lücke selbst aus. Wollen Sie den Tag wirklich mit diesem Wort und in diesem Ton beginnen?

Wir brauchen etwas, was uns an unsere Arbeit und Verantwortung erinnert. Müssten wir uns auf den eigenen Rhythmus verlassen, würden wir den Zug oder den ersten Termin verpassen. Vielleicht können Sie nicht auf den Wecker verzichten; aber Sie können aus einer Alarmsirene eine Weckuhr machen.

Es gibt heute so viele Möglichkeiten, zum Beispiel Radiowecker, die zur programmierten Zeit Ihren Lieblingssender einschalten. Achten Sie aber darauf, dass Sie einige Zeit vor oder nach den Nachrichten aufwachen, damit sie nicht im Halbschlaf hören: „Eine Bombe explodierte in ... 25 Menschen wurden getötet, 168 verletzt." Wenn Sie das hören, rufen Sie wohl kaum aus: „Ach, was für ein herrlicher Tag!"

Während einer Auslandsreise übernachteten mein Mann und ich in einem Schlafzimmer, dessen Besitzer ein Frühaufsteher war. Jeden Tag schaltete sich der Radiowecker zur gleichen Zeit ein. An unserem ersten Tag im neuen Land wurden wir morgens um vier Uhr von folgender Nachricht aus dem Schlaf gerissen: „Ein schweres Erdbeben hat Los Angeles und Umgebung erschüttert. Die Zahl der Toten und Verletzten ist noch nicht bekannt." Unsere Nerven standen unter Hochspannung. War jemand betroffen, den wir kannten? Die armen Leute! Beten wir für alle. Was wird aus unserem Flug nach Los Angeles? Noch ein Gebet für alle. Den ganzen Tag lang standen wir unter Schock. Das Erdbeben hatte auch uns erschüttert, Tausende von Meilen vom Epizentrum entfernt.

Lassen Sie sich lieber von sanfter Musik wecken. Haben Sie je am frühen Morgen oder auch nachmittags um zwei ein Lied gehört, das Ihnen nicht mehr aus dem Kopf ging? Die richtige Musik am Morgen macht Sie noch am Nachmittag fröhlich und zuversichtlich. Manche Radiowecker spielen zunächst ganz leise und holen Sie sacht aus Ihren Träumen. Dann hilft Ihnen ein etwas lauterer Ton, ganz wach zu werden. Es gibt sogar Uhren, die das Licht langsam heller machen, als krieche die Dämmerung durchs Fenster. Vielleicht fällt Ihnen das Aufstehen dadurch nicht leichter, aber es ist auf jeden Fall angenehmer. Fühlen Sie sich nicht viel besser, wenn Sie am Wochenende und im Urlaub behutsamer aufwachen und den natürlichen Rhythmus des Körpers respektieren?

In unseren Träumen befreien wir uns von Gefühlen und leben Phantasien aus, einerlei, ob wir uns daran erinnern oder nicht. Manche Träume würden wir lieber vergessen, andere sind uns teuer. Träume helfen uns, bei Tag den klaren Verstand zu bewahren. Im tiefen, erholsamen Schlaf sind wir mit unserer spirituellen Quelle verbunden.

Falsch verbunden!

Wenn Eindringlinge unsere Ruhe stören, fühlen wir uns nicht mehr sicher. Viele Menschen empfinden auch das Telefon als Eindringling. Das Schlafzimmer kann nur dann ein Heiligtum sein, wenn wir uns darin sicher fühlen. Wir alle kennen die Panik, die ein klingelndes Telefon auslösen kann. Die meisten nächtlichen Anrufe bringen keine guten Nachrichten.

Das Klingeln des Telefons ist für uns ein Alarmsignal. Warum lassen Sie sich von falsch verbundenen Anrufern belästigen? Schalten Sie die Klingel aus, wenn Sie das Telefon nicht unbedingt brauchen, etwa weil Ihre Eltern alt und krank sind oder weil Ihre halbwüchsigen Kinder abends zu lange weg bleiben. Ich bemühe mich zu Hause, unsere Nachtruhe zu schützen und schalte das Telefon zwischen neun Uhr abends und neun Uhr morgens ab, auch wenn wir nicht schlafen. Diese Zeit der Stille gibt uns Kraft für den neuen Tag.

Die fünf Körper im Schlaf

Wenn wir uns mit den feinstofflichen Körpern oder *maya koshas* beschäftigen (siehe Kapitel 3), erkennen wir, dass schlafen mehr bedeutet, als das Haupt auf ein weiches Kissen zu legen. Den tiefen und erquickenden Schlaf, den wir brauchen, um körperlich, seelisch und geistig gesund zu sein, finden wir nur, wenn wir die feinstofflichen Körper einbeziehen, zum Beispiel indem wir vor dem Schlafengehen einige Minuten opfern, um uns tief zu entspannen, Asanas und Atemübungen zu machen, zu visualisieren und zu meditieren.

Der materielle Körper oder *anna maya kosha* speichert Spannungen in den Zellen, Muskeln und Organen, und nachts versucht er, jeden Stress des Tages abzubauen. Wenn er sich entspannt, geben die Zellen, Muskeln und Organe *prana* frei, die Lebenskraft. Wir spüren die Entspanntheit des materiellen Körpers als Schwere und Losgelöstheit.

Haben Sie schon einmal einen ungewöhnlich langen Spaziergang gemacht oder viel Holz gehackt? Als Sie sich abends ins Bett fallen ließen, waren Sie so müde, dass Sie die Muskeln nicht mehr spürten. Der Körper versuchte in dieser Nacht, die überanstrengten Muskeln zu heilen – dennoch erwachten Sie mit Muskelkater oder gar mit Krämpfen, die von angesammelter Milchsäure ausgelöst wurden.

Wenn Sie die Verspannung und Steifheit *vor* dem Zubettgehen abbauen, kann das Blut frei durch den Körper fließen. Das Herz und die Atemorgane sind nicht mit dem Reinigungsprozess überlastet und arbeiten in geruhsamerem Tempo. Und wenn Sie aufwachen, bekräftigen Sie das Leben mit einem tiefen Atemzug. Beim Ausatmen lösen Sie sich von der Starre, die Sie daran hindert, zu lernen und zu wachsen.

TIPPS FÜR EINEN ERHOLSAMEN SCHLAF

Reinigung durch Wasser

Mit dieser Yogamethode können Sie den materiellen Körper reinigen, entspannen und vitalisieren *und* den Geist beruhigen. In Indien baden die Menschen in heiligen Flüssen und sprechen dabei Gebete und Mantras, um Probleme und schlechtes Karma loszuwerden.

Selbst wenn Sie nicht in der Nähe eines heiligen Flusses wohnen, können Sie diese Technik modifizieren und zu Hause anwenden. Bereiten Sie ein warmes Bad mit einem beruhigenden Duftöl (zum Beispiel Lavendel) vor. Wenn Sie lieber duschen, können Sie ein duftendes Shampoo verwenden. Zünden Sie ein paar Kerzen an, und hören Sie leise Musik. Entspannen Sie sich im warmen Wasser, und spülen Sie Ihre Verspannung in den Abfluss. So beruhigen Sie die Sinne, die während des Tages aktiv waren, und können sich nach innen wenden. Lösen Sie sich von allen störenden Gedanken. Denken Sie nicht mehr an Ihren geschäftigen Alltag. Jetzt dürfen Sie sich endlich ausruhen.

Einige sanfte Asanas nach dem wohltuenden Bad beseitigen die letzten Verspannungen aus dem materiellen Körper.

Asanas

ÜBUNG FÜR DEN HALS

Übungen für die Schultern und den Hals verbessern den Energiestrom zwischen Kopf und Herz (mehr darüber lesen Sie in Kapitel 6).

Setzen Sie sich bequem auf einen Stuhl, auf den Boden oder aufs Bett, und lockern Sie die Schultern und die Arme. Atmen Sie ein. Beugen Sie dann den Kopf vor, sodass das Kinn auf der Brust ruht, und atmen Sie dabei aus.

Atmen Sie normal, und entspannen Sie die Nackenmuskeln. Das Gewicht des Kopfes dehnt den Nacken.

Atmen Sie ein, und richten Sie den Kopf wieder auf. Entspannen Sie sich.

Atmen Sie ein. Führen Sie dann das rechte Ohr langsam zur Schulter, und atmen Sie dabei aus. Spüren Sie, wie die linke Seite des Halses sich streckt? Lassen Sie die Schultern entspannt, und atmen Sie normal. Atmen Sie ein, und richten Sie den Kopf auf. Atmen Sie aus, und entspannen Sie sich. Wiederholen Sie die Übung zur linken Seite.

Atmen Sie aus. Entspannen Sie sich.

Beobachten Sie, ob Gedanken und Gefühle des Tages aufsteigen, während Sie diese Übung machen. Vielleicht lösen sich Gedanken, die sonst im Hals gespeichert worden wären.

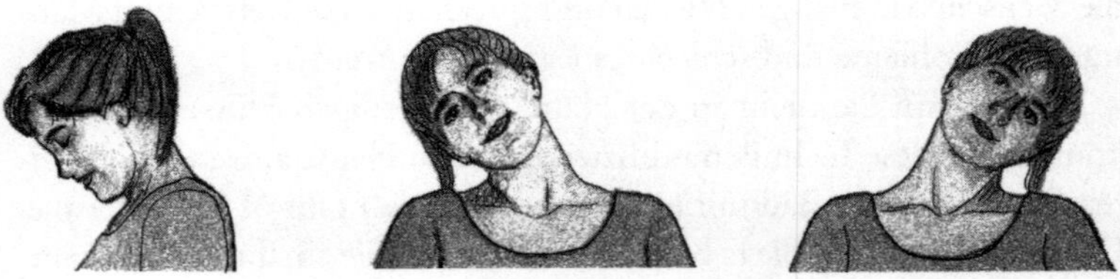

SCHULTERKREISEN

Lassen Sie die Arme locker hängen. Beginnen Sie mit langsamen, kreisförmigen Bewegungen der Schultern. Die Arme und Hände bleiben entspannt, sodass ihr Gewicht das Schulterkreisen unterstützt.

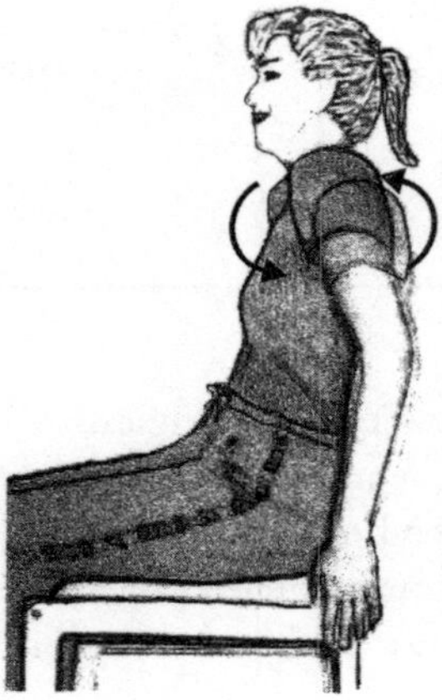

Atmen Sie gleichmäßig. Lassen Sie die Schultern noch langsamer kreisen, wenn sie eine empfindliche Stelle erreichen. Nach einigen Kreisbewegungen schütteln Sie die Arme sanft.

Wiederholen Sie die Übung in die andere Richtung.

Lächeln Sie, wenn Sie spüren, wie Sie entspannt werden und wie die Energie frei vom Herzen zum Kopf und umgekehrt fließt. Sie haben alle Lasten abgeworfen, die Sie den ganzen Tag mit sich herumgetragen haben.

VOLLE BEUGUNG NACH VORN

Diese Übung eignet sich hervorragend dafür, abends die Energie nach innen und nach oben zu leiten.

Setzen Sie sich auf den Boden oder aufs Bett, und strecken Sie die Arme. Die Knie bleiben leicht gebeugt, die Zehen zeigen nach oben.

Falten Sie die Hände vor dem Herzchakra, verschränken Sie die Daumen, und strecken Sie die Arme, während Sie einatmen. Strecken Sie sich nach oben, und heben Sie dabei den Kopf. Atmen Sie dann aus, und behalten Sie die Hände im Auge, während Sie sich über die gestreckten Beine beugen. Der Rücken bleibt gerade, denn Sie bewegen sich aus den Hüften. Packen Sie die Beine, und entspannen Sie Kopf, Hals und Schultern. Der Brustkorb bleibt gedehnt, die Augen schauen nach vorn. Leiten Sie Energie von außen nach innen.

Atmen Sie ein, verschränken Sie die Daumen, und strecken Sie die Arme nach vorn. Richten Sie sich langsam zum Sitz auf. Atmen Sie aus, und senken Sie dabei langsam die Arme, bis die Handflächen wieder vor dem Herzchakra gefaltet sind. Entspannen Sie sich völlig.

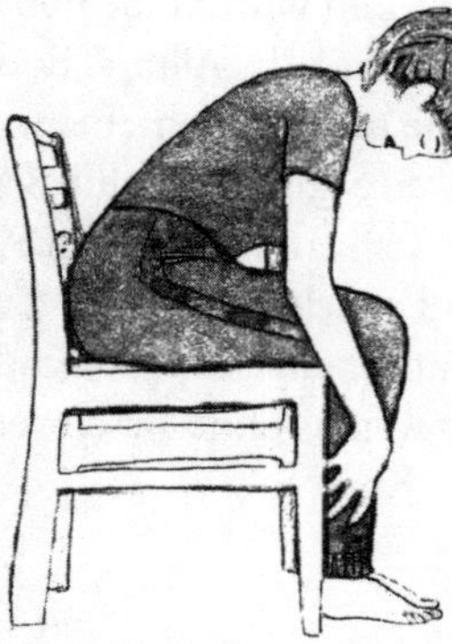

BEUGUNG NACH VORN AUF DEM STUHL

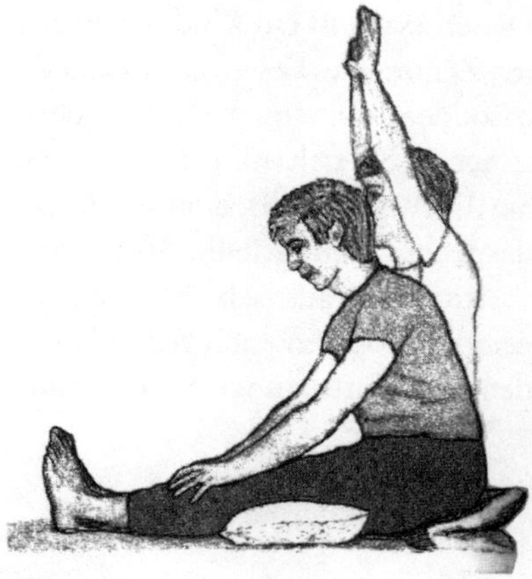

BEUGUNG NACH VORN AUF DEM BODEN

DAS KROKODIL

Diese Übung können Sie auf dem Boden oder im Bett machen, entweder kurz vor dem Schlafengehen, oder wenn Sie nachts aufwachen.

Legen Sie sich mit verschränkten Armen auf den Bauch. Der Kopf ist seitlich gedreht. Wenn es bequemer ist, legen Sie die Arme an die Seiten. Beobachten Sie, wie sich der Bauch im Rhythmus der Atmung hebt und senkt.

Spüren Sie, wie der Bauch Energie aus der Erde zieht, wenn er das Bett oder den Boden berührt? Bei jedem Einatmen strömt die beruhigende Energie der Erde in den Körper und in den Geist. Wenn Sie ausatmen, schicken Sie den Atem und alle belastenden Gedanken und Gefühle in die Erde zurück. Machen Sie weiter, solange Sie sich dabei wohl fühlen. Vielleicht schlafen Sie sogar ein.

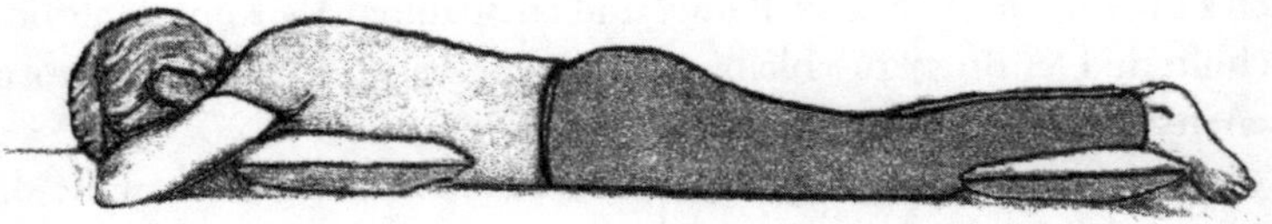

DAS YOGA-SIEGEL ODER YOGA-MUDRA

Dieses Asana ist ein Mudra, das Energie sammelt und sanft in die höheren Zentren des Bewusstseins leitet, weg von der Hektik des Alltags. Es ist besonders wirksam, wenn Sie sich so langsam wie möglich aufrichten.

Setzen Sie sich mit gekreuzten Beinen auf einen Stuhl, und schließen Sie die Augen. Führen Sie die Arme hinter den Rücken, und packen Sie das rechte Handgelenk. Atmen Sie tief ein, und strecken Sie sich.

Atmen Sie aus, schieben Sie das Kinn vor, und beugen Sie sich mit geradem Rücken nach vorn über die Beine, so weit es ohne Beschwerden geht. Entspannen Sie den Körper und den Kopf.

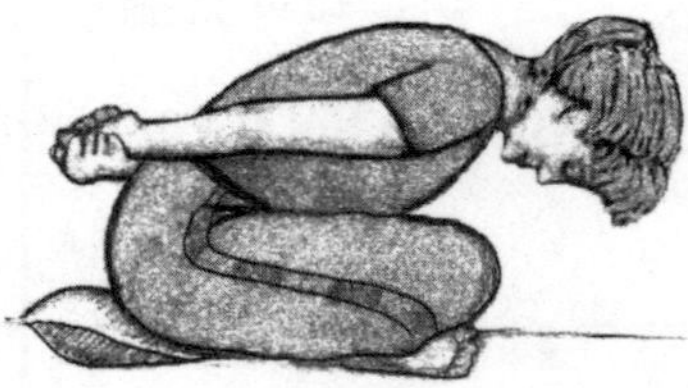

DAS SIEGEL AUF DEM BODEN

Atmen Sie tief ein, strecken Sie das Kinn vor, und heben Sie den Rumpf bei jedem Einatmen ein wenig weiter. Bei jedem Ausatmen sinken Sie wieder ein wenig zurück. Machen Sie weiter, bis Sie aufrecht sitzen.

Lassen Sie die Augen geschlossen, und legen Sie die Hände auf den Schoß. Bleiben Sie still sitzen, und genießen Sie die Wirkung des Yoga-Siegels und den inneren Frieden.

Nach dem Bad (der Reinigung) und nach den sanften Dehnübungen ziehen Körper und Geist sich weiter nach innen zurück. Der Energiekörper oder *prana maya kosha* kann sich jetzt frei bewegen, auch über die Grenzen des materiellen Körpers hinaus. Je flüssiger das Prana ist, desto entspannter ist der materielle Körper. Da Sie den Energiekörper jetzt nicht für komplexe Bewegungen benötigen, kann er die Zellen und Organe heilen und vitalisieren und sich dann ausruhen.

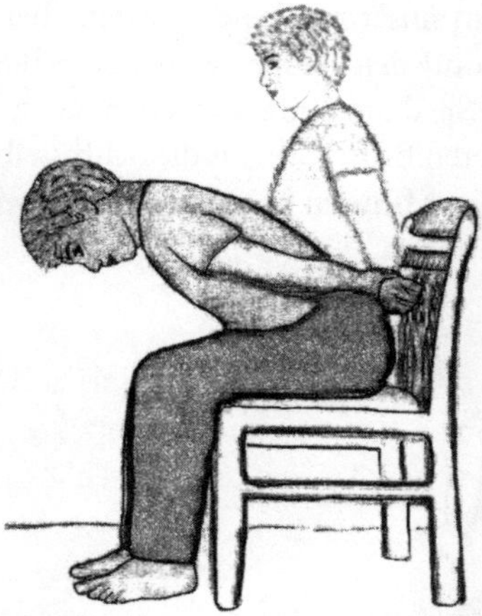

DAS SIEGEL AUF EINEM STUHL

Beobachten Sie, wie viel Energie Sie im täglichen Leben verbrauchen. Wie viel Energie vergeuden Sie mit unnötigen Bewegungen, unnötigem Essen, unnötigen Gefühlen? Sparen Sie bewusst Energie?

Die Atemübungen (*pranayama*) helfen Ihnen, genauer auf Ihren Energieverbrauch zu achten. Selbst die einfachsten Übungen harmonisieren die Energie, die den Körper, den Geist und die Gefühle befreit und den tiefen Schlaf begünstigt. Sogar ein kleines Kind ist körperlich schwer, wenn es schläft. Es ist völlig locker und kümmert sich nicht um die Probleme der Welt. Wenn Sie den Energiekörper entspannen, spüren Sie diese Schwere und können sich ebenfalls von der physikalischen Welt lösen.

DIE DREIFACHE ATMUNG

Beginnen Sie mit einer tiefen dreifachen Ausatmung durch die Nase, und ziehen Sie zum Schluss den Bauch ein. Atmen Sie dann ein, und dehnen Sie den Bauch, damit der untere Teil der Lungen sich füllt. Atmen Sie weiter ein, sodass der untere Brustkorb sich ausdehnt. Setzen Sie die Einatmung in den oberen Brustkorb fort, bis die Schlüsselbeine sich ein wenig heben. Beim Ausatmen leeren Sie den oberen Brustkorb, den unteren Brustkorb und den Bauch, wobei eine Bewegung in die andere übergeht. Atmen Sie dann ein, und weiten Sie den Bauch, den unteren, mittleren und oberen Brustkorb, bis die Schlüsselbeine sich leicht heben. Atmen Sie ein paar Minuten langsam und tief weiter.

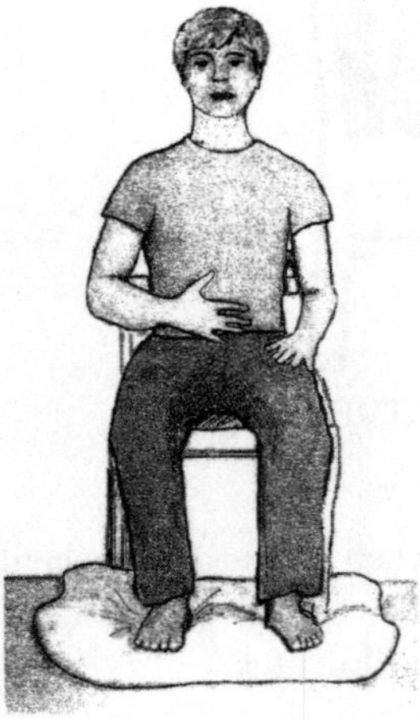

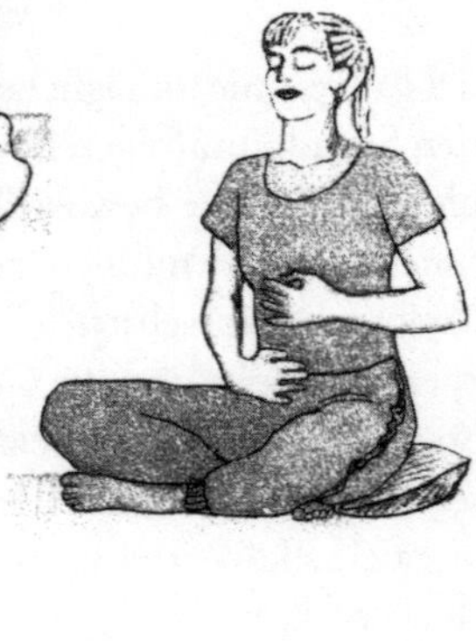

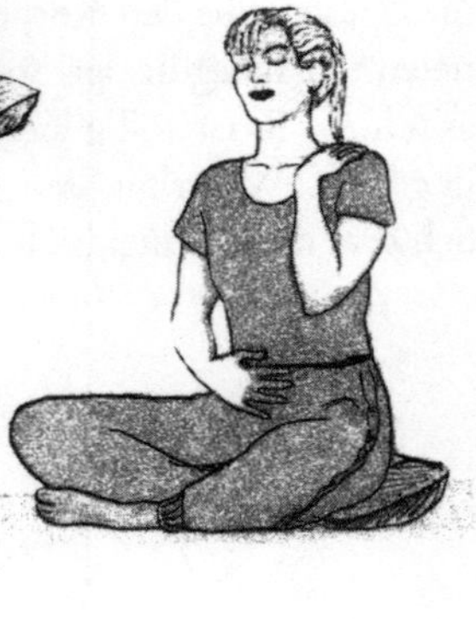

ATMEN DURCH EIN NASENLOCH

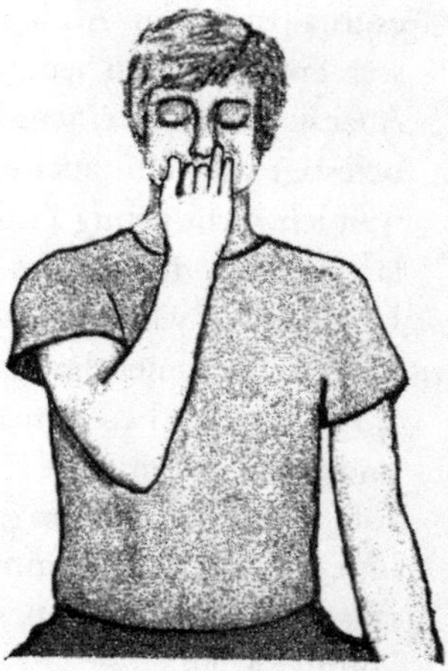

Um den Geist und die Gefühle noch mehr zu entspannen, machen Sie mit der dreifachen Atmung weiter. Atmen Sie ganz aus, schließen Sie das rechte Nasenloch mit dem Daumen, und atmen Sie langsam durch das linke ein.

Schließen Sie dann das linke Nasenloch mit dem Finger, und atmen Sie durch das rechte aus und ein. Schließen Sie nun wieder das rechte Nasenloch, und atmen Sie durch das linke aus. Machen Sie nach diesem Schema weiter – ausatmen, einatmen, Nasenloch wechseln; ausatmen, einatmen, wechseln. Atmen Sie störende Gedanken mit der Luft aus, und nehmen Sie beim Einatmen nur friedliche, den Schlaf fördernde Gedanken auf.

Beenden Sie die Übung, indem Sie durch das rechte Nasenloch ausatmen. Legen Sie die Hand auf den Schoß, und bleiben Sie mit geschlossenen Augen still sitzen. Beobachten Sie, wie ruhig die Atmung und der Geist geworden sind.

Wenn die Energie vom Körper befreit ist, können der Geist und die Sinne (*mano maya kosha*) diese Energie nutzen, um Gedanken zu ordnen und zu verarbeiten. Sobald Sie diese Gedanken loslassen, können Sie sich weiter von der materiellen Bewusstseinsebene zurückziehen.

John war so groß und schwer, dass er nicht bequem auf dem Fußboden liegen konnte. Wir mussten ihm mit mehreren Kissen helfen. Nach einiger Zeit konnte er sich entspannen. Er litt an Apnoe, das heißt, er hörte im Schlaf immer wieder auf zu atmen. Ein Teil seines Unbewussten stieg in unbekannte Tiefen hinab, und dabei stand die Atmung still. Ein anderer Teil seines Ichs weckte ihn dann auf, und er hatte Angst.

In solchen Fällen sind die ersten drei Stadien der Tiefenentspannung sehr hilfreich. Wenn wir den Atem bewusst lenken und beobachten, kann der Geist Unterbrechungen leichter verhindern.

Während ich unterrichtete, passte ein Teil meines Bewusstseins auf John auf. Eines Tages fiel mir auf, dass er sehr still und ruhig war – sonst war er immer sehr nervös gewesen. Ich setzte mich neben ihn und sah, dass er regelmäßig und friedlich atmete.

Als die anderen gegangen waren, kam er zu mir und sagte: „Ich hatte es total vergessen. Als ich sechs Jahre alt war, ging ich mit meinem besten Freund in den See zum Schwimmen. Wir waren gute Schwimmer. Aber er blieb mit einem Bein an einem Seil hängen, das an einer Boje befestigt war. Ich tauchte, um ihn zu befreien, musste aber aufgeben, weil ich nicht genug Luft hatte. Er ertrank, und ich nahm mir vor, so lange das Atemanhalten zu üben, bis ich sicher war, dass ein solches Unglück nie wieder geschehen würde. So wurde ich der beste Unterwasserschwimmer der Stadt.

Als ich mich heute entspannte, spürte ich, wie ich aufhörte zu atmen, und plötzlich erinnerte ich mich an den Tod meines Freundes. Ich hatte völlig vergessen, warum ich angefangen hatte, den Atem anzuhalten und unter Wasser zu schwimmen. Wenn ich im Schlaf zu atmen aufhöre, will ich mich wohl dafür bestrafen, dass ich meinen Freund nicht retten konnte. Mein guter Vorsatz hat sich gegen mich gewendet."

Als John lernte, regelmäßig zu atmen, stieg die Erinnerung nach 46 Jahren in ihm hoch. In dieser Nacht schlief er zum ersten Mal seit Jahren ruhig und tief.

Gehen Sie noch weiter nach innen, indem Sie Gedanken und Gefühle loslassen, auch das Bedauern darüber, dass Sie heute nicht getan haben, was Sie hätten tun *sollen*. Gehen Sie in Gedanken noch einmal durch den Tag, und lösen Sie sich von solchen Szenen. Wenn Ihre Gedanken auf ein bestimmtes Ereignis fixiert sind, überlegen Sie, ob Sie sich anders hätten verhalten können, und lassen dann los. Sie können auch eine Affirmation wiederholen, zum Beispiel: „Ich lasse diesen Tag los und falle in tiefen Schlaf, um Körper, Seele und Geist zu heilen und zu verjüngen."

Wenn der Geist einfach und frei wird, verspüren Sie Leichtigkeit und erheben sich über die materielle Welt.

Wir vereinigen den Körper, die Energie und den Geist, indem wir den sanften, heilenden Atem nutzen, um Gedanken und Gefühle aus den Zehen, Füßen, Beinen und Hüften zu lösen. Lockern Sie die Finger, Hände, Arme und Schultern. Entspannen Sie die Vorderseite des Körpers, die inneren Organe und den Rücken. Lächeln Sie. Beruhigen Sie den Geist mit friedlichen Gedanken oder Bildern. Singen Sie ein Schlaflied, beten Sie, oder sprechen Sie ein Mantra.

Wenn der Körper, die Energie und der Geist friedlich sind, erreichen Sie im Schlaf ein höheres Bewusstsein (den Geist der Weisheit oder *vijnana maya kosha*). Wenn Sie dort ruhen, können Sie das Wissen anzapfen, das Sie im Wachzustand kreativ und erfolgreich macht. Alles

Wissen kommt von dort, einerlei, ob es um Heilung, künstlerisches Schaffen oder das Bändigen des Geistes geht. Nachts können Sie diesen Hochleistungscomputer nutzen.

Jetzt ist es Zeit, sich auf das weiche Kissen zu legen und in den Traumzustand abzugleiten. Gönnen Sie sich diese dringend benötigte Ruhe. Stopfen Sie alle restlichen Gedanken an gestern, heute und morgen in eine Schublade. Beobachten Sie die Atmung, die langsamer und ruhiger wird. Lösen Sie sich dann von der Atmung, und schlafen Sie tief wie ein Kind.

Vielleicht gelingt es Ihnen, den Körper der Glückseligkeit, des Friedens und der Freude (*ananda maya kosha*) zu erreichen. Dann befinden Sie sich im Zentrum Ihres Seins. Dort ist die wahre Ruhe. Sie fühlen sich eins mit allem, während Sie in einen friedlichen Schlaf sinken, und Sie werden mit neuer Energie erwachen und sich auf den Tag freuen. Geben Sie allen, denen Sie begegnen, etwas von dieser Freude ab!

„Eines der größten Abenteuer, die es noch gibt, ist das Schlafengehen. Denn niemand kann uns unsere Träume nehmen."

E. V. Lucas

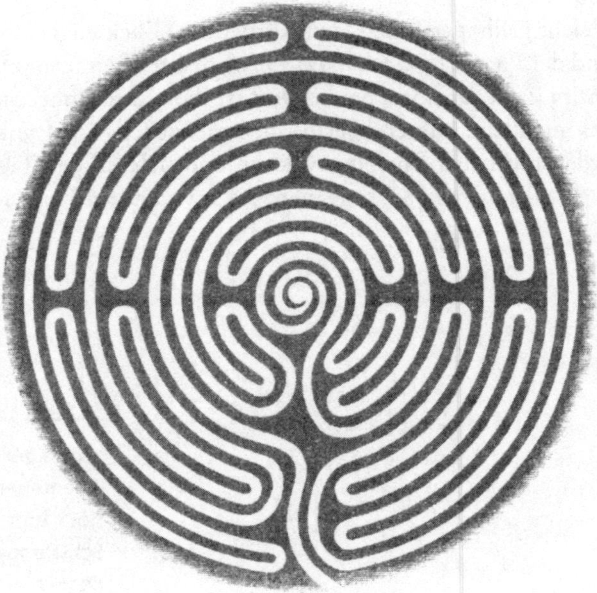

KAPITEL 9

Gute Ausreden, gute Lösungen

Ich hatte die Ehre, Menschen aller Art viele Jahre lang im Yoga unterrichten zu dürfen. Darunter waren auch Menschen mit lebensbedrohlichen Krankheiten. Ich wundere mich immer wieder darüber, wie viele Ausreden ich höre, wenn jemand *nicht* üben will. Oft wird der Yogaunterricht verordnet, weil andere Therapien gescheitert sind – und dennoch fehlt manchen das Interesse. (Ich rate Ihnen nicht, *anstelle* einer medizinischen Behandlung Yoga zu üben, es sei denn, Sie werden ärztlich überwacht und von einem ausgebildeten Yogalehrer betreut.)

> „Die Natur, die Zeit und die Geduld sind die drei großen Physiker."
>
> SPRICHWORT

Ich vergleiche meine Patienten oft mit einem insulinabhängigen Diabetiker. Er muss sich Insulin zuführen, um seine Krankheit in den Griff zu bekommen. Wenn Sie an einer körperlichen oder seelischen Krankheit leiden, müssen Sie sich Mühe geben. Wenn Sie das Glück haben, Yogaübungen zur Vorbeugung nutzen zu können, empfehle ich Ihnen, fleißig und regelmäßig zu üben, damit Sie Ihr Ziel erreichen.

Was brauchen Sie, um ganz zu werden? Konnten Sie beim Gang durchs Labyrinth Ihre Stärken und Schwächen erkennen? Auf welchen Teil Ihres Ichs haben Sie sich konzentriert, und welchen Teil haben Sie vernachlässigt? Beurteilen Sie die einzelnen Aspekte:

- die Interaktionen mit anderen Menschen und das Öffnen des Herzens,
- den Gebrauch des Geistes als Instrument, das uns hilft, positiv zu denken, uns weiter zu entwickeln und zu heilen,
- Zeiten der Ruhe und des Rückzugs nach innen, um unser ganzes Wesen mit neuer Energie zu erfüllen,
- den harmonischen Umgang mit unserer Energie und unserer Lebenskraft,
- das Gefühl des Friedens und der Sicherheit, das wir empfinden, wenn wir unsere Seele kennen,
- die Stärkung des Körpers von innen her,
- bewusstes Essen,
- Schlafen wie ein Kind, Aufwachen voller Freude.

Jetzt ist es Zeit, in die Tat umzusetzen, was Sie in diesem Buch gelesen haben. Vielleicht haben Sie bei der Lektüre ab und zu gedacht: „Ja, das wäre etwas für mich!" oder „Ach, könnte ich meine Wut doch so gut zügeln wie dieser Mann!"

Das Schwierigste an jedem guten Programm ist seine Umsetzung. Es ist wunderbar, wenn man liest, dass es vielen Menschen geholfen hat. Aber lässt es sich auch in *Ihrem* Leben anwenden? Gewiss, es hat andere von Herzkrankheiten, Krebs und chronischen Rückenschmerzen geheilt – aber kann es auch *Sie* heilen?

Das Beste ist, Sie probieren es aus! Meiner Erfahrung nach stellen sich die Ergebnisse um so schneller ein, je gründlicher Sie Ihr Leben ändern. Manche positiven Wirkungen sind subtil, und Sie merken zunächst nichts davon. Aber es macht Spaß, dieses Programm regelmäßig anzuwenden, und das verstärkt seine Wirkung. Tauchen Sie also hinein, solange Sie begeistert sind. Seien Sie mutig.

Es gibt aber noch einen etwas langsameren Weg, den Sie möglicherweise bequemer finden. Wählen Sie eine oder zwei Übungen aus, die Ihnen besonders erfolgversprechend erscheinen, und üben Sie einen Monat lang fleißig (soviel Zeit brauchen Sie mindestens, um die Wirkung zu beurteilen). Fügen Sie dann eine weitere Übung hinzu, die Ihnen weniger bequem vorkommt.

Angenommen, Sie haben beschlossen, sich einen Monat lang gesünder zu ernähren und Atemübungen zu machen. Jetzt fühlen Sie sich deutlich wohler. Es ist zwar schwierig, mit Freunden in einem Lokal zu essen, aber Sie sind kreativer und selbstsicherer geworden. Wie geht es nun weiter? Sie können zum Beispiel vor dem Essen eine Minute still sitzen, zunächst nur bei sich zu Hause. Sobald Sie die Wirkung *spüren*, tun Sie es auch in der Öffentlichkeit. Und wenn Sie diese Momente der Stille mit Tiefenatmung verbinden, schlagen Sie zwei Fliegen mit einer Klappe!

Stellen Sie sich die folgenden fünf Fragen, und schreiben Sie die Antworten auf, bevor Sie mit Ihrem Programm beginnen. Anfangs lohnt es sich, die Antworten täglich durchzulesen; nach einiger Zeit, wenn Sie die Wirkungen spüren, brauchen Sie das nur noch gelegentlich zu tun, wenn Sie Inspiration suchen.

1. Glaube ich daran, dass entspannende Yogaübungen für mich wichtig sind, damit ich Stress abbauen, Krankheiten verhindern und mein Leben ändern kann?
2. Welche Tageszeit ist für mich am günstigsten? Wie lange will ich üben? Was tue ich, um mich zu regelmäßigem, täglichem Üben zu ermuntern?

3. Welche Übungen will ich machen, und wie viel Zeit will ich für jede einzelne Übung aufwenden? Mache ich alle Übungen hintereinander, oder teile ich sie in zwei oder mehr Abschnitte auf?
4. Wo ist mein heiliger Platz, und wie soll er aussehen?
5. Wie integriere ich die Übungen in mein tägliches Leben?

Wenden wir uns nun den Ausreden zu, die ich am häufigsten höre. Es sind bei weitem nicht die kreativsten. Aber ich erwähne auch die Lösungsvorschläge, die ich am häufigsten unterbreite – vielleicht fallen Ihnen noch andere ein.

Gute Ausrede Nr. 1: „Ich habe keine Zeit", „Ich bin zu beschäftigt"

Diese Ausrede höre ich in neun von zehn Fällen. Manchmal kommt sie allein, manchmal in Verbindung mit weiteren Ausreden.

Es amüsiert mich immer wieder, wenn ein dynamischer, erfolgreicher Mensch mir schüchtern erklärt, warum er keine Zeit für seine eigene Heilung hat. Ich frage ihn dann: „Was kann wichtiger sein als Ihre Gesundheit und Ihr Wohlbefinden?"

Vor einigen Jahren, als ich noch im Aschram lebte, machte ich ein Experiment. Wir lebten in einem sehr kalten Klima, und jeden Winter holte sich die Grippe ein Opfer nach dem anderen. Mir fiel auf, dass jene Kranken, die sich unter einer dicken, warmen Decke ins Bett legten, ein gutes Buch lasen und Kräutertee tranken, nach drei Tagen besser aussahen als zuvor. Es war für sie eine gute Erholung!

Da ich nicht krank werden, sondern lieber vorbeugen wollte, hatte ich eine Idee. Ich kochte einen großen Topf Kräutertee, nahm ein gutes Buch und kroch unter meine flauschige Decke. Dann blieb ich drei Tage im Bett.

Anschließend stand ich frisch und munter auf – und schien von da an gegen die Grippe ebenso immun zu sein, als wäre ich krank gewesen.

Diese Erfahrung ermutigte mich, den Versuch im nächsten Jahr zu wiederholen. Auch diesmal wurde ich belohnt. Wenn ich mir Zeit nahm, um mich auszuruhen und zu verjüngen, wurde ich nicht krank. Wollen Sie dieses Experiment nicht ebenfalls machen?

Geld, Status, Macht, Ansehen und sogar das Glück schwinden dahin, wenn wir krank werden. Im Krankenhaus tragen Reiche und Arme, Große und Kleine die gleiche Kleidung und werden den gleichen Tests und Behandlungen unterzogen. Die Gesundheit ist eines unserer wichtigsten Güter. Es ist schwer, friedlich und glücklich zu sein, wenn wir krank sind.

Uns allen stehen täglich 24 Stunden zur Verfügung. Welchen Teil dieser Zeit wollen Sie für Ihre Gesundheit opfern? Ist es nicht an der Zeit, dass Sie neue Prioritäten setzen, als hinge Ihr Leben davon ab? Es hängt tatsächlich davon ab!

Eines Tages behauptete ein herzkranker Mann im mittleren Alter, er habe nicht die Zeit, um seinen Stress mit Yoga abzubauen. Ich stellte ihm folgende Aufgabe: „Zählen Sie alle Tage zusammen, die Sie brauchen, um zum Arzt zu gehen, sich untersuchen zu lassen, im Krankenhaus zu liegen und sich operieren zu lassen. Rechnen Sie die Genesungszeit im Krankenhaus und zu Hause dazu. Teilen Sie die Zahl durch 365. Wenn Sie diese Zeit für tägliche Yogaübungen nutzen, haben Sie die Chance, eine Operation zu vermeiden!"

Es ist bemerkenswert, wie viel Zeit wir uns nehmen, um krank zu sein. Und wenn wir krank sind, schlucken wir am liebsten eine Tablette und machen weiter. Aber die Krankheit ist ein Signal des Körpers, der uns ermahnen will, kürzer zu treten und uns zu entspannen.

Sie können sich auf einfache Weise an Ihre guten Vorsätze erinnern. Manche Leute schauen täglich zwanzig-, fünfzig- oder hundertmal auf die Uhr. Befestigen Sie einen Faden an Ihrer Armbanduhr, und atmen Sie jedes Mal, wenn Sie auf die Uhr sehen, einmal tief ein und aus, anstatt daran zu denken, wie spät es schon wieder ist. Das könnten hundert tiefe Atemzüge am Tag sein.

Schreiben Sie das Wort *Atmen!* auf selbstklebende Notizzettel, und befestigen Sie diese an strategisch günstigen Plätzen. Dann denken Sie an Ihre Atmung, wenn Sie ins Auto steigen, im Stau stehen oder am Telefon warten. Eine meiner Kolleginnen verwendet einen Bildschirmschoner mit dem Wort *Atmen!*, und jedes Mal, wenn sie den Computer benutzt, erinnert er sie an die tiefe Atmung. Auch Sie werden bald regelmäßig tief atmen und sich großartig fühlen!

Gute Ausrede Nr. 2: „Es macht mir keinen Spaß. Es langweilt mich."

Manchmal benehmen wir uns kindisch, wenn wir aufgefordert werden, etwas für unsere Gesundheit zu tun – nur weil die Ratschläge unbequem sind. Denken Sie einmal darüber nach, was Ihre bisherige Lebensweise Ihrer Gesundheit angetan hat!

Langeweile stellt sich ein, wenn wir Ergebnisse zu einem bestimmten Zeitpunkt erwarten. Aber die natürliche Heilung ist ein langsamer und stetiger Vorgang.

Oft werde ich gefragt, ob es einen „Ersatz“ gibt: „Wenn ich öfter spazieren gehe oder Gymnastik mache, brauche ich dann noch Yogaübungen?“ Bewegung ist wichtig für die Gesundheit, aber sie kann die Yogaübungen nicht ersetzen. Gehen Sie zuerst spazieren, und machen Sie dann Asanas, um abzukühlen und den Körper zu erfrischen.

„Wenn ich still sitze und die Zeitung lese, ist das nicht ebenso gut wie Meditieren? Es entspannt mich. Und ich meditiere nicht gern.“ Tiefe Entspannung ist nur möglich, wenn der Körper und der Geist still und friedlich sind.

Sie brauchen nicht lange zu meditieren. Legen Sie anfangs jede Stunde eine kurze Pause ein. Lauschen Sie Ihrem Herzschlag und der Atmung; atmen Sie tief, und lösen Sie sich von allem, was Sie nicht mehr brauchen.

Die meisten Menschen nehmen sich selbst und das Leben zu ernst. Aus der Ferne betrachtet, ist das Leben einfacher als unter der Lupe. Treten Sie also oft einen Schritt zurück, damit Sie sehen, wie lustig manche Situationen sind. Lächeln ist gut für die Gesundheit!

Stärken Sie Ihre Motivation. Spielen Sie leise, beruhigende Musik. Gehen Sie in einen Yogakurs. Variieren Sie Ihre Übungen, und fügen Sie Übungen hinzu, die Ihnen besonders gefallen.

Gute Ausrede Nr. 3: „Ich habe zu Hause keinen Platz“, „Ich bin viel unterwegs“, „Ich bin jeden Tag zehn Stunden im Büro“

Selbst ein kleiner Platz ist groß genug für Ihre Übungen. Wenn ich auf Reisen bin und in einem kleinen Zimmer wohne, setze ich mich auf einen Stuhl mit gerader Lehne oder aufs Bett und meditiere oder mache Asanas und Atemübungen. Wenn wir nach einem Vorwand suchen, Yogaübungen zu vermeiden, dann finden wir ihn immer.

Ein gutes, nahrhaftes Frühstück reicht nicht für den ganzen Tag. Darum essen wir auch mittags und abends. Das gleiche gilt auch für Yogaübungen. Wenn wir morgens ein paar Minuten üben und dann so weiterleben wie bisher, ist die Wirkung gering. Wir bleiben nur dann ruhig und entspannt, wenn wir den ganzen Tag über kleine Pausen einlegen und uns strecken, uns bewegen, tief atmen und visualisieren. Nur dann versinken wir nicht in der „wirklichen Welt“ mit ihren Sorgen, Emotionen und Spannungen. Machen Sie einige Übungen zur täglichen Routine. Dazu haben Sie immer Gelegenheit, einerlei, wo Sie sind:

• ***Sitzen Sie stundenlang am Computer oder im Auto? Stehen Sie im Stau?***
Legen Sie die Hände aufs Lenkrad oder auf den Schreibtisch. Atmen Sie ein, und beugen Sie sich vor wie bei der „Kobra". Machen Sie eine halbe Wirbelsäulendrehung. Fördern Sie den Energiestrom.

Auch im Auto, im Zug, im Bus und im Flugzeug können Sie tief atmen, sich strecken oder einfach still sein.

• ***Müssen Sie am Telefon warten?***
Legen Sie einen Notizblock und einen Bleistift bereit, und schreiben Sie aufmunternde Worte, Sätze oder Mantras auf, während Sie warten. Dann ärgern Sie sich nicht, sondern bleiben ruhig und gefasst.

• ***Warten Sie im Restaurant aufs Essen?***
Bewegen Sie Arme, Beine, Hals und Schultern, damit das Blut in die Verdauungsorgane strömt.

• ***Ärgern Sie sich über die Fernsehwerbung?***
Für einige Asanas eignet sich sogar der Sessel. Sie können sich zum Beispiel vorbeugen, um den Rücken zu strecken und zu entspannen.

• ***Stehen Sie in einer Warteschlange?***
Strecken Sie ein Bein nach hinten wie bei der „halben Heuschrecke". Wiederholen Sie die Übung mit dem anderen Bein, wenn Sie weitergehen.

• ***Arbeiten Sie am Schreibtisch?***
Bewegen Sie die Augen. Wenn Sie das jede Stunde eine Minute lang tun, haben Sie keine Augenschmerzen mehr.

Dank meiner Übungen fühle ich mich auch auf Reisen immer wie zu Hause – denn ich bin dort zu Hause, wo mein Herz und meine Seele wohnen.

Gute Ausrede Nr. 4: „Feiertage sind schwierig", „Wir haben Gäste in unserem kleinen Haus"

An Feiertagen lässt unsere Disziplin meist zu wünschen übrig, einerlei, ob es ums Essen, um die Bewegung oder um Yogaübungen geht. Wir müssen uns zusammenreißen, um trotz vieler anderer Aktivitäten unsere guten Vorsätze einzuhalten. Die meisten Freunde und Angehörigen haben Verständnis dafür, dass wir Zeit für uns selbst brauchen, und sie ermutigen uns sogar dazu. Wer es nicht versteht, wird vielleicht durch unser gutes Beispiel angespornt.

Vor einigen Jahren lebte ich in New York und hatte einen vollen Terminkalender, sodass mir zwischen den Kursen nur wenig Zeit zum Ausruhen blieb. Nach einem Workshop am Samstag lud mich eine Freundin zum Essen ein. Da ich am nächsten Tag viele Termine hatte, wusste ich, dass eine lange Nachtruhe für mein Wohlbefinden besser war. Mit großem Verständnis für die Gefühle meiner Freundin, die auch am Workshop teilgenommen hatte, sagte ich: „Es tut mir sehr leid, dass ich nein sagen muss. Ich weiß, du hast alles vorbereitet und Gäste eingeladen. Aber ich bin sehr müde und muss mich unbedingt ausruhen. Ich hoffe, du verstehst mich."

Als ich die Tränen in ihren Augen sah, hätte ich fast nachgegeben. Aber dann sagte sie: „Was du sagst, ist für mich eine wichtigere Lektion als der ganze Workshop. Es bedeutet mir viel, dass du tust, was du lehrst. Ich danke dir, und wünsche dir viel Ruhe und Frieden. Wir sehen uns morgen!" Was wir tun, ist oft eine bessere Lehre als das, was wir sagen.

Gute Ausrede Nr. 5: „Ich bin zu müde oder zu gestresst"

Das ist eine lustige Ausrede. Sind Sie wirklich zu müde, um etwas zu tun, was die Müdigkeit vertreibt? Warum sind Sie überhaupt müde? Arbeiten oder *tun* Sie zuviel? Wenn ja, sollten Sie weniger tun. Setzen Sie sich vernünftige Tagesziele. Tun Sie weniger, und Sie sind weniger gestresst.

Ron Gross, mein Schwiegervater, hatte Probleme mit dem Herzen. Darum nahm er an unserem Programm für Herzpatienten teil. Er hatte keine Lust, noch kränker zu werden, und wollte seine Genesung mit Yogaübungen fördern. Und was er sich in den Kopf gesetzt hat, das tut er auch. Er übt voller Hingabe. Einmal unterhielt er sich mit einem anderen Teilnehmer, einem vielbeschäftigten Geschäftsmann, der angeblich morgens keine Zeit hatte, um eine Stunde lang die Übungen zu machen, die wir den Herzkranken empfahlen. Ron lächelte, denn er hatte vor einem Jahr ähnlich gedacht.

„Schau mal", sagte er, „wenn du morgens ins Büro gehst, ist die Arbeit dann fertig, die du deiner Sekretärin am Abend zuvor gegeben hast?"

„Nein", sagte der Mann.

„Na, dann geh doch erst um zehn ins Büro und nutze die Stunde für deine Übungen. Und wenn du im Büro bist, ist alles für dich bereit."

Meiner Meinung nach war das ein guter Rat. Die Yogaübungen sollten in Ihrem Leben einen wichtigen Platz einnehmen.

Sind Sie müde, weil Sie sich zu wenig bewegen? Das Blut und die Muskeln brauchen Bewegung. Bewegung ist Leben. Machen Sie die Dehnübungen und die Asanas; sie können den Körper verjüngen. Gehen Sie jeden Tag spazieren. Parken Sie Ihr Auto einige Straßen vom Büro entfernt, und gehen Sie den restlichen Weg. Sie können sich auch dann Bewegung verschaffen, wenn Sie meist sitzen.

Schlafen Sie schlecht? Machen Sie sich nachts Sorgen? Entspannen Sie sich tief vor dem Schlafengehen oder wenn Sie nachts aufwachen. Lösen Sie sich bewusst vom Alltag, ehe Sie ins Bett gehen.

Visualisieren Sie, um Sorgen zu vertreiben. Stellen Sie sich vor, dass die Besprechung ein Erfolg wird, dass Sie befördert werden oder dass Sie den wichtigen Kunden gewinnen. Malen Sie sich ein friedliches Leben aus. Denken Sie an das, was Sie schon haben – es ist sehr viel!

Ich hoffe, diese Anregungen helfen Ihnen, Yoga in Ihr Leben zu integrieren, damit Sie mehr Freude daran haben. Regelmäßiges Üben ist sehr wichtig; es ist die Wurzel des Baumes. Machen Sie diese Wurzel stark und tief.

Sie sind der Chefkoch. Ich habe Ihnen alle Zutaten genannt; jetzt ist es Ihre Aufgabe, sie zu mischen und daraus eine köstliche, allein auf Sie abgestimmte Lebensweise zu bereiten.

Gestalten Sie Ihre Zukunft, indem Sie nach Gesundheit und Wohlbefinden streben. Bringen Sie Frieden und dynamische Stille in Ihr Leben, damit Sie mit neuen Herausforderungen fertig werden. Dann haben Sie mehr Energie für das, was Ihnen wichtig ist und Ihnen Freude macht.

Dann entdecken Sie die Mitte Ihres Wesens und finden dort Wahrheit, Licht und Liebe jenseits der alltäglichen Gedanken und Gefühle. Wenn Sie diesen Platz in Ihrem Inneren erreichen, finden Sie ihn auch in anderen Menschen. Dann strahlen Sie Freude aus, die jeden einschließt, dem Sie begegnen.

„Wenn neue Ideen den Geist größer gemacht haben, kehrt er nie zu seinen ursprünglichen Grenzen zurück." Oliver Wendell Holmes

Register

H

I

J

K

T

U

V

W

Y

Über die Autorin

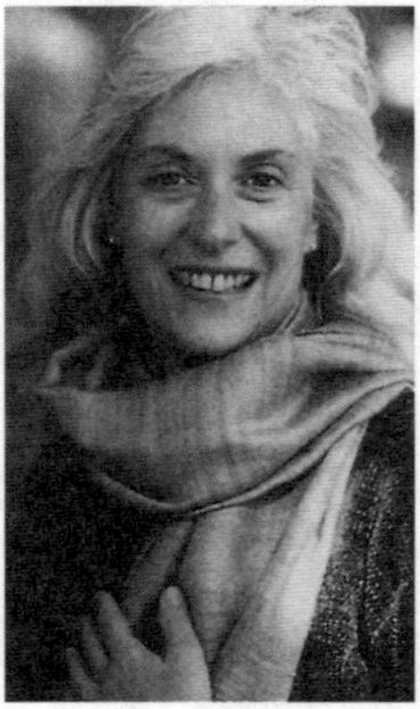

NISCHALA JOY DEVI ist international bekannt und lehrt seit über 25 Jahren alle Aspekte des Yoga und der Meditation. Sie unterrichtet die zeitlosen Lehren des Yoga auf eine praktische und gleichzeitig motivierende und inspirierende Weise. Ihre dynamische Art und ihre tiefe Überzeugung begeistern alle, die sie kennen.

Nischala wird in die ganze Welt eingeladen, um Seminare, Vorträge und Workshops über Yoga, Heilung und Stressabbau zu halten. Sie verbringt jedes Jahr einige Zeit in Europa und hilft den unterschiedlichsten Menschen, ihre eigene Heilkraft zu entwickeln. Die Yoga-Vereinigungen in Deutschland, Belgien, Großbritannien und Italien schätzen sie als Lehrerin. Auf der ersten internationalen Yoga-Konferenz in Moskau und auf dem Kongress „Vereinigt die Staaten Amerikas durch Yoga" in Costa Rica war sie eine der wichtigsten Rednerinnen und Lehrerinnen.

Nischala hat das Ausbildungsprogramm für Lehrer des integralen Yoga mit entwickelt und war seine wichtigste Lehrerin. Sie hat Yogalehrer in den USA, Europa, Kanada und Australien ausgebildet, insgesamt mehr als 800 Lehrer auf der ganzen Welt.

Bevor sie sich mit Yoga befasste, arbeitete sie fünfzehn Jahre lang in der traditionellen Medizin. Aber sie vermisste die spirituelle Komponente. Ihre Suche führte sie auf viele Wege, bis sie Yoga entdeckte. Achtzehn Jahre lang war sie Nonne und begann, die uralte Weisheit des Yoga mit einigen Methoden der modernen Medizin zu verschmelzen. Die erstaunlichen Erfolge veranlassten sie, mit Menschen zu arbeiten, die an lebensbedrohlichen Krankheiten litten, vor allem an Krebs und Herzkrankheiten.

Im Jahr 1985 war sie Mitbegründerin des preisgekrönten Commonweal-Krebshilfeprogramms in Kalifornien.

Nischala Devi war eine der ersten Mitarbeiterinnen der Studie über Lebensweise und Herzgesundheit, die Dr. Dean Ornish später zu seinem Programm für Herzkranke inspirierte. Im Rahmen der anschließenden klinische Studie war Nischala zuständig für Stressabbau und für die Ausbildung von Yogalehrern. Sieben Jahre lang unterrichtete sie außerdem Yoga während der Wochenkurse des Ornish-Programms.

Heute ist Nischala Beraterin des internationalen Verbandes der Yogatherapeuten und des Satyam-Vidya-Zentrums für integrale Studien in Gloucestershire, England.

Ihre Arbeit mit Menschen, die lebensbedrohlich erkrankt sind, wird von der Hale-Stiftung und von der Rockefeller-Stiftung unterstützt.

Außerdem produziert sie die Audiokassettenserie „Abundant Well-Being". Die Kassetten *Relax, Move & Heal* (über Bewegung und Entspannung), *Deep Relaxation* und *Sojourn to Healing* (über Visualisieren) und *Dynamic Stillness* (über Meditation) sind Teil des Ornish-Programms und des Commweal-Programms und werden von vielen Menschen benutzt, die gesund werden oder sich wohler fühlen wollen. Dank dieser Kassetten können Menschen auf der ganzen Welt von ihren heilenden und stresslindernden Übungen profitieren.

Ihre Arbeit mit Schwerkranken hat sie bewogen, *Yoga of the Heart* zu entwickeln, ein Ausbildungsprogramm für Yogalehrer, das die alten Lehren des Yoga für Herzkranke nutzbar macht.

Ihre realistische Einstellung und ihre Offenheit für die Probleme unserer Zeit haben es ihr ermöglicht, Spiritualität mit der modernen Welt zu verbinden und Menschen aller Art und in allen Ländern anzusprechen. Dank dieses Talents gelingt es ihr, die Grenzen einzelner Traditionen und Methoden zu überschreiten und die Herzen der Menschen zu erreichen.

Nischala Joy Devi
P. O. Box 346
Fairfax, CA 94978-0346
USA
Telefon/Fax: +415-459-5336
E-Mail: nd@abundantwellbeing.com
Internet: abundantwellbeing.com

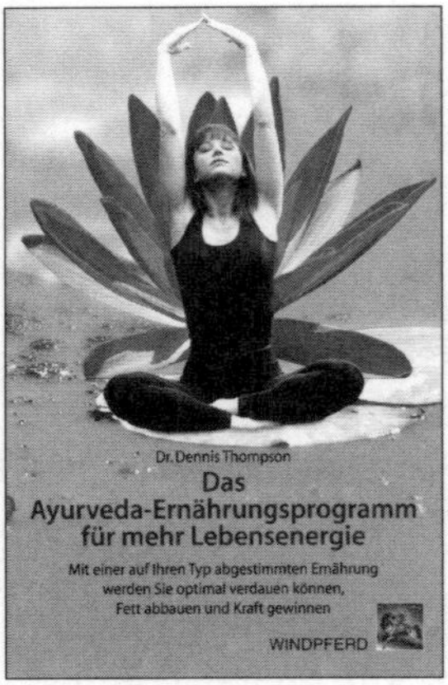

Dr. Dennis Thompson

Das Ayurveda-Ernährungsprogramm für mehr Lebensenergie

Mit einer auf den Typ abgestimmten Ernährung optimal verdauen, Fett abbauen und Energie gewinnen

Dieses Ernährungsprogramm verbindet die uralte Weisheit des Ayurveda mit den modernen Erkenntnissen der „Leistungs- und Verjüngungsdiät" nach Dr. Barry Sears. Grundlegend sind dabei die Körpertypen (Doshas) und ihre optimalen Leistungszonen. Mit dem Ayurveda-Ernährungsplan wird dem Körper seine Verdauungskraft zurückgegeben. Denn ohne Verdauungskraft nutzt das beste Essen nichts. Dann erst kann sich der Körper notwendige Energie wieder aus der Nahrung holen. Das zum Körperbau passende Idealgewicht pendelt sich ein und die Lebensenergie wird einen gewaltigen Schub nach vorne erhalten.

160 Seiten · 3-89385-364-2
www.windpferd.com

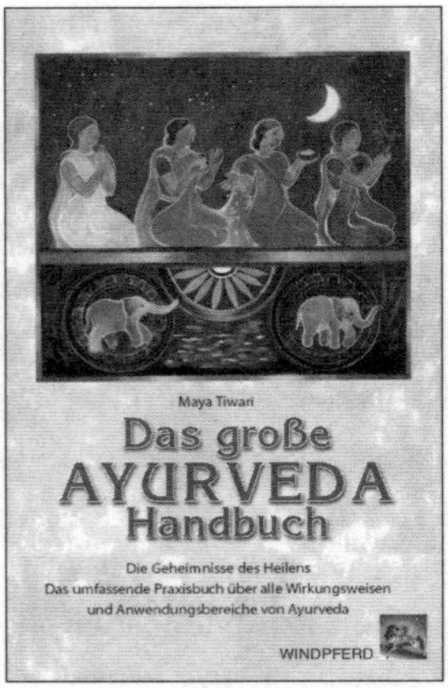

Maya Tiwari

Das große Ayurweda Handbuch

Das umfassende Praxisbuch über alle Wirkungsweisen und Anwendungsbereiche von Ayurveda

Mit 528 Seiten eines der umfassendsten Praxisbücher der ayurvedischen Naturmedizin. Das Wissen um die Kunst des Heilens ist in der spirituellen Weisheit des Ayurveda tief verwurzelt. Maya Tiwari hat Ayurveda jahrzehntelang studiert und praktiziert. In ihrem großen Handbuch erfahren wir alles über die ursprüngliche Kraft menschlicher Heilung. Sie führt uns in die uralten Geheimnisse spiritueller Praktiken, Therapien und Heilmittel, Ernährungssysteme und natürlicher Körperrythmen ein, die – richtig angewandt – die notwendigen Erkenntnisprozesse für eine tiefgehende Heilung wachrufen. Dieses Buch ist in seiner Art die wohl umfassendste Darstellung der ursprünglichen Reinigungs- und Verjüngungstherapien, Pancha Karma.

528 Seiten, 3-89385-370-7
www.windpferd.com

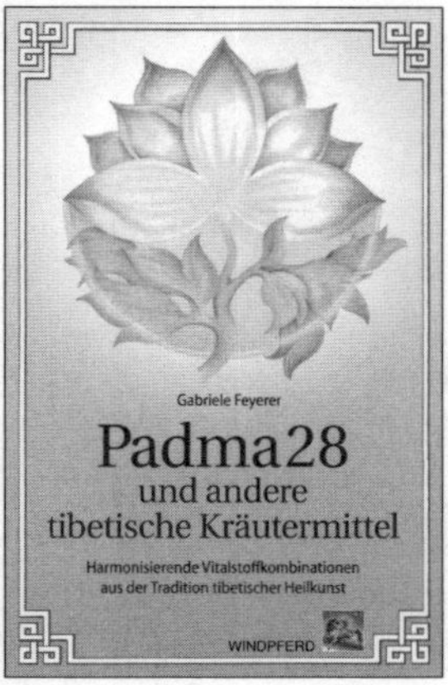

Gabriele Feyerer

Padma 28 und andere tibetische Kräutermittel

Harmonisierende Vitalstoffkombinationen aus der Tradition tibetischer Heilkunst

Padma 28 sind Kräutertabletten nach einer Rezeptur, die aus der tibetischen Medizin stammt, und die seit 40 Jahren in der Schweiz hergestellt werden. Dieses Buch ist besonders hilfreich für jene, die sich schnell und doch umfassend über die Prinzipien der tibetischen Medizin und die Wirkungsweise der natürlichen Kräuterarzneien informieren möchten. Pflanzliche Heilmittel dieser Art repräsentieren einen Aspekt der tibetischen Medizin, der sich hier im Westen besonders leicht anwenden läßt.
Die Rezepturen wurden weltweit medizinischen Studien unterzogen, um die Wirksamkeit nach geltenden Vorstellungen zu dokumentieren. Die Ergebnisse werden in diesem Buch gut verständlich dargestellt, die Anwendungsgebiete beschrieben.

160 Seiten · 3-89385-362-6
www.windpferd.com

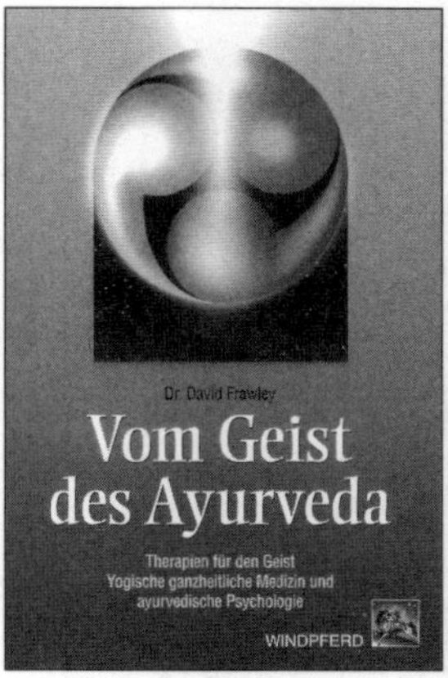

Dr. David Frawley

Vom Geist des Ayurveda

Yogische ganzheitliche Medizin und ayurvedische Psychologie

Die letzten Jahre über hat man sich im Westen intensiv mit der ayurvedischen Naturheilkunde und dem dazugehörenden ayurvedischen Kochen beschäftigt – und ist nun bereit, tiefer einzutauchen in das dahinterliegende System vedischer und yogischer Psychologie. Hier öffnen sich neue Tore zum Verständnis.
"Vom Geist des Ayurveda" ist das erste Buch, das speziell die psychologischen Hintergründe dieses großartigen Systems beschreibt. Es zeigt, wie der Geist auf allen Ebenen geheilt werden kann, wobei Ernährung, Sinneseindrücke, Mantren, Meditation, Yoga ... eine wichtige Rolle spielen.
Dr. David Frawley ist eine Kapazität auf dem Gebiet vedischer Wissenschaften und yogischer Spiritualität. Seine Arbeiten umfassen Ayurveda, vedische Astrologie, Yoga, Tantra, Vedanta sowie die Veden.

288 Seiten, 3-89385-304-9
www.windpferd.com

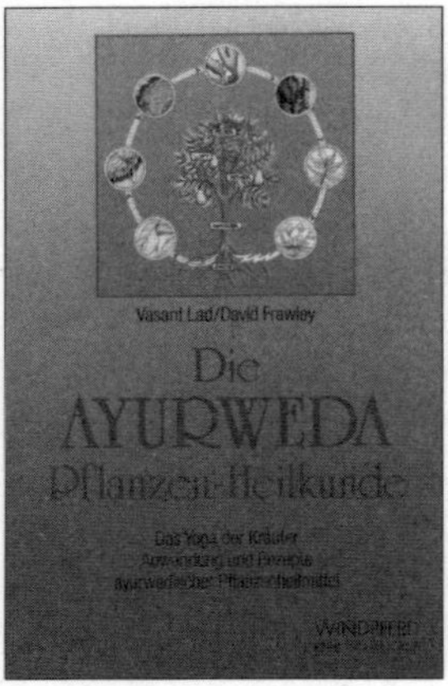

Vasant Lad, David Frawley

Die Ayurweda Pflanzen-Heilkunde

Das Yoga der Kräuter – Anwendung und Rezepte ayurwedischer Pflanzenheilmittel

Dieses Buch stellt die ayurwedische Pflanzenkunde als eine Naturheilmethode vor. Beim Ayurweda werden die pflanzeneigenen Energien individuell den menschlichen "Konstitutionen" zugeordnet und entsprechend angewendet.
Die Ayurveda-Pflanzenheikunde ist auf praktische Anwendung ausgerichtet und gibt Diagnoseanleitungen und Rezepturen mit bei uns heimischen oder gebräuchlichen Pflanzen.
Die Ayurweda Pflanzen-Heilkunde ist eines der umfassendsten Handbücher zur ayurwedischen Kräutertherapie.

320 Seiten · 3-89385-002-3
www.windpferd.com

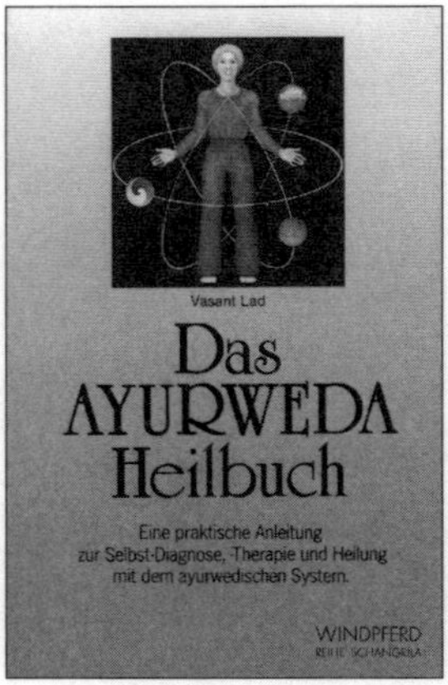

Vasant Lad

Das Ayurweda Heilbuch

Eine praktische Anleitung zur Selbst-Diagnose, -Therapie und Heilung mit dem ayurwedischen System

Dieses Buch gilt seit nahezu 20 Jahren als das Standardwerk der indischen Naturheilkunde.
Die hier vorgestellten praktischen Anleitungen zur Selbst-Diagnose, -Therapie und Heilung beruhen auf einem Jahrtausende alten System, auf der "Wissenschaft vom Leben". Neben den philosophischen Grundlagen dieses östlichen Medizinsystems enthält dieses Heilbuch die wichtigsten Diagnose- und Behandlungsmöglichkeiten, Ernährungshinweise und Ratschläge zur Lebensführung sowie das Wissen um die Wiedererlangung und Erhaltung der Gesundheit. Ein umfassendes, reich illustriertes Handbuch der ayurwedischen Medizin.

192 Seiten · 3-89385-003-1
www.indpferd.com